Carl-Auer

*Für Andreas, meinen Ehemann und besten Freund, dessen Geduld, wundervoller Humor und großzügige Unterstützung es mir möglich gemacht haben, dieses Buch zu schreiben. Für meine Kinder Ursula und Christian, die mich an die Hand nahmen und in die Welt der Kinder einführten. Und schließlich für alle meine jungen Klientinnen und Klienten, die mir durch ihre Kreativität über all die Jahre beigebracht haben, selbst kreativ zu sein.*

Therese Steiner

*Für Andreas, einen guten Freund und ein Genie in technischen Dingen. Für Steve, der mich während der vielen Monate, in denen mich die Arbeit an diesem Buch in Anspruch nahm, unterstützte – so wie er es immer getan hat.*

Insoo Kim Berg

# Handbuch lösungsorientiertes Arbeiten mit Kindern

Therese Steiner/Insoo Kim Berg

Aus dem Amerikanischen übersetzt von Astrid Hildenbrand

**Neunte Auflage, 2026**

Umschlaggestaltung: Uwe Göbel
Redaktion: Uli Wetz
Satz: Verlagsservice Hegele, Heiligkreuzsteinach
Printed in Germany
Druck und Bindung: CPI books GmbH, Leck

Neunte Auflage, 2026
ISBN 978-3-8497-0296-0


Die Originalausgabe dieses Buchs erschien unter dem Titel "Children's Solution Work" bei W. W. Norton & Company, Inc., New York.


Bibliografische Information der Deutschen Nationalbibliothek:
Die Deutsche Nationalbibliothek verzeichnet diese Publikation in der Deutschen Nationalbibliografie; detaillierte bibliografische Daten sind im Internet über http://dnb.d-nb.de abrufbar.

Informationen zu unserem gesamten Programm, unseren Autoren und zum Verlag finden Sie unter: **https://www.carl-auer.de/**.
Dort können Sie auch unseren Newsletter abonnieren.

# Inhalt

**Vorwort von Jürgen Hargens ... 10**
**Vorwort der Autorinnen ... 13**
**Einleitung ... 16**
**Über dieses Buch ... 22**

**1. Was heißt lösungsorientierte Kurztherapie? ... 23**
Die Grundlagen der SFBT ... 24
*Der Teamansatz ... 24*
*Ausnahmen vom Problem ... 24*
*Funktioniert die SFBT? ... 26*
Die SFBT – verglichen mit der herkömmlichen Spieltherapie ... 27
Problemlösung: Annahmen und Vorgehensweisen ... 29
Visionen entwickeln ... 31
Kulturelle Kompetenz ... 31
*Haltung des Nichtwissens ... 33*
*Mit Eltern und Jugendlichen aus anderen Kulturkreisen arbeiten ... 34*
*Kurze Kontakte ... 35*

**2. Die lösungsorientierte Kurztherapie und Kinder passen – natürlich – zusammen ... 36**
Lernen, wie Kinder denken und handeln ... 36
*Kinder, die unfreiwilligen Klienten ... 37*
*Das Fundament legen ... 39*
Annahmen bezüglich der Arbeit mit Kindern und Erwachsenen ... 40
*Die Rolle der Eltern in der SFBT ... 40*

**3. Es ist eine Frage der Technik ... 43**
Ausnahmefragen ... 44
Skalierungsfragen ... 44
Wunderfragen ... 46
Bewältigungsfragen ... 48

Details und nochmals Details: Ausdehnung des Bildes und weitere Fragen ... 49
Denkpause ... 49
Die Rückmeldung vorbereiten ... 50
Die zweite Sitzung und die weiteren Sitzungen ... 51
*„Was ist besser geworden, wenn auch nur ein klein bisschen?“ ... 52*

**4. Erfassen des Klienten und Einigung auf Ziele ... 55**
Das Erfassen des Kindes ... 55
Das Einschätzen der Familie ... 57
Kinder, die nicht so schnell reagieren ... 63
Ziele aushandeln: Der Weg zum gelungenen Ergebnis ... 64
*Die Gründe für die kindlichen Probleme „verstehen“ ... 66*
*Der Umgang mit verschiedenen Zielen ... 67*
*Wenn die Eltern erwarten, dass sich ihr Kind zuerst verändert ... 68*
*Ziele verändern ... 70*

**5. Kommen wir zur Sache! ... 71**
Der Start ... 71
*Wer sollte an der ersten Sitzung teilnehmen? ... 71*
*Zwischen Telefonat und erster Sitzung ... 72*
*Erklären des Sitzungsablaufs ... 73*
*Wenn die Eltern verlangen, dass man zuerst mit dem Kind spricht ... 73*
*Wann man mit Eltern und Kind getrennt sprechen sollte ... 74*
*Eltern und Kind zusammenbringen ... 76*
*Zielkonflikt ... 78*
*„Was würde sich zwischen Ihnen beiden ändern?“ Oder: „Inwieweit würde Ihnen das helfen?“ ... 83*
Kooperation mit anderen professionellen Helfern ... 89

**6. Die kindgerechte Kommunikation ... 92**
Ein angenehmes Umfeld ... 92
*Ein Wort zu Spielsachen ... 93*
Kinder entdecken Lösungen ... 96
Die Veränderung benennen und visualisieren ... 99
*Jüngere Kinder ... 102*
Handpuppen und Stofftiere verwenden ... 103
Geschichten ... 106
*Bilderbücher ... 107*
*Rückmeldung mittels Bilderbüchern oder Geschichten ... 107*
*Eine Geschichte erfinden ... 108*

*Wie man eine Geschichte konstruiert ... 109*
*Die Geschichte gemeinsam mit dem Kind konstruieren ... 115*
Bilder malen ... 115
*Mit Cartoons eine Lösung entwickeln ... 116*
*Die einzelnen Schritte des Cartoonmalens ... 117*
*Interaktives Bildermalen: Instrument zur Kommunikation und Ermutigung ... 121*
*Das Schnörkelspiel ... 123*
*Das Schnörkelspiel als Ausgangspunkt für eine Geschichte ... 125*
Spiele und Spielen ... 126
*Farben mischen ... 126*
*„Kräftige Hände“ ... 126*
*„Dringend gesucht“ ... 127*
*„Heiß und kalt“ (Suche nach versteckten Objekten) ... 129*
*„Simon befiehlt“ (Befehlsspiel) ... 129*
*„Mit den Fingern schauen“ ... 130*
*„Berührungen entziffern“ ... 131*
*Backgammon ... 131*
*Das Brettspiel Abalone ... 131*
Skalierungstechnik ... 132
*„Der Erfolgsturm“ ... 132*
*Luftballons ... 133*
*Am Seil langgehen ... 133*
*Die Hand malen ... 134*
*„Himmel und Hölle“ (Hüpfspiel) ... 134*
*Erfolgsbild ... 134*
*Die Zahlen entlanghüpfen ... 134*
Experimente ... 135
*Münzen werfen ... 136*
*„Als ob ein Wunder geschehen wäre ...“ ... 136*
*Selektiv beobachten ... 136*
Etwas völlig anderes tun ... 137
*Die magischen fünf Minuten ... 137*
*Die Kräfte messen ... 138*
*Verantwortung übernehmen ... 138*
*Die Überraschung aus der Wundertüte ... 139*
Mehr von den Dingen tun, die funktionieren ... 139
*Anker setzen ... 139*
*Ein sicherer Ort ... 140*

**7. Die Behandlung von Kindern und Jugendlichen mit besonderen Bedürfnissen ... 141**
Die Beurteilung eines Kindes mit besonderen Bedürfnissen ... 142
*Auf die Fähigkeiten eines Kindes fokussieren und nicht nur auf seine Behinderung ... 143*
Lösungen für schwierige Situationen ... 145
Beurteilung als Intervention ... 149
Häufig gestellte Fragen ... 150
*„Empfehlen Sie eine medikamentöse Behandlung der Kinder?" ... 150*
*„Wie sagen wir dem Kind, dass es Medikamente nehmen muss?" ... 152*
*„Wie sieht die Arbeit mit Kindern aus, die einen Missbrauch erleben?" ... 154*
*„Was tun Sie als Therapeutin, wenn ein Kind sexuell missbraucht wird?" ... 158*
*„Wie gehen Sie mit Eltern um, die ihr Kind misshandeln oder missbrauchen?" ... 161*
*„Wie arbeiten Sie mit Eltern, die ihren Kindern extrem negativ gegenüberstehen?" ... 164*
*„Wie gehen Sie mit Kindern um, die ein Trauma erlebt haben?" ... 165*
*„Wie gehen Sie mit Schulphobie (Schulverweigerung) um?" ... 178*
*„Wie behandeln Sie die primäre Enuresis nocturna?" ... 187*
*„Wie arbeiten Sie mit Kindern, die Regeln nicht einhalten, lügen und stehlen?" ... 190*
*„Wie behandeln Sie Kinder, die gewalttätig sind?" ... 193*

**8. Mit Jugendlichen ist es anders ... 198**
Die Zeit des Heranwachsens ... 199
Unterschiede zwischen Kindheit und Jugendalter ... 200
*Der Übergang von der Kindheit ins Jugendalter ... 200*
*Die Eltern ... 202*
*Die Arbeit mit Eltern heranwachsender Kinder ... 203*
*Lob, Lob und nochmals Lob ... 205*
Der Anfang einer Therapie mit Jugendlichen ... 208
*„Keine Ahnung!" oder „Was soll's ..." ... 208*
*Eltern und Jugendliche handeln Ziele aus ... 210*
*Das offene Gespräch ... 211*
Einfache Regeln für Eltern ... 212
*Mehr von den Dingen tun, die funktionieren ... 212*
*Etwas anderes tun und Muster durchbrechen ... 214*
*Die Erfolge des Kindes werden als Verdienste der Eltern gewertet ... 218*

*Woher wissen Sie, dass Ihr Kind das eigentlich besser könnte? ... 219*
*Wir helfen Ihnen, den Eltern zu helfen ... 219*
Unfreiwillige Klienten ... 220
*Die Arbeit mit gewalttätigen Jugendlichen ... 224*
*Etwas ganz anderes tun ... 227*
*Suizidale Gesten, Drohungen und Suizidversuche ... 227*
*Jugendliche und Geheimnisse ... 237*
*Unrealistische Erwartungen von Jugendlichen ... 239*
Die Behandlung von Anorexie und anderen Essstörungen ... 240

**9. Der Blick aus der therapeutischen Ecke ... 249**
*Überprüfen der Ziele des Klienten ... 251*
*Was tun, wenn man in einer Sackgasse steckt? ... 253*
*Die Leistungen der Eltern oder des Betreuers würdigen ... 255*

**Nachwort ... 261**
**Anhang ... 263**
**Literatur ... 265**
**Index ... 268**
**Über die Autorinnen ... 272**

## Respektieren und befördern – eine wunderbare alte Idee mit neuen Möglichkeiten

*Vorwort von Jürgen Hargens*

Ich empfinde es als eine große Ehre, der ich mit Freude nachkomme, ein Vorwort zu diesem *Handbuch Lösungsorientiertes Arbeiten mit Kindern* schreiben zu dürfen. Ein wenig schmunzelte ich allerdings zunächst, weil ich dabei sogleich sowohl an meine eigenen praktischen Erfahrungen (als Therapeut und viel stärker noch als Vater) denken musste wie auch an Fachpublikationen zur systemischen bzw. familientherapeutischen Arbeit – Kinder erschienen da manchmal wie ein eher „notwendiges Übel", denn es war durchaus nicht klar und eindeutig, wie man sich ihnen in einer Therapiestunde zuwenden sollte und wie man mit ihnen umgehen könnte, wenn sie deutlich zeigten, dass sie wenig Lust zum Reden und noch weniger Lust zum Reden über sich und mit TherapeutInnen in Anwesenheit der Eltern hatten.

Dem schieben Therese Steiner und Insoo Kim Berg nun einen deutlichen Riegel vor, indem sie eine andere Tür öffnen und weit offen halten: „Im Grunde passt der lösungsorientierte Ansatz sehr gut zu der Art, wie Kinder denken und die Welt sehen. Ich bin noch nie einem Kind begegnet, das gern über Probleme gesprochen hätte" (S. 18). Damit wird der Kern lösungsorientierten Arbeitens wunderbar gerahmt und den Kindern die Kompetenz zugestanden, sich beinahe intuitiv „so" zu verhalten.

Steiner und Berg machen überaus deutlich, dass der lösungsorientierte Ansatz besonders gut mit Kindern zu praktizieren ist (und ihren Eltern, denn Eltern gehören immer dazu, und ihr Einfluss kann nie überschätzt werden, wie die beiden nachdrücklich hervorheben), wenn – ja wenn man bereit ist, sich auf Kinder einzulassen, sie ernst zu nehmen, zu respektieren und darauf zu vertrauen, dass die „Kreativität ... im Kind selbst [liegt]“ (S. 20).

Das ist für mich das große – und offene – Geheimnis des lösungsorientierten Arbeitens: mein Gegenüber ernst nehmen, respektieren und in der ihm oder ihr spezifischen Einzigartigkeit würdigen. Das wird an zwei Aspekten dieses Ansatzes immer wieder deutlich hervorgehoben: Es gibt für alles das, was Kinder tun – so unverständlich es zunächst scheinen mag –, *„gute Gründe“*. Und diese guten Gründe erschließen sich nicht immer auf den ersten Blick. Das bedarf der Geduld, der Offenheit, der Wertschätzung – eben der grundlegenden Haltung der „positiven Erwartung an die vorhandenen Kompetenzen, so gut sie auch derzeit verborgen sein mögen“. Das schafft zumeist Hoffnung und Vertrauen, wirkt sich in der Regel positiv auf die Beziehung aus, bringt vorhandene, noch verdeckte Ressourcen ans Licht – anders gesagt: Ein solches lösungsorientiertes Vorgehen begünstigt die „gemeinsamen Wirkfaktoren“, die jeder erfolgreichen Therapie zugrunde liegen (Hubble, Duncan u. Miller 2001).

Dieses Handbuch hilft der Praktikerin und dem Praktiker, denn es wendet sich den vielen Facetten dieser Art Arbeit zu, beschreibt sie, gibt Hinweise, berichtet über Situationen, beantwortet Fragen. Eine Fundgrube für alle, die an dieser Arbeit interessiert sind.

Und noch ein weiteres erwartet die Leserin und den Leser. Steiner und Berg machen deutlich, dass es zwei herausragende Markierungspunkte – Leuchttürme oder Wegmarken könnte ich auch sagen – für diese Arbeit gibt: Der eine Markierungspunkt ist die Herausarbeitung von Zielen, der andere die unumstößliche Orientierung an kleinen und kleinsten Veränderungen, Fortschritten und Erfolgen. Immer gerahmt und immer eingebettet in die Wertschätzung der Kinder und Eltern, denn sie sind es, die eine Therapie überhaupt erst wirksam machen.

Ziele sind diejenigen Wegmarkierungen in der Zukunft, *die den Klienten wichtig sind*, wie Steiner und Berg nicht müde werden zu betonen. Dementsprechend liegt der Schwerpunkt dieses Handbuches neben einer kurzen Einführung in die Grundzüge des Modells darauf, wie diese Ziele erarbeitet werden können. Und wie darüber mit Kindern in einer sie ansprechenden Art gearbeitet werden kann, so dass Fortschritte im Zentrum stehen.

Den Unterschied zur Spieltherapie stellen Steiner und Berg klar heraus – es geht ihnen darum, den Fähigkeiten und Fertigkeiten die notwendige Aufmerksamkeit zu schenken, und es geht nicht darum, etwas auszuleben, auszuagieren oder Defizite zu kompensieren. Dies spiegelt sich auch in der *wertschätzenden Haltung den Eltern gegenüber* wieder. „Bis das Gegenteil bewiesen ist", schreiben Steiner und Berg, „gehen wir davon aus, dass Eltern

- stolz auf ihr Kind sein wollen,
- einen guten Einfluss auf ihr Kind haben wollen,
- positive Dinge über ihr Kind hören wollen und wissen möchten, was ihr Kind gut kann,
- ihrem Kind eine gute Ausbildung und Erfolgschancen geben wollen,
- sehen wollen, dass die Zukunft ihres Kindes gleich gut oder besser als die ihrige war,
- eine gute Beziehung zu ihrem Kind haben wollen" (S. 41).

Die Autorinnen sind nun aber weder naiv noch gutgläubig, sondern sehen durchaus, dass es Schwierigkeiten und Herausforderungen gibt – deswegen suchen Eltern Unterstützung. Und diese „guten Gründe" bzw. diese „positive Motivation" sind dabei von herausragender Bedeutung.

Steiner und Berg haben ein wundervolles Buch geschrieben, wie man mit Kindern und ihren Eltern arbeiten kann. Sie bieten hilfreiche und nützliche Einblicke in ihre Praxis, liefern viel Anschauungsmaterial, wie es gehen kann – eine hilfreiche und notwendige Unterstützung für jeden praktisch Tätigen. Und dabei erheben sie keineswegs den Anspruch, Neues zu beschreiben (vgl. Freeman et al. 2000, Vogt-Hillmann und Burr 2002a, 2002b). Sie bleiben bescheiden und beschreiben ihre Arbeit, die sich in das einbinden lässt, was auch der gesunde Menschenverstand in der einen oder anderen Form seit langem wusste – und das ist eines der größten Komplimente, die ich vergeben kann.

Ich wünsche diesem Buch aufmerksame Leser und Leserinnen, denn es ist in meinen Augen mehr als nur ein Buch über lösungsorientierte Arbeit mit Kindern – es ist geprägt von der Achtung und dem Respekt vor der Einzigartigkeit von Kindern und Eltern und von deren ständigem Bemühen, ihr Leben sinnvoll, nützlich und wirksam zu gestalten.

*Jürgen Hargens*
*Meyn, im Januar 2005*

# Vorwort

Wir haben dieses Buch sowohl für jene Leserinnen und Leser geschrieben, die mit der lösungsorientierten Kurztherapie (SFBT)[1] bereits vertraut sind, als auch für jene, denen noch die Sicherheit fehlt, die SFBT in ihrer täglichen Arbeit mit Kindern anzuwenden. Auch Eltern, Erzieher, Lehrer, Betreuer, Sozialarbeiter oder Therapeuten, die nach anderen Methoden mit Kindern arbeiten, können von diesem Buch profitieren. Und weil es klare und praktische Anleitungen gibt, wie man respektvoll mit Kindern und Eltern umgeht, kann es ebenso für Berater, Programmentwickler, Manager und Supervisoren von Nutzen sein.

Ferner können jene Leserinnen und Leser, denen die SFBT noch fremd ist, von diesem Ansatz profitieren, weil er zum einen viele Werkzeuge vermittelt, die in vielen verschiedenen Settings anwendbar sind. Zum anderen basiert er auf der Tatsache, dass Kinder erstaunlich kreative Lösungsideen finden; darauf zu achten lohnt sich.

Wir wollen jene Leserinnen und Leser, die in der Arbeit mit – insbesondere jüngeren – Kindern noch relativ unerfahren sind, ermutigen und ihnen zeigen, wie man mit Kindern redet, was man zu ihnen sagt, wie man zu einem verschlossenen Kind Zugang findet und wie man die einzigartigen Ressourcen eines Kindes erschließt und zu Lösungen findet. Dabei nähern wir uns dem Kind Schritt für Schritt, sodass auch unerfahrene Personen Sicherheit in der Arbeit mit Kindern gewinnen. Man muss allerdings eine Portion Neugier und Mut mitbringen, um von Kindern lernen zu können, und bereit sein, die eigene Kreativität zu entdecken.

1 Als Fachbezeichnung hat sich auch im deutschsprachigen Raum der Originalbegriff durchgesetzt: solution focused brief therapy (SFBT).

Die Arbeit mit Kindern umfasst nach unserem Verständnis einen Prozess, der Eltern und Kinder einen Zustand ermöglicht, bei dem sie mit ihrem Leben zufrieden sind und miteinander zurechtkommen können. Ein Zustand, bei dem sie einander nahe sind, in schwierigen Zeiten füreinander sorgen und auf eine zuverlässige zwischenmenschliche Beziehung bauen können. Wir werden Möglichkeiten aufzeigen, wie man Eltern und Kindern helfen kann, gute Entscheidungen für sich und die anderen zu treffen.

Nach unserer etwas künstlichen Definition liegt das Alter eines „jüngeren Kindes" zwischen zwei und sieben Jahren, eines „Kindes" zwischen sieben und zwölf Jahren und eines „Jugendlichen" zwischen 13 und 18 Jahren. Unserer Ansicht nach können einige Techniken, die bei einem Kind funktionieren, auch bei Erwachsenen erfolgreich angewendet werden. Allerdings muss man die Frage, welche Technik zu welchem Kind bzw. Elternteil passt, klinisch entscheiden und sich dabei auf seine therapeutische Intuition verlassen. Im Großen und Ganzen entwickeln sich Intuition und Scharfsicht durch Erfahrung in der Arbeit mit Kindern.

Das Buch besteht aus neun Kapiteln. In den ersten drei Kapiteln zeigen wir auf, weshalb die SFBT für Kinder nicht nur geeignet, sondern ideal ist. Wir stellen einige der SFBT zugrunde liegende Annahmen über Kinder und Eltern vor und zeigen, wie wir diese Annahmen nutzen, um Kinder und Eltern zu gewinnen. Anhand zahlreicher Fälle beschreiben wir allgemeine Methoden in kleinen Schritten. Was die Anwendung bestimmter Techniken anbelangt, gehen wir immer wieder auf Unterschiede und Gemeinsamkeiten ein, die zwischen der Arbeit mit Kindern und der Arbeit mit Erwachsenen bestehen. Im 3. Kapitel erörtern wir die Grundwerkzeuge der SFBT, die in der Arbeit mit den meisten klinischen Populationen unentbehrlich sind. Leserinnen und Leser, denen der SFBT-Ansatz vertraut ist und die ihn schon in vielerlei Situationen angewendet haben, können dieses Kapitel durchaus überspringen. Doch jene Leserinnen und Leser, die zwar das Konzept kennen, in der Anwendung dieses Therapiemodells aber noch relativ unerfahren sind, sollten sich das Modell noch einmal anschauen.

Im 4. und 5. Kapitel schildern wir, wie man sich auf die Begegnung mit einem Kind vorbereitet und welche Schlüsse man aus der ersten Einschätzung des Kindes und seiner Familie zieht. Die Aushandlung von Zielen ist dabei besonders wichtig. Und weil die SFBT ein zielorientierter Ansatz ist, beschreiben wir verschiedene Möglichkeiten, wie man Ziele aushandeln kann. Im 6. Kapitel stellen wir alle nützlichen Werkzeuge vor, die uns in der Arbeit mit Kindern zur Verfügung stehen: wie man z. B. die dem Kind eigene Neigung zum Spielen, Fantasieren und Erfinden nutzt; wie man die kindlichen Bedürfnisse erfüllt, den Erwachsenen zu gefallen und mit ihnen zurechtzukommen.

Im 7. Kapitel antworten wir auf die vielen von Klinikern gestellten Fragen zu dem Thema, wie sich die SFBT für die Arbeit mit behinderten oder traumatisierten (z. B. missbrauchten oder misshandelten) Kindern und ihren Eltern so modifizieren lässt, dass man mit solch „schwierigen" Klienten arbeiten kann. Nach Rücksprache mit unseren Kolleginnen und Kollegen und längerer Überlegung, ob wir ein separates Kapitel über die Arbeit mit Jugendlichen schreiben sollen, entschieden wir uns für ein kurzes (8.) Kapitel, in dem wir auf die speziellen Schwierigkeiten des Jugendalters eingehen.

Im 9. Kapitel geben wir Ratschläge, was man als Kliniker tun kann, wenn eine Therapie trotz größter Anstrengungen missglückt und man das Gefühl hat, „gegen eine Wand zu rennen" – wenn die Behandlung in der Sackgasse steckt. Ein solcher Zustand wird vielfach als beängstigend und entmutigend erlebt. Ferner beschreiben wir den Behandlungsverlauf eines Falles: von der ersten Sitzung bis zum Abschluss der Therapie.

Das Buch enthält zahlreiche Fallbeispiele, die in verschiedenen Settings angesiedelt sind und denen ungewöhnliche wie auch ganz gewöhnliche Situationen zugrunde liegen. In diesen Falldarstellungen wird deutlich, welch unglaubliche Fähigkeiten Kinder und ihre Eltern oder Betreuer besitzen und wie sie mit geringer Unterstützung durch Experten ihre Schwierigkeiten überwinden können.

Vor allem aber hoffen wir, dass sich die Leserinnen und Leser für das „spielerische" Arbeiten mit jüngeren und älteren Kindern und mit deren Eltern begeistern lassen.

*Therese Steiner, Insoo Kim Berg*

# Einleitung

Der präzise Gebrauch der Sprache spielt in der lösungsorientierten Kurztherapie (SFBT) vielleicht eine wichtigere Rolle als in den meisten anderen therapeutischen Modellen. Der gesamte Behandlungsprozess beruht auf Sprache: von der Aushandlung des Therapieziels, die in der ersten Sitzung erfolgt, über die verbale Mitteilung, wie nahe der Klient seinem gewünschten Zustand schon gekommen ist, bis zur Formulierung der Schritte, die er zur Erreichung seiner Ziele bereits unternommen hat.

Als ich (Therese Steiner) das Modell kennen lernte, war ich sofort davon beeindruckt, wie nachdrücklich es den Wunsch des Klienten berücksichtigt, positive Veränderungen im Leben zu erreichen, und wie sehr es die Annahme betont, dass der Klient zur Gestaltung seines Lebens imstande ist. Als Ärztin war ich darin geschult worden, darauf zu fokussieren, was nicht gut oder überhaupt nicht funktioniert. Die Begegnung mit der SFBT war eine große Erleichterung für mich. Ich durfte mich auf die Ressourcen und „funktionierenden" Aspekte konzentrieren. Ich war überzeugt, endlich die Therapieform gefunden zu haben, nach der ich lange Zeit gesucht hatte. Sie begründete meinen Entschluss, in der Psychiatrie zu bleiben, und entsprach meiner Vorstellung davon, wie ich mit meinen Patienten ganz andere Dinge erreichen konnte, als es vorher möglich war.

Als ich meine SFBT-Ausbildung in Milwaukee anfing, stand für mich fest, dass ich diese Therapieform nur bei Erwachsenen anwenden würde. Es erschien mir fast unmöglich, das Modell in der Arbeit mit Kindern anzuwenden; denn sie haben noch nicht die erforderlichen sprachlichen Fertigkeiten bzw. die Fähigkeit, komplexe Gedanken in abstrakte Begriffe und Worte zu fassen und ihre Bedürfnisse und Wünsche verbal verständlich zu machen.

Doch zwei Gegebenheiten in meinem Leben ließen mich darüber nachdenken, wie ich den SFBT-Ansatz für die Arbeit mit Kindern modifizieren konnte. Ich selbst war ein schwieriges Kind gewesen. Ich hatte oft Wutausbrüche und konnte nur unter größten Schwierigkeiten die Forderungen der Erwachsenen erfüllen: Ordnung halten, organisiert sein, sich gut benehmen und Anweisungen befolgen war für mich sehr schwierig.

In der ersten Klasse waren wir 40 Mädchen und Jungen. Unsere Lehrerin, Frau Müller, war eine sehr erfahrene Pädagogin. Von ihren Schülern verlangte sie Disziplin und Gehorsam. Sie hatte klare Vorstellungen von gutem Benehmen. Mit den anderen Kindern in der Klasse lernte ich lesen, schreiben und rechnen. Wenn ich an die erste Klasse denke, fällt mir vor allem meine Langeweile ein. Ich erinnere mich noch heute an die diversen Versuche, die Zeit totzuschlagen: Ich schaute zum Fenster hinaus, schwatzte mit dem Kind neben mir, und manchmal stand ich auf und spazierte im Klassenzimmer herum. Die Lösungen, mit denen ich gegen meine Langeweile anzukämpfen versuchte, waren verboten und halfen mir keinen Deut weiter – und brachten mir seitens Frau Müller nur eine Menge Ärger ein.

Irgendwann entdeckte ich eine Beschäftigung, mit der ich mir keinen Ärger einhandelte und die mir Spaß machte. Ich malte kleine Bilder auf meine Kleidung, manchmal auf den Rock, manchmal auf die Hose und auf die Strümpfe. Das half! Ich hatte eine Lösung gefunden, auf die nur ein Kind kommen kann! Diese Beschäftigung erleichterte mir den Schulbesuch, und vor allem hörten die morgendlichen unangenehmen Diskussionen mit meiner Mutter darüber, dass ich artig sein sollte, auf! Diese Kindheitserinnerung war mir viele Jahre lang präsent und führte mich zu der Frage: Ist das nicht der Beweis, dass Kinder sehr persönliche und „kindgerechte" Lösungen finden können, die eine Lage völlig verändern?

Meine zweite wichtige Erinnerung ist ebenfalls mit der Schule verbunden. Ich hatte nie gerne Aufsätze geschrieben. Eines Tages bekamen wir eine neue Deutschlehrerin. Ihr erstes Aufsatzthema war ein Satz aus einem Gedicht von Hermann Hesse: „Und jedem Anfang wohnt ein Zauber inne, der uns beschützt und der uns hilft zu leben." Dieser Satz gefiel mir, und ich schrieb meinen ersten guten Aufsatz.

Was war geschehen? Natürlich entwickelte ich aufgrund dieses Satzes nicht über Nacht die Fähigkeit, meine Gedanken klar und geordnet niederzuschreiben. Doch er hatte mir Mut gemacht, den Zauber, der in jedem Neubeginn liegt, zu nutzen. Allmählich fand ich heraus, dass ich gute Aufsätze schreiben konnte und dass diese Fähigkeit unter einem Berg schlechter Noten verborgen gewesen war. Die neue Lehrerin und der magische Satz veränderten meine Sichtweise so, dass ich ein neues Selbstbild entwickeln konnte.

Mit Sicherheit war ich nicht das einzige Kind, das solche Erfahrungen gemacht hat, und die Überzeugung wuchs, dass es schade wäre, mit Kindern nicht lösungsorientiert zu arbeiten. Weshalb sollte man ihnen nicht helfen, die Momente, in denen etwas gut läuft, bewusst zu erleben? Weshalb sollte man mit ihnen nicht über ihre kleinen Erfolge, Stärken und die ihnen eigenen Ressourcen sprechen, damit sie sogar große Probleme lösen könnten?

Im Grunde passt der lösungsorientierte Ansatz sehr gut zu der Art, wie Kinder denken und die Welt sehen. Ich bin noch nie einem Kind begegnet, das gern über Probleme gesprochen hätte. Wenn jüngere Kinder kleine Alltagsprobleme lösen, gehen sie nach dem Muster von Versuch und Irrtum vor. Sie schauen immer nach vorne und packen die Schwierigkeiten fast nie analytisch an, um zu einer Lösung zu gelangen. Je länger ich über diese Merkmale nachdachte, desto klarer wurde mir, dass die SFBT ganz der kindlichen Denk- und Handlungsweise entspricht.

Im nächsten Schritt musste ich herausfinden, wie die SFBT zu modifizieren war, damit sie auch in der Arbeit mit jüngeren Kindern angewendet werden konnte. Ich führte mir das Therapiemodell vor Augen und begriff, auf welchen Punkt es ankam: Kinder lösen viele Probleme auf sehr direkte Weise. Ich musste sie nur beobachten und ihnen die Gelegenheit geben, mir etwas beizubringen.

Dabei fällt mir der achtjährige Thomas ein, wie er auf seinem Stuhl saß und sich abmühte, ein paar Fragen zu beantworten. Es wurde mir klar, dass er sich viel lieber bewegt hätte. Ich gab ihm einen Ball, den er gegen die Decke warf. Dann bedeutete ich ihm mit einer Geste, mir den Ball zuzuwerfen. Und das war's. Wenn er mir den Ball zuwarf, stellte er mir eine Frage, die ich beantworten musste. Wenn ich ihm den Ball zuwarf, stellte ich ihm eine Frage, die er beantworten musste. Recht bald befanden wir uns in einem wunderbaren Gespräch.

Über einen längeren Zeitraum beobachtete ich Kinder und lernte dabei, wie sie mir ihre Bedürfnisse mitteilten. Ich erinnerte mich an meine beiden eigenen Kinder, als sie noch sehr klein waren und mir nicht „sagen“ konnten, was sie brauchten oder wollten. Für mich bedeutete das, dass ich offen und sensibel für die feinen Signale sein musste, die über Töne und Gesten ausgesandt wurden. Ich brauchte so etwas wie eine „schwebende“ Aufmerksamkeit, um die kindlichen Bedürfnisse und Wünsche verstehen zu können.

Diese Art der Offenheit war im Umgang mit sehr kleinen Kindern einigermaßen leicht zu realisieren. Weitaus schwieriger wurde die Sache, wenn die Kinder im Kindergartenalter und älter waren. Mir war nämlich aufgefallen, dass ich ziemlich feste Vorstellungen davon hatte, wie diese Kinder sich verhalten oder sprechen sollten. Bis dahin war mir nicht bewusst gewesen, wie hoch meine Ansprüche an das Verhalten der Kinder waren. Vermutlich ist das bei allen Erwachsenen so, weil sie in guter Absicht handeln und das Beste für die Kinder wollen. Im lösungsorientierten Arbeiten mit Kindern musste ich diese Anspruchshaltung ändern. Meine Erwartungen an das, was ich hören und sehen wollte, und meine Intentionen, was ich und wie ich es tun wollte, standen mir im Wege. Ich musste jedes Kind so annehmen, wie es sich präsentierte, und mir klar machen, dass es mir auf seine ganz spezifische Weise äußerst wertvolle Informationen gab. Nur unter dieser Bedingung würde meine Interaktion mit den Kindern ihnen auch helfen.

Man mag nun den Kopf schütteln und denken: „Aber Kinder brauchen doch Regeln und Grenzen, um lernen zu können.“ Ich bin absolut überzeugt, dass sie Regeln und Grenzen brauchen. Wir helfen den Kindern nicht, wenn wir ihnen völlige Freiheit lassen. Doch wir Erwachsenen müssen uns auf das einzelne Kind einstimmen, damit wir „Zugang“ zu seiner Welt finden und zu seinen enormen Ressourcen gelangen.

Das In-Kontakt-Kommen mit Kindern geschieht ähnlich wie mit erwachsenen Klienten, die sich per Gerichtsbeschluss oder behördlicher Anordnung einer Therapie unterziehen müssen. Ihre Sichtweisen nehmen wir ernst und akzeptieren, dass sie die Therapie für nutzlos, unnötig oder irgendwie auch für schädlich halten (Berg a. Kelly 2000). Wir begegnen ihnen zunächst da, „wo sie sind“, ohne dass wir kritisieren und sie aufzuklären oder von einer anderen Sichtweise zu überzeugen versuchen. Wie dies auch bei Kindern gelingt, die von besorgten Erwachsenen geschickt werden und unfreiwillig zu uns kommen, werden wir in allen Einzelheiten diskutieren.

Wenn man mit jüngeren Kindern arbeitet, gelingt diese sehr persönliche Kontaktaufnahme nicht durch Reden, sondern durch Spielen, Berühren und gemeinsame Aktivität. Dadurch begegnet der Therapeut den Stärken eines Kindes und wird fähig, lösungsorientierte Fragen zu formulieren, die das Kind versteht. Manche Kinder leben in einer Fantasiewelt, in der Geschichten und ihre Helden eine wichtige Rolle spielen. Andere müssen alles und jedes in Aktionen umsetzen, weil sie sich gerne körperlich bewegen und viele Erfahrungen über ihre Körperempfindungen machen. Wieder andere Kinder wollen malen und müssen den Dingen Farbe geben. Wenn wir uns den Seinsweisen der Kinder öffnen, bringen sie uns bei, wie und wo wir ihnen begegnen können.

Manche glauben, dass man sehr kreativ sein muss, um mit Kindern arbeiten zu können. Ich sehe das nicht so: Die Kreativität liegt im Kind selbst. Die Kinder sind die Experten und bringen uns bei, was sie brauchen, wenn wir nur aufmerksam zuhören und beobachten und das, was sie sagen und tun, ernst nehmen. Darauf gehen wir an späterer Stelle noch ausführlich ein.

*Therese Steiner*

Auch wenn ich (Insoo Kim Berg) mich fast immer um meine drei jüngeren Geschwister kümmern musste und meine einzige Tochter eine wahre Quelle der Freude wurde, halte ich meine mütterlichen Fähigkeiten nicht für sonderlich bemerkenswert – ich hatte einfach Glück, dass mein Kind und meine Geschwister recht gesund und umgänglich waren. Ich war nie der Ansicht, ausnehmend gut mit Kindern umgehen zu können, und sie faszinierten mich auch nicht besonders. Beruflich widmete ich mich in erster Linie der Arbeit mit Erwachsenen, die im Leben oder mit ihren Kindern Schwierigkeiten hatten – und hielt Therapiesitzungen mit und ohne Kinder ab. Obwohl ich mit Kindern und Jugendlichen therapeutisch durchaus erfolgreich war, richtete sich mein Hauptinteresse auf die Arbeit mit der ganzen Familie, die für mich eine Ressource für Problemlösungen darstellt, und auf die Frage, wie sich bei Erwachsenen und Kindern schnell etwas verändern lässt. Außerdem interessierte mich schon immer die Arbeit mit größeren Einheiten, z. B. mit Gruppen, Großfamilien, Unternehmen sowie Organisationen und Programmen verschiedener Größenordnungen.

Ein kleines Mädchen namens Emma veränderte meine Einstellung. Emma war ein quirliges, fröhliches und außerordentlich niedliches achtjähriges Mädchen, das von einer Sozialarbeiterin zu mir gebracht wurde. In ihrem Leben gab es nämlich keine erwachsene Person, die es zur ersten Therapiesitzung hätte bringen können. Emma lebte bei ihrer seelisch völlig erschöpften Großmutter, die auch körperlich angeschlagen war und von der Sozialarbeiterin verlangte, Emma in einem Kinderheim zu platzieren. Die Sozialarbeiterin erzählte, dass die Großmutter fest entschlossen sei, das Kind wegzugeben, da Emma seit einiger Zeit wieder einnässe. Dies stelle für die Großmutter eine zusätzliche Belastung dar, die sie nicht mehr bewältigen könne.

Emmas Mutter war vor einigen Jahren verschwunden und nie mehr aufgetaucht. Deshalb lebte Emma bei der Großmutter und einem Onkel mit zwei Kindern. Natürlich wollte Emma nicht in ein Kinderheim, sondern wollte unbedingt bei ihrer Großmutter und ihren beiden Cousins bleiben, mit denen sie sehr gern spielte. Ich nahm Kontakt mit den Erwachsenen der Familie auf – der Großmutter, dem Onkel und einer Tante, die vielleicht an einer Zusammenarbeit mit mir interessiert gewesen wären. Mit ihnen wollte ich besprechen, wie man Emmas Bettnässen in den Griff bekommen könnte, damit das Kind bei seiner Großmutter und seinen Cousins hätte bleiben können. Alle lehnten ab, obwohl ihnen keine Unkosten entstanden wären. Blieb nur die Sozialarbeiterin, die Emma zu den Sitzungen brachte, auf sie wartete und sie wieder nach Hause brachte. Zum ersten Mal wurde mir klar, dass ich manchmal mit einem Kind allein arbeiten musste. Denn es gibt immer wieder Kinder, die in der gleichen Situation wie Emma sind. Diese Situation machte mir deutlich, dass meine guten Absichten und Bemühungen, auf die Stärken und den Zusammenhalt einer Familie zu bauen, nicht immer erfolgreich waren.

Emma konnte ihre Probleme schließlich aus eigener Kraft lösen, und dabei war sie erst acht Jahre alt! Sie erreichte, was sie wollte. Sie durfte bei der Großmutter und ihren Cousins bleiben. An diesem Fall erkannte ich, dass manche Kinder ihre Probleme selbst in die Hand nehmen und eigenständig Lösungen finden müssen. Er war mein erster Hinweis darauf, dass ich lernen musste, wie man mit jüngeren Kindern wie Emma arbeitet. Seither habe ich viele Kinder kennen gelernt, die in einer noch schlimmeren Lage waren als Emma.

*Insoo Kim Berg*

## Über dieses Buch

In diesem Buch treffen zwei berufliche Entwicklungen aufeinander. Therese Steiner ist Kinderpsychiaterin, sie praktiziert in der Schweiz. Insoo Kim Berg hat die lösungsorientierte Kurztherapie (SFBT) mitentwickelt und schreibt sehr gern über die Anwendung der SFBT in unterschiedlichen Settings und bei verschiedenen klinischen Populationen. Therese Steiner studierte Medizin in der Schweiz und in Österreich und promovierte an der Universität Bern im Fach Kinderpsychiatrie. Bevor sie sich der SFBT zuwandte, machte sie eine Ausbildung in systemischer Familientherapie und Hypnose. Sie spricht mehrere Sprachen und kann aufgrund dessen mit Kindern und ihren Familien aus unterschiedlichen kulturellen Kontexten und in verschiedenen Ländern arbeiten. Insoo Kim Berg ist in Korea geboren und dort aufgewachsen, und als Studentin immigrierte sie in die USA, wo sie sich eine Karriere als Therapeutin, Ausbilderin, Beraterin und Autorin aufgebaut hat.

Was uns beide – trotz unterschiedlicher Kultur, Sprache, Erziehung und Karriere – verbindet, ist zum einen unsere gemeinsame Überzeugung, die Anwendung der SFBT in zahlreichen Settings erfolgreich lernen und lehren zu können, und zum anderen das Wissen, das wir aufgrund unserer guten Kooperation aus der Arbeit mit Klienten gewonnen haben.

Darüber hinaus verbinden uns die Achtung vor der Fähigkeit der Klienten und der Wunsch, ihnen bei der Entdeckung ihrer Stärken zu helfen. Wir haben erlebt, dass innerhalb kurzer Zeit dramatische Veränderungen möglich sind. Außerdem sind wir neugierig und interessiert daran, von unseren Klienten zu lernen. Wir sind bestrebt, kleine positive Veränderungen im Leben unserer Klienten zu fördern. Wir bringen unserer Arbeit große Begeisterung entgegen und freuen uns über die kleinsten Erfolge unserer Klienten.

# 1. Was heißt lösungsorientierte Kurztherapie?

Das Konzept der lösungsorientierten Kurztherapie hat eine spezielle Entwicklungsgeschichte und beruht auf einer Reihe typischer Merkmale der therapeutischen Praxis. Die SFBT begann als stille Revolte gegen fixe Vorstellungen davon, was für Menschen mit Lebensproblemen hilfreich ist. Nach vielen Drehungen und Wendungen, Erfolgen und einigen Fehlern hat sie den Punkt erreicht, an dem sie heute steht. In den 1970er-Jahren – lange bevor in den USA der Begriff *managed care*[1] geprägt wurde – begann die von Versuch und Irrtum gekennzeichnete Entwicklung der SFBT. Das Therapiemodell wurde zunächst in einem ambulanten klinischen Setting angewendet und schon bald auf die Arbeit in vielen anderen Settings und bei anderen Populationen in modifizierter Form ausgeweitet. Gegenwärtig arbeitet man nach diesem Ansatz in Schulen, Gefängnissen, Krankenhäusern, Schmerzkliniken, Sozialdiensten, Obdachloseneinrichtungen, Tagesbetreuungsstätten, Heimen sowie in Unternehmen und zahlreichen anderen Settings. Bei der klinischen Population ist der adaptierte und modifizierte Ansatz besonders hilfreich für Drogenabhängige, häusliche Gewalttäter, Menschen mit Ehe- und Familienproblemen, chronisch psychisch Kranke, Menschen in Krisen, traumatisierte Menschen und Kinder mit Problemen.

1 Unter *managed care* versteht man Organisations- und Finanzierungsformen der medizinischen Versorgung der Bevölkerung, bei denen die Kostenträger, die *Health Maintenance Organisations*, über direkte Verträge mit niedergelassenen Ärzten und Kliniken mitbestimmen und so ein Versorgungsmarkt mit Wettbewerbsstruktur entsteht.

## Die Grundlagen der SFBT

### Der Teamansatz

Wie das bei den meisten Innovationen der Fall ist, entwickelte sich auch die SFBT aus den vielen Beiträgen der einzelnen Teammitglieder. Im Laufe der Jahre veränderte sich zwar die Zusammensetzung des Teams, was aber das Team insgesamt auszeichnete, war der vielfältige professionelle Hintergrund seiner Mitglieder, der von Medizin und Erziehung bis zu Arbeitspsychologie, Biologie, Linguistik, Psychiatrie, Psychologie, Sozialarbeit und Soziologie reichte. Die Entwicklung der SFBT begann zwar in Milwaukee unter der Ägide von Steve de Shazer und Insoo Kim Berg, doch inzwischen wird das Modell in vielen Settings weltweit weiterentwickelt. Die Mitglieder des ursprünglichen Teams verstreuten sich im Laufe der Jahre. Doch Steve de Shazer und Insoo Kim Berg blieben in Milwaukee, wo sie weiterhin als Autoren der SFBT tätig sind. Beide pflegen eine Kultur der Offenheit und entdeckten so neue Wege, Klienten zu befähigen, Lösungen zu finden. Sie kultivierten die Offenheit, vom Klienten zu lernen und ihm mit besonderer Achtung vor seiner Integrität zu begegnen. Diese professionelle Neugier wird getragen von einer Haltung des „Nichtwissens" (Anderson a. Goolishan 1992). Diese Kultur des offenen Nachfragens findet man inzwischen in psychiatrischen Kliniken, in der akademischen Welt und sogar in Gefängnissen und Gerichten.

### Ausnahmen vom Problem

Wir dürfen nicht übersehen, wann und wo das SFBT-Modell entstand. Die Mitglieder des Teams beriefen sich auf viele Quellen: die Kultur der 1960er- und 1970er-Jahre, die alle auf den klassischen wissenschaftlichen Sichtweisen der westlichen Welt beruhenden Ansätze hinterfragte; die Arbeit der Palo-Alto-Gruppe (Watzlawick, Weakland a. Fisch 1974), die die überkommene Vorstellung von psychischer Krankheit infrage stellte; sowie die innovative Arbeit von Milton Erickson (1954), Erickson und Rossi (1979) und Haley (1973). Das Team wollte tatkräftig den Zustand der psychiatrischen Dienste und ihre konkreten Leistungen verbessern.

In den späten 1970ern und den frühen 1980ern machte man die erstaunliche Entdeckung, dass fast jedes Problem einen Lösungsansatz in sich trägt. Dieser Ansatz, den man als „Ausnahmen vom Problem" bezeichnete, lenkte die Aufmerksamkeit des Teams auf dieses bis dahin unbeachtete Lösungselement, das in jedem Problem enthalten ist. Eine „Ausnahme vom Problem" bezieht sich laut Definition der SFBT-Kliniker auf die Momente, in denen z. B. auch der depressivste Mensch eine minimale Entlastung von seiner bedrückenden Depression erfährt. Wenn der Klient, unterstützt vom Therapeuten, sorgfältig auf diese kurzen Momente der Entlastung achtet – z. B. darauf, wann, wo und wie die Entlastung eintritt, wer daran beteiligt ist, und auf sonstige Details –, kann er diese kurzen Segmente von Lösungen auch auf größere und ausgedehntere Bereiche anwenden. Als das Team dieses Konzept der Ausnahme näher untersuchte, stellte sich heraus, dass fast alle Probleme solche Ausnahmemomente enthalten – man muss nur sorgfältig darauf achten.

Die SFBT geht von der Überzeugung aus, dass Probleme und Lösungen gesellschaftlich konstruiert sind und ausgehandelt werden (Berg 1994; Berg a. DeJong 1996; Berg a. Dolan 2001; Berg a. Kelly 2000; Berg a. Miller 1992; Berg a. Reuss 1997; Davis a. Osborn 2000; DeJong a. Berg 2001a; DeJong a. Berg 2001b; Lee, Sebold a. Uken 2003; Miller a. de Shazer 2000; de Shazer 1985, 1988, 1991, 1994), und folgert daraus, dass ein Problem kein festes Gebilde ist, sondern ein veränderbarer, aushandelbarer Posten, der vom sozialen Kontext abhängt. So lässt sich leicht erklären, dass manche Kinder sich nur in der Schule problematisch verhalten, nicht aber daheim, dass manche Kinder nur mit Freunden Schwierigkeiten haben, nicht aber mit Erwachsenen und dass manche Kinder überall Probleme haben. Doch weil selbst die schwierigsten Probleme Ausnahmemomente haben (Zeiten, in denen das Problem hätte auftauchen können, aber de facto nicht in Erscheinung tritt), müssen wir annehmen, dass es keinen kausalen Zusammenhang zwischen Problemen und Lösungen gibt. Wenn ein Problem in einem bestimmten Kontext auftritt, können auch die Lösungen in einem bestimmten Kontext auftreten. Wie man die Bedeutung problematischer Verhaltensweisen verändert, kann man mit Erwachsenen mithilfe der Sprache aushandeln und festlegen. Auch mit Kindern kann man die Bedeutung von Verhaltensweisen ändern, allerdings mithilfe von Bildern, Spielen, Geschichten und allem, was ihnen gefällt. Diese Überlegungen erklären die Annahme, dass die Fokussierung auf die Lösung potenziell zur Auflösung der Probleme führt.

Im Laufe der Modellentwicklung entdeckte das Team weitere wichtige Werkzeuge, die das therapeutische Gespräch für den Klienten hilfreich und produktiv machen, und improvisierte mit ihnen. Die einzelnen Werkzeuge und die zugrunde liegende Philosophie werden im 3. Kapitel ausführlich beschrieben.

### Funktioniert die SFBT?

Die ursprünglichen Teammitglieder erkannten, dass ihr therapeutischer Ansatz validiert werden musste, und nach der offiziellen Eröffnung des *Brief Family Therapy Center (BFTC)* im Jahr 1978 begann das Team mit der Erhebung von Klientenfeedback, das meistens nach Therapiesitzungen per Telefonumfrage von Praktikanten und Studenten durchgeführt wurde. Da das BFTC eine kleine und unabhängige ambulante Klinik mit einem minimalen Budget war, verfügte es nicht über die Ressourcen, um eine „wissenschaftliche" Studie durchzuführen, in der die Daten vor und nach der Behandlung hätten miteinander verglichen werden können. Ferner war der in einem klinischen Setting realisierte Ansatz der Modellentwicklung induktiver Natur, und von daher war das Team überzeugt, dass die eigentliche Evaluierung sowieso von seinen „Kunden" kommen müsse. Die ersten Studien waren ähnlich angelegt wie die meisten anderen Studien, in denen die Effektivität verschiedener Ansätze evaluiert wurde, und ergaben, dass zwischen 80 und 85 % der Klienten ihr Therapieziel erreicht hatten. Erstaunlich war jedoch, dass die mit der Therapie zufriedenen Klienten angaben, ihr Ziel in weniger als sechs bis acht Sitzungen erreicht zu haben. Jüngere Studien weisen darauf hin, dass sich die Zahl der Sitzungen noch weiter reduziert hat und inzwischen bei durchschnittlich vier liegt.

Universitäten wurden auf die in der SFBT vertretene postmoderne Perspektive auf menschliche Probleme aufmerksam und erkannten den Einfluss der sozialkonstruktionistischen Sicht auf Probleme und ihre Lösungen. Dies führte dazu, dass das Thema „SFBT" zunehmend in die Lehrpläne aufgenommen wurde. Nicht die Modellentwickler, sondern Studenten, die keine Verbindung zu den Mitgliedern des ursprünglichen Teams hatten, untersuchten mit wissenschaftlicher Strenge die außerhalb von Milwaukee gewonnenen Ergebnisdaten und verglichen die Aussagen der Klienten vor und nach der Behandlung. Dieser Trend setzt sich fort, und immer mehr veröffentlichte und unveröffentlichte Forschungsdaten weisen darauf hin, dass dieser Ansatz Aufmerksamkeit und weitere Untersuchungen verdient (Gingerich a. Eisengart 2000). In den bislang durchgeführten Studien sind die unterschiedlichsten Populationen berücksichtigt, z. B. häusliche Gewalttäter, die sich per Gerichtsbeschluss einer Therapie unterziehen mussten; Rehabilitanden, die wieder ins Berufsleben eingegliedert werden sollten; Menschen, die eine Haftstraße verbüßt haben; und nicht zuletzt Schulkinder. Derzeit liegen noch keine Ergebnisse von Studien über die SFBT bei Kindern vor, aber in einigen Programmen sind Vergleichsstudien über die Therapie von Kindern geplant bzw. werden gerade durchgeführt.

Die Frage, ob „die SFBT funktioniert", ist schwer zu beantworten, weil wir wissen müssen, was mit dem Begriff „funktionieren" gemeint ist. Das Gleiche gilt für die Beantwortung der Frage, ob „die SFBT erfolgreich" ist. Bedeutet „Therapieerfolg", dass ein Kind mit vielen Problemen nie wieder Probleme haben wird? Bedeutet „Therapieerfolg", dass sich die Persönlichkeit des Kindes oder die der Eltern verändert? Natürlich versuchen wir nicht, die Persönlichkeit eines Menschen zu verändern oder zu rekonstruieren, weil das überhaupt nicht möglich ist und auch nicht wünschenswert wäre. Außerdem würde dies nicht von Respekt vor dem Klienten zeugen.

Deshalb definieren wir „Erfolg" so, dass er eintritt, wenn der Klient sein selbst gestecktes Ziel erreicht. Dies klingt zwar sehr einfach, ist aber tatsächlich kompliziert, weil Eltern oder Betreuer ganz eigene Vorstellungen davon haben, was das Beste für das betroffene Kind ist. Trotzdem müssen wir irgendwo anfangen und irgendwo aufhören. Da wir diese Begrenzung kennen, setzen wir unsere Diskussion über konfligierende und multiple Ziele im 4. Kapitel fort.

## Die SFBT – verglichen mit der herkömmlichen Spieltherapie

Herkömmliche Spieltherapie und SFBT unterscheiden sich grundlegend in Anschauung, Vorgehensweise und Schwerpunktlegung, was nach der Lektüre des 2., 3. und 4. Kapitels deutlich sein dürfte. Die herkömmliche Spieltherapie beruht auf der Annahme, dass es einem Kind hilft, wenn es Emotionen wie Wut, Enttäuschung, Aggression, Unsicherheit und Ungewissheit in einem sicheren Umfeld mit dem Beistand des Therapeuten ausagieren kann. Eine langfristige Beziehung zwischen dem Kind und einem akzeptierenden Therapeuten gilt als heilende oder korrigierende Erfahrung für das Kind. Manchmal wird das Kind dabei ermutigt, emotional so zu regredieren, dass es andere Verhaltensmuster aufbauen und neue Fertigkeiten entwickeln kann. Im Großen und Ganzen ist das Spiel sowohl ein diagnostisches Werkzeug, mit dem die Defizite des Kindes festgestellt werden können, als auch ein Mittel, die Heilung zu initiieren, die in einer langfristigen und vertrauensvollen Beziehung zwischen Kind und Therapeut stattfinden soll. Die Eltern sind nur von marginaler Bedeutung. Sie werden in die therapeutischen Aktivitäten nicht einbezogen und spielen nur eine unterstützende Rolle in diesem Prozess, der zwischen ihrem Kind und einem anderen Erwachsenen hinter verschlossenen Türen stattfindet.

Auch wenn der Gedanke, dass wir die Ursachen des kindlichen Problems kennen müssen, um es lösen zu können, überzeugend klingen mag, sind wir doch oft davon überrascht, wie gering die Verbindung zwischen dem Problem und der potenziellen Lösung ist. Wenn wir die „eigentlichen Ursachen" des kindlichen Problems finden wollen, kann das viele Sitzungen in Anspruch nehmen und auch unbeabsichtigt dazu führen, dass in erster Linie jemandem oder etwas die „Schuld" an dem Problem gegeben wird. Sehr oft fühlen die Eltern sich als die Schuldigen, die das Leben ihres Kindes „verpfuscht" haben – auch wenn dies nicht direkt gesagt, sondern nur in Schlussfolgerungen und Andeutungen deutlich wird. Viele Eltern zeigen sich nur widerstrebend in Schulen, Tagesbetreuungsstätten oder sonstigen Settings, wo Experten am Leben ihres Kindes beteiligt sind. Wir sind auch schon Therapeuten begegnet, die die Eltern offen beschuldigt und behauptet haben, dass diese die Behandlung ihres Kindes „sabotierten", weil sie es nicht zum Therapeuten brächten oder die Bedeutung des Therapeuten für ihr Kind herunterspielten.

Die SFBT mit Kindern und die SFBT mit Erwachsenen sind sich ziemlich ähnlich. Die therapeutische Arbeit fokussiert sehr stark auf das reale Leben des Klienten außerhalb des Therapieraums, d. h. darauf, wie sich das Individuum zu Freunden, Lehrern, Angehörigen usw. im Rahmen normaler Alltagsaktivitäten verhält. Eine wirkliche Veränderung bei einem Kind tritt unseres Erachtens dann ein, wenn sich die kindliche Interaktion mit anderen Menschen verändert, z. B., wenn es mit Freunden spielt, wenn es mit anderen Kindern und Erwachsenen umgeht, wenn es kämpft und wenn es etwas gerne tut. Kinder haben die Ressourcen, die sie brauchen, um solche Dinge zu lernen. Wenn der Therapeut den bereits vorhandenen Fertigkeiten und Fähigkeiten des Kindes seine Aufmerksamkeit schenkt – und nicht die Defizite des Kindes zu kompensieren versucht –, kann er diese freilegen und darauf aufbauen. Die Rolle des Therapeuten besteht nämlich unter anderem darin, dem Kind und den Erwachsenen in seinem Umfeld die kindlichen Stärken, Kompetenzen und Fähigkeiten deutlich vor Augen zu führen.

Diese Art der therapeutischen Arbeit mit Kindern nimmt weniger Zeit in Anspruch als herkömmliche Ansätze, die sich mit wöchentlichen Sitzungen über lange Zeit hinziehen können. Auch die Qualität unserer Beziehung zu den Kindern ist eine andere. Wir wollen nicht die wichtigsten Menschen im Leben der Kinder werden, d. h. ihre Eltern oder Betreuer ersetzen. Wir betrachten unsere Beziehung zu den Kindern als eine kurzfristige und vorübergehende, und wir bauen darauf, dass die Beziehung der Kinder zu ihren Eltern schon lange bestanden hat, bevor wir in ihr Leben treten, und noch lange bestehen wird, nachdem wir aus ihrem Leben wieder verschwunden sind.

## Problemlösung: Annahmen und Vorgehensweisen

Die am häufigsten praktizierte und akzeptierte Art der Problemlösung – gleichgültig, ob es sich um permanentes Zuspätkommen zur Schule oder um die Reparatur eines kaputten Autos handelt – ist vielleicht der wissenschaftliche Ansatz nach dem Prinzip von „Ursache und Wirkung". DeJong und Berg (2001b) bezeichnen dieses Vorgehen als „problemlösenden" Ansatz. Die traditionelle Praxis der Problemlösung, so die beiden Autoren, beginne mit der Einschätzung des Problems und dessen Ursache. Dabei geht man davon aus, dass es eine direkte Beziehung zwischen Problem und Ursache gibt. Problemlösung impliziert deshalb, dass man die Ursache findet und behebt. Viele Probleme werden auf diese Weise gelöst, und die Methode funktioniert ziemlich gut, solange die Probleme einfach sind. Diese Logik funktioniert sicher beim Auto. Doch den Grund zu finden, weshalb ein Schüler gewohnheitsmäßig zu spät zur Schule kommt, ist etwas komplizierter, als die Ursache dafür zu finden, weshalb das Auto nicht anspringt. Wenn kein Kausalzusammenhang auszumachen ist, wird die Situation oft rätselhaft, und keiner weiß, was zu tun ist.

Der problemlösende Ansatz ist deshalb so schwierig auf Probleme des Alltagslebens anzuwenden, weil ein relativ einfaches Problem, wie z. B. das morgendliche Zuspätkommen zur Schule, menschliche Faktoren impliziert, die von Kind zu Kind, von Haushalt zu Haushalt, von Eltern zu Eltern und von Schule zu Schule verschieden sind. Deshalb gestaltet sich auch die Methode der Problembeseitigung oft langwierig. So könnten die Erklärungen, weshalb Beat zu spät zur Schule kommt, von der simplen Ursache, dass der Wecker der Eltern nicht geklingelt hat, weil die Batterie leer war, bis zu einer sehr komplexen Ursache reichen, z. B., dass Beats Eltern nicht an einer guten Schulbildung ihres Kindes interessiert sind, dass Beat faul ist, dass er Probleme mit Gleichaltrigen hat oder dass er – genau wie seine Mutter – bei allem, was er tut, Angst vor dem Misserfolg hat. Deshalb kann die angebotene einfache Lösung, „sich einen Wecker zu besorgen“, vielleicht nicht nur fehl am Platz sein, sondern Beat und seine Eltern sogar kränken. Außerdem kann es sein, dass Beat nur zum Unterricht zu spät kommt, nicht aber zu anderen Veranstaltungen, z. B. wenn er ins Kino, zur Kirche oder zum Fußballtraining geht.

Im problemlösungsorientierten Ansatz verlangen komplizierte Probleme, z. B. weshalb Beat trotz seines hohen IQs so geringe Schulleistungen zeigt, vertiefte Abklärungen. Im ersten Schritt der Abklärung untersucht man meistens ausführlich die Probleme, indem man sich erkundigt, wann die Symptome begonnen haben oder ob in der Familie schon ähnliche Symptome aufgetreten sind, und bittet um eine genaue Beschreibung der problematischen Symptome. Im zweiten Schritt stellt man Vermutungen über die eigentlichen Ursachen des Problems an und zieht Schlüsse, wo das Problem entstanden sein und welche direkten und langfristigen kausalen Faktoren dies haben könnte. Erst wenn diese beiden Schritte gemacht sind, kann der dritte Schritt folgen: eine geeignete Lösung für das Problem zu finden. Im vierten Schritt dann „verschreibt“ der Therapeut dem Klienten eine Lösung, die er für angemessen hält. Man kann sich gut vorstellen, dass bei einer solchen Vorgehensweise der Widerstand eines Klienten eine große Rolle spielt, da ja die Lösungen vom Therapeuten und nicht vom Klienten generiert werden. Trotz der Schwierigkeit der „noncompliance“ beruhen die gängigen Ausbildungsprogramme auf diesem Konzept.

## Visionen entwickeln

Die SFBT unterscheidet sich stark von diesem traditionellen Problemlösungsansatz. Manche bezeichnen die SFBT auch als „leading from one step behind" (Cantwell a. Holmes 1994), als Führung aus einer Position, die einen Schritt zurück liegt. Die SFBT beginnt mit der Erwägung möglicher Lösungen, d. h. dem Ergebnis, das der Klient erwartet und wünscht. In dieser Phase kann man viel über die Begabungen und Fertigkeiten des Klienten lernen und zugleich erfahren, wie er diese entwickeln konnte. Daraus wiederum schließt der Therapeut, wie der Klient diese Fähigkeiten einsetzen kann, um zu Lösungen zu gelangen. Hierauf werden Ideen entwickelt, wie man dem Klienten helfen kann, vergangene und gegenwärtige Erfolge zu wiederholen, bis er einen Zustand der Zufriedenheit erreicht hat. Da man auf die Steigerung und Intensivierung der vorhandenen Ressourcen entweder des Klienten oder seiner Umwelt fokussiert und die Ziele ja vom Klienten bestimmt wurden, wird die Behandlung kurz und die Arbeitsbeziehung kooperativ. Der Klient wird optimistischer in Bezug auf sich selbst, und deshalb ist er hoch motiviert, die gewünschten Veränderungen zu realisieren; die Lösungsideen sind seine eigenen, und außerdem weiß er, was er zur Erreichung seiner Ziele braucht.

In diesem Buch zeigen wir, dass Kinder und SFBT gut zusammenpassen, weil beide nach einer ähnlichen Methode vorgehen. Die SFBT wurde induktiv entwickelt, d. h., man probierte aus, was in der klinischen Praxis funktionierte. Anschließend wurden die Elemente, die funktionierten, beibehalten und diejenigen, die nicht funktionierten, verworfen. Das Ergebnis ist ein sehr pragmatischer und dem „gesunden Menschenverstand" verpflichteter Ansatz, der leicht erlernt werden kann und Vorgehensweisen impliziert, die Beobachtung und Zuhören erfordern. Doch obwohl die Prämissen leicht und einfach sind, verlangt die konkrete Praxis erhebliche Disziplin und die Fähigkeit, das Verfahren in seiner Einfachheit zu belassen.

## Kulturelle Kompetenz

Unsere Klienten kommen immer häufiger aus unterschiedlichen kulturellen, ethnischen und nationalen Kontexten, und diese Entwicklung wird sich in den kommenden Jahren noch verstärken. Derlei Verschiedenheiten können nicht nur zwischen Menschen aus unterschiedlichen ethnischen, nationalen und kulturellen Kontexten zu Problemen führen, sondern oft auch innerhalb einer Familie. Jüngere Kinder folgen im Großen und Ganzen dem elterlichen Vorbild, wenn sie sich ihr kulturelles und geistiges Erbe aneignen, und akzeptieren bereitwillig, was die Eltern ihnen über bestimmte Nahrungsmittel, Gewohnheiten, Gebräuche, Rituale, Wertvorstellungen usw. beibringen. Der Konflikt hinsichtlich unterschiedlicher Vorlieben, etwas auf bestimmte Weise zu tun, zeigt sich stärker, wenn die Kinder in das Jugendalter kommen. Wie in allen Familien haben die Jugendlichen unabhängig von ihrem Hintergrund eigene Vorstellungen und Vorlieben und können ihre Wünsche den Eltern gegenüber auch behaupten.

Jugendliche aus anderen Kulturen müssen eine noch größere Kluft überwinden. Innerhalb kurzer Zeit und ohne Lebenserfahrung wollen sich Jugendliche aus Familien mit einer anderen Kultur der vorherrschenden Jugendkultur des Gastlandes angleichen und anpassen – vor allem wenn sie in der maßgeblichen Kultur geboren und aufgewachsen sind. Dieser Wunsch ist natürlich verständlich, wenn man bedenkt, welchem Druck diese Jugendlichen ausgesetzt sind, sich einerseits den Gleichaltrigen anpassen und ihnen ähnlich sein zu wollen und sich andererseits von der Herkunftsfamilie zu unterscheiden. Die Aufgabe, sich von den Eltern zu lösen und abzugrenzen, ist jedoch die gleiche wie die der Jugendlichen, deren Eltern im Land geboren und aufgewachsen sind.

Wenn unter Akademikern über kulturelle Vielfalt gesprochen wird – ob in Vorlesungen an der Universität, in Seminaren, auf Konferenzen oder in der Supervision –, wird normalerweise betont, was die fremde Kultur von der vorherrschenden Kultur unterscheidet und trennt. Deshalb ist in vielen Diskursen unabsichtlich die Rede davon, was bei Familien aus den Ostblockstaaten anders ist, auf welche Weise afrikanische Familien einzigartig sind, wie sich asiatische Familien von türkischen unterscheiden usw. Solche Ausführungen über einzelne Kulturgruppen und ihre besonderen Merkmale werden mit guten Absichten vorgebracht und sind mit der Hoffnung verbunden, die Mitglieder der obwaltenden Kultur und ihre zukünftigen Akademiker über die einzigartigen Eigenschaften jeder ethnischen Gruppe aufzuklären. Wenn aber die Unterschiede der Kulturen zu stark akzentuiert werden, kann das unabsichtlich negative Auswirkungen haben und den Familien selbst sowie den Praktikern, die mit diesen Familien arbeiten, möglicherweise einen schlechten Dienst erweisen. Ein solcher Ansatz ist nicht nur entzweiend, sondern er verengt tendenziell den Blick auf die ethnische Zugehörigkeit, wodurch Familien aus anderen ethnischen Kontexten unabsichtlich stereotyp eingeordnet und kategorisiert werden.

Oft werden wir um eine Beschreibung gebeten, wie man angesichts so unterschiedlicher Überzeugungen, Gebräuche, Wertvorstellungen, Lebensweisen, Religionen usw. den lösungsbildenden Ansatz in unterschiedlichen Kulturen, Settings und Problemkonstellationen adaptieren und anwenden kann. Wir halten uns nicht für Expertinnen auf dem Gebiet der Kulturen, sondern betrachten und respektieren unsere Klienten als Experten ihrer Handlungsweisen und Lebensführung, die auf ihre Wertvorstellungen, Vorlieben und Traditionen ausgerichtet sind. Darüber hinaus fokussieren wir nicht auf die Unterschiede zwischen Therapeut und Klient, sondern auf ihre Gemeinsamkeiten. Die Konzentration auf Gemeinsamkeiten gibt ein Gefühl der Einigkeit und bringt die Menschen zusammen.

Unabhängig von kulturellen und ethnischen Unterschieden wollen grundsätzlich alle Menschen respektvoll behandelt, geschätzt und akzeptiert, geliebt und umsorgt werden. Sie wollen auch spüren, dass sie einen wichtigen Beitrag zur Gesellschaft leisten und dass ihre Wünsche und Sehnsüchte gehört und geachtet werden. Unsere im 2. Kapitel formulierten Annahmen hinsichtlich Eltern und Kindern sind in den meisten Kulturen gültig.

### Haltung des Nichtwissens

Die SFBT beruht generell auf der Einstellung, dass die Klienten die Experten für ihre eigene Situation und für die Lösung ihrer Schwierigkeiten sind. Wenn man mit Familien aus anderen Kulturen arbeitet, ist es jedoch noch wichtiger, dass der Therapeut bereit ist, von seinen Klienten zu lernen. Diese Bereitschaft drückt sich darin aus, dass man sie fragt, welche Lösungen sie sich vorstellen können und welche Vorgehensweisen sie wählen würden. Beispielsweise kam eine hispanische Mutter, die vor kurzem ihren Mann verloren hatte, mit ihrem 14-jährigen Sohn Enrico zur Sitzung, der sich gerade mit einer Jugendbande im Viertel vertraut machte. Die Mutter war nicht nur mit Recht darüber besorgt, dass Enrico nicht zur Schule gehen wollte, sondern war auch beunruhigt, weil er stundenlang von daheim wegblieb und ihr nichts über seinen Verbleib sagte. Als Enrico – nach seinen eigenen Worten – von der Mutter „verhört" wurde, weigerte er sich, ihre Fragen zu beantworten. Der Junge war im Grunde nett, aber er beantwortete auch meine Fragen nicht, obwohl ich ihn nicht „verhörte".

Da ich unsicher war, wie ich Enrico helfen konnte, fragte ich seine Mutter, wie sie mit der Situation umgehen würde, wenn sie noch in Puerto Rico lebte. Ohne zu zögern antwortete sie, dass sie den Jungen zu seinem Onkel, dem ältesten Bruder von Enricos Vater, schicken würde, weil das bei ihnen so üblich sei, wenn die nahen Verwandten in der Nähe lebten. Auf meine Frage, wieso eine solche Lösung Enrico helfen würde, erzählte sie, dass der Onkel den Jungen bestimmt gerne in seine Familie aufnehmen würde und wisse, wie er ihn auf den richtigen Weg bringen könne. Tatsächlich wusste der Onkel schon von ihren Problemen mit Enrico und hatte die Lösung selbst vorgeschlagen, aber die Mutter hatte gehofft, sie könne mit ihrem Sohn allein fertig werden. Der Umgang mit Enrico war jedoch immer schwieriger geworden. Unseren zweiten Sitzungstermin sagte die Mutter telefonisch ab, weil Enrico bereits auf dem Weg nach Puerto Rico war.

Diese Haltung des „Nichtwissens" durchdringt unsere gesamte therapeutische Arbeit mit Kindern und ihren Eltern aus anderen Kulturen und mit anderen Gebräuchen, und unsere Bereitschaft, von ihnen zu lernen, ist der Eckpfeiler unserer klinischen Arbeit.

### Mit Eltern und Jugendlichen aus anderen Kulturkreisen arbeiten

Mit Eltern und Jugendlichen aus einem anderen Kulturkreis zu arbeiten, ist relativ einfach, wenn die Eltern sich für ihre Kinder eine erfolgreiche Zukunft im Gastland wünschen. Denn diese Eltern haben die gleichen Hoffnungen und Träume für die Zukunft wie ihre heranwachsenden Kinder. Mit den Eltern, die mit ihren Kindern in ihr Herkunftsland zurückkehren wollen, können wir Zwischenlösungen aushandeln, die bis zu ihrer Rückkehr tragfähig sind. Für diese Kinder ist es oft schwierig, die Träume ihrer Eltern zu verstehen oder die gleichen Träume wie sie zu hegen; denn sie kennen nur das Leben in ihrer neuen Welt.

### Kurze Kontakte

Die meisten Familien aus anderen Kulturkreisen wollen handfeste Unterstützungsleistungen, die ihnen sofort helfen und nicht erst in Wochen oder Monaten. Gemessen an westlichen Normen, wollen Familien aus anderen Kulturen oft „mit psychologischen Dingen nichts zu tun haben". Wenn sie nicht rasch Therapieerfolge sehen, wollen sie meistens nicht wissen, was dazu beigetragen haben könnte, dass keine Fortschritte erzielt worden sind. Eher ziehen sie daraus schnell den Schluss, dass die Fachleute ihnen nicht helfen können, und gehen dann nicht mehr zur Therapie.

Deshalb ist es für die therapeutische Arbeit mit Eltern aus einer anderen Kultur oder mit immigrierten Eltern – genauso wie bei allen anderen Eltern auch – wichtig, dass man herausfindet, welches Behandlungsergebnis sie als erfolgreich betrachten würden. Die Arbeit mit Klienten und Familien aus anderen Kulturen bringt es oft mit sich, dass man es mit sehr traditionellen und hierarchischen Familienbeziehungen zu tun hat, die den Normen der Therapeuten widersprechen. Trotzdem muss man den Eltern mit besonderer Achtung begegnen, und es ist äußerst hilfreich, sie in der Rolle der Berater ihrer Kinder zu sehen und nicht in der Rolle der Klienten, die für sich selbst Hilfe suchen. Es passiert nämlich leicht, dass der therapeutische Prozess stagniert oder man die Partei der Kinder oder Jugendlichen ergreift. Braucht man in der Therapie für die Eltern einen Dolmetscher, kann dies von großem Vorteil sein. Die Geschwindigkeit der Sitzung muss etwas gedrosselt werden, weil Eltern wie Therapeut warten müssen, bis die einzelnen Äußerungen in die jeweils andere Sprache übertragen sind. Die gemächlichere Gangart der Sitzung führt zu dem angenehmen Ergebnis, dass man sich als Therapeut leichter darauf konzentrieren kann, um was es geht, und das Aushandeln von adäquaten Zielen besser begleiten kann.

## 2. Die lösungsorientierte Kurztherapie und Kinder passen – natürlich – zusammen

Wir werden oft gefragt, ob sich das lösungsbildende Denkmodell auf die Arbeit mit Kindern anwenden lässt und, wenn ja, wie. Der hinter dieser Frage stehende Zweifel ist verständlich; denn die meisten Praktiker nehmen zu Recht an, dass die Arbeit mit Kindern Ansätze und Techniken erfordert, die weniger sprachabhängig sind als die Vorgehensweisen, die in der Arbeit mit Erwachsenen notwendig sind. Manche Praktiker halten Kinder auch für fragiler und vulnerabler. Die Arbeit mit Kindern wird oft als geheimnisvoller Prozess gesehen, der schwer zu verstehen ist, unter anderem weil Kinder ein begrenztes Vokabular haben und sich weniger gut ausdrücken können. Wir hoffen, diesen Prozess aus der Sicht der SFBT entzaubern und ihn transparenter machen zu können.

### Lernen, wie Kinder denken und handeln

Als Praktiker kann man viel über Kinder lernen, wenn man sie beobachtet und ihnen respektvoll und aufmerksam zuhört. Viele Eltern tun dies jahrelang mit Erfolg – ohne Ausbildung, dafür aber mit Liebe und Achtung davor, wie einzigartig jedes Kind in Bezug auf Temperament, Charakter und Vorlieben ist. Sehr wichtig ist, dass der Therapeut ein intuitives Gespür für seine jungen Klienten hat und ihm die Arbeit mit Kindern Spaß macht und Freude bringt. Wenn man mit einem Kind Spaß hat, erlebt es, dass seine Anwesenheit den anderen Freude bereitet, was ihm ein wohliges Gefühl von Einzigartigkeit gibt. Wir gehen nun auf ein paar wichtige und praktische Aspekte ein, die in der Arbeit mit Kindern berücksichtigt werden sollten. Doch zuvor müssen wir das Fundament unserer Denkweise legen und unsere Annahmen hinsichtlich Kindern und Eltern begründen.

Weil die sprachlichen Fertigkeiten von Kindern noch nicht voll entwickelt sind, kommunizieren sie mithilfe von Körperbewegungen, Blicken, Imagination, Fantasie und vielen anderen kreativen Modi, die der Erwachsene als Kind auch kannte, inzwischen aber vergessen hat. Deshalb muss man in der Arbeit mit Kindern besonders gut beobachten und zuhören. Der Grundgedanke dabei ist, von den jungen Klienten zu lernen und zu erfahren, wie einzigartig jedes Kind ist. Je respektvoller wir den kindlichen Eigenschaften begegnen, desto mehr versetzen wir die Kinder in die Lage, ihre einzigartige Persönlichkeit zu entdecken und als Individuum zu gedeihen.

Die lösungsorientierte Kurztherapie und Kinder passen unseres Erachtens gut zusammen, weil es viele Ähnlichkeiten gibt zwischen der Art, wie Kinder denken und der Welt einen Sinn verleihen, und den Annahmen und Vorgehensweisen der SFBT.

Kinder müssen beispielsweise selten wissen, wodurch ihr Problem verursacht worden ist. Sie denken bestimmt nicht deduktiv und suchen auch nicht nach Erklärungen für die Ursache des Problems. Genauere Beobachtungen von Kindern zeigen, dass sie mit unterschiedlichsten Herangehensweisen experimentieren und Probleme nach der Versuch-und-Irrtum-Methode lösen. Dies alles hat Ähnlichkeit mit der Art, wie sich die lösungsorientierte Kurztherapie entwickelt hat: Induktiv hat man danach gesucht, was funktioniert und was nicht. Kinder denken im Großen und Ganzen „in Visionen" und interessieren sich dafür, was funktioniert.

### Kinder, die unfreiwilligen Klienten

In unserer gemeinsamen Arbeit als Therapeutinnen hat es noch nie den Fall gegeben, dass ein Kind anruft und sagt: „Guten Tag, Frau Doktor, ich habe ein Verhaltensproblem und brauche Hilfe." Manchmal bitten Kinder über Lehrer, Eltern oder andere ihnen nahe stehende Menschen indirekt um therapeutische Hilfe, doch selten haben sie genügend praktisches Wissen, um direkt Hilfe zu verlangen. Alle Probleme der Kinder werden von Erwachsenen definiert, und die Entscheidung, dass sie besondere Hilfe brauchen, treffen normalerweise die Eltern, Lehrer, Ärzte, Richter, Sozialarbeiter, Polizeibeamte, Priester, Bewährungshelfer oder andere Erwachsene, die um das

Wohl eines Kindes besorgt sind. Die meisten Kinder haben eine etwas unscharfe Vorstellung davon, was ein Arzt, Berater, Therapeut oder Psychologe tut. Viele Kinder glauben, dass sie eine Spritze bekommen, Pillen schlucken sollen, sich ausziehen müssen und abgehorcht werden oder merkwürdige Dinge gefragt werden, auf die sie keine Antwort wissen. Sie haben keine Vorstellung davon, was ein Berater oder Therapeut mit ihnen macht, und doch bekommen sie zu hören, dass er ihr Verhalten verändern oder sogar einen besseren Menschen aus ihnen machen kann, der nicht lügt, stiehlt oder sich mit anderen Kindern prügelt.

Ein Kind hat im Grunde oft keine Kontrolle darüber, was mit ihm geschieht. Beispielsweise werden Entscheidungen darüber, wo und bei wem es lebt, von den Erwachsenen getroffen. Dies ist beruhigend, weil solch wichtige Dinge von Menschen entschieden werden, die am Wohl des Kindes interessiert sind, und ein Kind die Tragweite solcher Vorgänge kaum verstehen kann, auch wenn man sie ihm mehrfach erklärt. Gleichzeitig ist es für Kinder aber oft schwierig, die für sie gemachten Entscheidungen anzunehmen. Dies trifft auch zu, wenn sie zu uns in die Therapie gebracht werden. Deshalb muss dem Kind vor Beginn der Therapie jeder Schritt – vom ersten Kontakt mit dem Therapeuten bis zur Beendigung der Therapie – erklärt werden. Manchmal muss man Erklärungen wiederholen, weil Kinder – wie Erwachsene – unter Anspannung und Angst zu viele neue Informationen nicht verarbeiten können.

Es ist enorm wichtig, dass das Kind sanft in die neue und vielleicht sogar beängstigende Situation eingeführt wird und Zeit bekommt, diese ungewohnte Situation auf seine Weise zu integrieren. Der Kontakt zum Kind lässt sich gut herstellen, wenn man es am Anfang nicht übermäßig bedrängt, vor allem dann nicht, wenn man nicht weiß, was die Eltern oder überweisende Personen ihm gesagt haben. Manchmal wird dem Kind erzählt, dass es zum Arzt, Zahnarzt oder zu einer netten Dame gehen muss, die ihm sagen wird, was es falsch gemacht hat, und es vielleicht in ein „Kinderheim“ schickt. Einem Kind wurde sogar erzählt, dass man mit ihm zu McDonald's gehe! Was war das Kind zornig, als es merkte, dass man ihm einen Bären aufgebunden hatte!

### Das Fundament legen

Im Folgenden nennen wir ein paar grundlegende Aspekte, die man bei Kindern beachten sollte und die einem bei der Einschätzung eines Kindes helfen.

Die Entwicklung der sprachlichen Fertigkeiten ist bei Kindern noch nicht abgeschlossen. Deshalb muss ein Erwachsener, der mit Kindern arbeitet, auf eine Weise kommunizieren können, die nicht nur von sprachlichen Fertigkeiten abhängt.

- Kenntnisse der wichtigsten Phasen in der Entwicklung eines „normalen" bzw. „durchschnittlichen" Kindes sind dringend erforderlich.
- Man sollte immer mit den Eltern oder Betreuern der Kinder arbeiten, weil sie die wichtigsten Menschen in ihren Leben sind. Das bedeutet, dass man – eigentlich – immer mit zwei oder mehr Personen gleichzeitig arbeitet.
- Da Kinder von Erwachsenen abhängig sind, muss man wissen, wie man sich mit den Erwachsenen in ihrem Umfeld vernetzt.
- Mit Kindern arbeiten heißt, sich in ihrem Namen als Übersetzer betätigen, um die Kluft zwischen ihnen und dem bzw. den zuständigen Erwachsenen überbrücken zu helfen.
- Mit Kindern arbeiten erfordert manchmal, eine Führungsrolle zu übernehmen und Entscheidungen zu treffen, die sich auf sie auswirken.
- Die Arbeit mit Kindern bringt es oft mit sich, dass man andere Settings aufsuchen muss, z. B. Schulen, Tagesbetreuungsstätten, Klassenzimmer, Krankenhäuser, Jugendstrafanstalten und manchmal Gefängnisse.
- Arbeiten mit Kindern verlangt, dass man flexibel ist und über die eigentlichen Sitzungen hinaus viel Zeit mit Telefonieren, in Sitzungen und mit Besuchen verbringt. So gesehen, kann die Dauer der gesamten Behandlung von Kindern länger sein und vielfältigere Fertigkeiten, z. B. interdisziplinäres Arbeiten, erfordern als die der Therapie von Erwachsenen.

Als das Team in Milwaukee mit der Entwicklung der SFBT begann (Berg 1994; Berg a. Miller 1992; de Shazer 1984, 1985, 1994), hatte es seine theoretischen Annahmen zwar noch nicht formuliert, realisierte aber, dass einige grundlegende Annahmen und Überzeugungen bezüglich der Klienten existierten. Einige der grundlegenden Annahmen bezüglich des Veränderungsprozesses werden an anderer Stelle detailliert dargestellt (Berg 1994; Berg a. Miller 1992; DeJong a. Berg 2001a; Miller a. de Shazer 2000), sodass wir uns hier mit einer kurzen Auflistung begnügen. Leserinnen und Lesern, die den SFBT-Ansatz jedoch noch nicht kennen, empfehlen wir dringend, die genannten Quellen zurate zu ziehen. Wir befinden uns kontinuierlich auf einem Pfad, auf dem wir von unseren Klienten lernen, und sind fortwährend in den Prozess eingebunden, unsere Überlegungen und Techniken zu revidieren. Deshalb sind diese Annahmen nicht in Stein gemeißelt, sondern entwickeln sich erwartungsgemäß weiter.

### Die Rolle der Eltern in der SFBT

Unserer Überzeugung nach sollten die Eltern in der Behandlung ihres Kindes unabhängig vom Setting oder der Art des Therapieprogramms eine wichtige Rolle spielen. Die Bedeutung der Eltern im Leben eines Kindes ist nicht messbar und sollte nicht heruntergespielt werden. Selbst einer sehr schlechten Eltern-Kind-Beziehung sollten wir viel Beachtung schenken. Wenn die Beziehung nicht in unmittelbarer Zukunft wiederhergestellt werden kann oder selbst wenn beide Seiten die Beziehung zueinander auflösen wollen, müssen wir zumindest die Möglichkeit offen lassen, dass Eltern und Kinder vielleicht später einmal wieder zusammenfinden. Wir müssen diese durch die Natur gegebene Bindung respektieren, wieder aktivieren und – wann immer es möglich ist – die Brücke zwischen Eltern und Kindern schlagen. Das heißt konkret, dass die Eltern in jeden Schritt der Behandlung der Kinder einbezogen und als die eigentlichen Experten ihrer Kinder informiert und konsultiert werden. Deshalb sollten die Eltern von Anfang bis zum Ende der Therapie an den Fortschritten ihrer Kinder teilhaben und zu einem Teil des Behandlungsprozesses werden.

**Annahmen hinsichtlich Eltern**

Bis das Gegenteil bewiesen ist, gehen wir davon aus, dass Eltern

- stolz auf ihr Kind sein wollen,
- einen guten Einfluss auf ihr Kind haben wollen,
- positive Dinge über ihr Kind hören wollen und wissen möchten, was ihr Kind gut kann,
- ihrem Kind eine gute Ausbildung und Erfolgschancen geben wollen,
- sehen wollen, dass die Zukunft ihres Kindes gleich gut oder besser ist, als die ihrige war,
- eine gute Beziehung zu ihrem Kind haben wollen.

Selbst wenn Eltern noch so enttäuscht von ihren Kindern und zornig auf sie sind, wollen sie, sobald sie sich wieder beruhigt haben, stolz auf ihre Kinder sein, egal wie alt diese sind. Dieses emotionale Muster ist in unserer Kultur tief verankert und gilt ebenso in allen anderen Kulturen. Wir müssen diesem Wunsch der Eltern Hoffnung geben und ihren verletzten Stolz wiederherstellen. Alle Eltern bringen ihren Kindern Wohlwollen entgegen und wünschen, dass sie es im Leben einmal besser haben, als sie es jetzt haben oder in ihrer eigenen Kindheit hatten. Selbst Eltern, die ihre Kinder misshandelt, vernachlässigt oder verlassen oder sie zur Adoption freigegeben haben, wollen nach eigenen Aussagen das Beste für sie. Der Glaube an diese Prämissen hilft uns als Therapeuten, für die Menschen, mit denen wir arbeiten, Hoffnung zu haben. Wenn wir Hoffnung für sie haben, teilen wir sie ihnen auf subtile Weisen mit, sodass sie selbst auch Hoffnung auf eine andere Zukunft für sich und ihre Kinder haben können. Alle unsere Behandlungsmodelle und klinischen Praktiken beruhen auf diesen Annahmen. Dieser Glaube an den Menschen leitet uns, selbst wenn wir mit Situationen konfrontiert sind, auf die wir keine Antworten haben. Wir bitten Eltern daher immer, eine klare Vorstellung von der Situation zu entwerfen, in der sie ihre Kinder positiv beeinflussen können, und möglichst detailliert darlegen, welche Art von Beziehung sie zu ihnen wünschen und welche gangbaren Wege sie sehen, auf denen sie diese Ziele erreichen können.

Zur Umsetzung dieser Annahmen ist es erforderlich, mit den Eltern so in Interaktion zu treten, dass sie aktiv mitarbeiten und das Notwendige tun können, um ihre Ziele zu erreichen.

**Annahmen hinsichtlich Kindern**

Hilfreich ist auch eine klare Vorstellung davon, was die jungen Klienten eigentlich wollen und brauchen. Weil Kinder ihre Bedürfnisse oft nicht so leicht artikulieren können, ziehen wir Schlüsse aus der Beobachtung ihrer Verhaltensweisen und aus dem, was sie uns erzählen. Wir gehen davon aus, dass alle Kinder

- wollen, dass ihre Eltern stolz auf sie sind,
- ihre Eltern und andere Erwachsene erfreuen wollen,
- akzeptiert und Teil des sozialen Kontextes sein wollen, in dem sie leben,
- neue Dinge lernen wollen,
- aktiv sein und an den Aktivitäten anderer teilhaben wollen,
- überrascht werden und andere überraschen wollen,
- ihre Meinungen und Entscheidungen artikulieren wollen,
- eine Wahl treffen wollen, wenn sie die Gelegenheit dazu haben.

Wir beschreiben später, wie diese Annahmen in unserer Interaktion mit Eltern und Kindern realisiert werden.

Wenn man auf der Basis dieser Annahmen praktiziert, ist es keine mühsame Aufgabe, zu einem Kind eine Beziehung aufzubauen, sondern das natürliche Ergebnis einer positiven Sicht auf das Kind. Somit lassen sich sogar zu dem schwierigsten Kind Verbindungen herstellen, wenn wir ihm nur die Möglichkeit geben, einen Weg für sich zu wählen. Die Arbeit mit Kindern muss kein langfristiges, schwieriges Unterfangen sein; und die Nutzung ihrer angeborenen und natürlichen Neigungen sowie die Entwicklung ihrer Stärken lassen sich leichter, effizienter und effektiver realisieren als der Versuch, Defizite auszugleichen. Dieser optimistische Glaube an die Fähigkeiten von Kindern (der manchmal für naiv und pollyannaähnlich[1] gehalten wird), dass sie mit angemessener und rechtzeitiger Unterstützung eine bessere Zukunft gestalten können, hilft uns, große Anstrengungen zu unternehmen, und hält uns davon ab, ein Kind aufzugeben.

1 In dem Film *Alle lieben Pollyanna* (USA, 1960) versucht die kleine Pollyanna unentwegt, ihre Mitmenschen mit ihrer Fröhlichkeit und ihrer positiven Einstellung zum Leben anzustecken.

## 3. Es ist eine Frage der Technik

Wir beschreiben nun die in der SFBT üblichen Werkzeuge. Da in anderen Publikationen schon ausführlich dargelegt wird, wie, wann und zu welchem Zweck diese Werkzeuge benutzt werden (Berg a. Dolan 2001; Berg a. Kelly 2000; Berg a. Reuss 1997; DeJong a. Berg 2001b; de Shazer 1991, 1994; Miller a. de Shazer 2000), befassen wir uns hier nur kurz mit den Grundelementen. Das therapeutische Gespräch ist nicht nur ein einfacher Austausch von Worten, sondern ein komplexer, vielschichtiger Austausch von Blicken, Gesten, Stimmfärbungen, Tonlagen und vielen anderen Bestandteilen, die sich der Beschreibung schlicht und einfach entziehen. Wenn man den Gesprächsprozess in seiner ganzen Tiefe verstehen will, sollte man Videoaufnahmen realer Therapiesitzungen analysieren, die kompetente und versierte Kliniker mit Kindern und ihren Eltern durchgeführt haben.

Die Themen, die man in der ersten Sitzung mit dem Klienten anspricht, sind folgende:

1. Welches Ergebnis wünscht sich der Klient von der therapeutischen Sitzung?
2. Welche überzeugende Erklärung haben Klient und Therapeut dafür, dass dieses Ziel erreicht werden kann?
3. Was hat der Klient im Hinblick auf diesen wünschenswerten Zustand bereits erreicht, auch wenn es nur ein kleiner Schritt ist?
4. Welche kleinen Schritte müssen bis zum Ziel unternommen werden?
5. Wie nah ist der Klient seinem Ziel schon gekommen?

Mithilfe von vier Grundarten des Fragens bewegt man das Therapiegespräch auf die erwähnten Themen zu.

## Ausnahmefragen

Bei allen Problemen gibt es Ausnahmen. Solche Ausnahmen sind Zeiten, in denen das präsentierte Problem hätte auftauchen können, aber „irgendwie" nicht in Erscheinung getreten ist. Der achtjährige Tommy beispielsweise wird immer jähzornig und schlägt um sich, sobald er frustriert ist; doch am Dienstagvormittag hat er dies einfach unterlassen, obwohl seine Klassenkameraden ihn aus dem Weg schubsten. Eine genaue Analyse dieser Ausnahme ergibt, dass Tommy nachsichtiger gegen andere Kinder ist und seinen Klassenkameraden und Lehrern sogar helfen kann, wenn er gute Laune hat. Die Analyse des Dienstagvormittags ergibt ferner, dass Tommy und seine Mutter sich an jenem Morgen sehr nett darüber unterhalten haben, wie gut er sich schon allein für die Schule fertig machen kann, und dass die üblichen Ermahnungen und Schimpfereien wegen Tommys Trödelei unterblieben sind. Dieser Information entnehmen wir, dass Tommy zu den anderen Kindern in seiner Klasse geduldiger sein kann, wenn er und seine Mutter sich liebevoll unterhalten haben. Das heißt wiederum, dass Tommy grundsätzlich geduldig sein und ruhig bleiben kann. Um Tommys Problem nun beseitigen zu können, muss man herausfinden, wie diese erfolgreiche Strategie der Kooperation von Mutter und Tommy so lange angewendet werden kann, bis sie für den Jungen zur routinemäßigen, vertrauten Handlung geworden ist. Wie wir später noch anhand von Gesprächsauszügen diskutieren, gibt es selbst bei ernsthaften und hartnäckigen Problemen Phasen, in denen die Probleme weniger intensiv oder etwas leichter zu bewältigen sind. Diese Ausnahmen zu entdecken ist entscheidend für die Entwicklung weiterer Lösungen.

## Skalierungsfragen

Unserer Erfahrung nach reagieren Kinder besser auf die Kommunikation mit Zahlen als auf die mit Worten, weil sie Zahlen verstehen können. Eine Frage, die mit einer Zahl beantwortet werden muss und die wir Skalierungsfrage nennen, ist für die meisten Kinder leicht zu beantworten. Bei vielen Themen kommt der Austausch mithilfe von Einschätzungen, die sich in Zahlen ausdrücken lassen, der Denkweise von Kindern entgegen. Eltern und Lehrer können einem Kind beibringen, wie es Skalierungsfragen modifizieren und in zahlreichen Situationen anwenden kann, um damit seine eigenes Verhalten zu überwachen. Durch diese Art des Fragens fühlen sich die meisten Kinder überdies kompetent und erfolgreich; denn es wirkt sehr erwachsen, wenn man als Kind ein vernünftiges Gespräch mit Erwachsenen führen kann. So könnte die Schulpsychologin Tommy z. B. fragen, bei welcher Zahl er auf einer Skala von 1 bis 10 seine Laune einstufen würde (wobei die 1 für die schlechteste Laune, mit der er bestimmt andere Kinder prügeln würde, und die 10 für die beste Laune steht, wie er sie am Dienstagvormittag hatte und deshalb das Geschubst-Werden ignorieren konnte). Bei welcher Zahl zwischen 1 und 10 muss er achtsam werden und sich kontrollieren? Auf diese Frage könnte Tommy antworten, dass er mindestens eine 5 erreichen muss, um einen guten Tag zu haben. Die nächste Frage lautet: Wie kann Tommy sich auf den Wert Niveau 5 bringen? Wie kann seine Mutter ihm helfen, dass er mit der 5 morgens aus dem Haus gehen kann?

Nachdem man ein Kind mit einer solchen Skala vertraut gemacht hat, braucht man in den folgenden Sitzungen nur kurz Bezug darauf zu nehmen. Denn man kann das Kind einfach fragen: „Erinnerst du dich daran, worüber wir letztes Mal gesprochen haben? Bei welcher Zahl auf der besprochenen Skala von 1 bis 10 würdest du dich heute einstufen?" Manchmal „beziffern" die Kinder ihr Wohlbefinden sogar ungefragt, wenn sie im Flur der Schulpsychologin oder dem Sozialarbeiter begegnen, und geben die „Zahl" ihres Zustandes vielleicht mit den Fingern an. Kinder empfinden es als witzig, wenn sie eine Art Geheimsprache mit einem Erwachsenen haben und die anderen Kinder in der Klasse nichts davon wissen – zeigt dies doch, dass das Kind eine besondere Beziehung zu ihm hat.

#### Ein Wort zur Vorsicht

Mit einer Skalierungsfrage wird kein normativer Standard gemessen oder eine Glockenkurve beschrieben, die auf einen „normalen" oder „abnormalen" Zustand hinweist. Sie ist vielmehr eine dem Innersten zugängliche, subjektive Möglichkeit, die unterschiedlichsten Anliegen zu registrieren, z. B., welche Wut oder Frustration das Kind empfindet; wie zufrieden oder zuversichtlich das Kind sich fühlt; wie sehr das Kind sich von seinen Eltern geliebt fühlt; wie geborgen sich das kleine Mädchen fühlt, wenn es seinen Vater besucht usw. Wie sich ein Kind bei der Zahl 6 fühlt, ist individuell sehr verschieden, und oftmals wissen wir nicht genau, was diese Einschätzung für das Kind bedeutet. Mit Sicherheit wissen wir jedoch, dass der Zustand auf der 6 besser ist als auf der 4 oder 5, aber weniger gut als auf der 8 oder 9; und wir wissen auch, dass die „Zustandszahl" des Kindes morgen oder in einer Woche eine andere sein wird.

## Wunderfragen

Die ursprüngliche Wunderfrage wurde für erwachsene Klienten entwickelt und wird folgendermaßen präsentiert:

> „Ich habe eine besondere, vielleicht etwas ungewöhnliche Frage an Sie, sicher eine Frage, die etwas Fantasie braucht. Angenommen, nachdem wir unsere Sitzung hier beendet haben, gehen Sie nach Hause und Sie tun alles, was Sie üblicherweise auch tun. Sie erledigen Ihre Pflichten, nehmen das Nachtessen ein, schauen noch etwas fern und gehen dann zu Bett. Und während Sie schlafen, geschieht ein Wunder, und die Probleme, die Sie heute hierher gebracht haben, sind gelöst, einfach so (mit den Fingern schnippen). Aber da dieses Wunder geschehen ist, während Sie geschlafen haben, wissen Sie nicht, dass es sich ereignet hat.
>
> Wenn Sie am nächsten Morgen erwachen, wie werden Sie entdecken, dass das Wunder geschehen ist und das Problem gelöst ist?"

Diese Frage funktioniert unabhängig von der Art des präsentierten Problems, selbst wenn es sich um so schwer wiegende Probleme wie Suizidversuch, Depressionen, Verhaltensstörungen, Gewalt oder Missbrauch handelt. Die Frage scheint wie eine Art Problemüberwindung zu wirken, denn die physische Erfahrung der Lösungsfantasie zeigt sich deutlich darin, dass der Klient sein Ausdrucksverhalten und seine Haltungen verändert.

Viele Kinder lieben diese Frage, wenn sie auf ihren Erfahrungsbereich zugeschnitten ist – wenn etwa in der Nacht die gute Fee kommt und mit ihrem Zauberstab wundersame Dinge vollbringt. Manche Kinder freuen sich, wenn sie in der Fantasie ihre Probleme verschwinden lassen können und sich die Probleme auf wundersame Weise lösen.

*Fallbeispiel: Die Wunderschachtel auf dem Tisch*

Der siebenjährige Patrick hatte ständig Ärger mit seiner Lehrerin, weil er Papierflieger durch die Luft warf, mit lautem Getöse von seinem Stuhl fiel und Stifte, Radiergummis und andere Gegenstände durch das Klassenzimmer oder aus dem Fenster warf und noch viele andere kleine Ärgernisse produzierte, die seine Lehrerin zur Verzweiflung trieben. Als ihm unter Verwendung eines Zauberstabs die Wunderfrage gestellt wurde, gab er spontan zur Antwort, dass er vor Unterrichtsbeginn alle seine Probleme aus den Hosentaschen nehmen und sie den ganzen Tag lang in der Wunderschachtel auf seinem Tisch aufbewahren würde. Patrick war ein sehr kluger kleiner Junge und dachte eine Weile über seine Antwort nach. Dann fragte er den Schulpsychologen, ob er *ein* Problem am Vormittag und *eins* am Nachmittag aus der Schachtel herausnehmen dürfe. Der Schulpsychologe meinte, dass *zwei* zu bewältigende Probleme am Tag eine enorme Verbesserung gegenüber der momentanen Situation seien, und stimmte Patricks Vorschlag zu. Das Verhalten des Jungen verbesserte sich natürlich innerhalb recht kurzer Zeit – wie von Zauberhand.

Wie der Name sagt, kann die Wunderfrage wundersam sein, und man weiß nie vorher, wie der Klient darauf reagieren wird. Gelegentlich stellen sich manche Kinder und Erwachsene große Wunder vor, z. B., dass die geschiedenen Eltern wieder zusammenleben oder dass der verstorbene ältere Bruder wieder zum Leben erweckt wird. Ein Jugendlicher wünschte sich, einen Sportwagen in metallic Blau zu haben und nicht zur Schule gehen zu müssen. Statt solch unrealistische Träume abzuwürgen, sollte man der Frage nachgehen, welcher Unterschied sich im Leben des Klienten durch ein derart „großes Wunder" ergeben würde, indem man z. B. fragt: „Nun stell dir mal vor, deine Eltern sind wieder zusammen. Ich bezweifle zwar, dass dies geschehen wird, aber nehmen wir mal an, sie würden wieder im selben Haus wohnen. Was würdest du in dem Fall tun, was du jetzt im Moment nicht tust?" Hier kommt es auf die Überlegung des Kindes an, wie sich das erneute Zusammenleben der Eltern auswirken würde und was davon auch unter den gegebenen Umständen möglich ist.

Viele Erwachsene und Kinder lassen sich wegen ihrer Probleme davon abhalten, ihr Leben zu leben und ihren normalen, alltäglichen Aktivitäten nachzugehen. Es gibt einem Kind enorm Kraft, wenn es das Gefühl hat, Hindernisse überwinden zu können und weiterhin bei Freunden übernachten, Fußball spielen, viele Freunde haben zu können usw. Wenn Klienten sich solche Wunder einmal vorstellen, ist es ihnen auch möglich, ihr Leben zu gestalten, weil sie dann nämlich ein Bild davon haben, wie ihr Leben anders aussehen kann.

## Bewältigungsfragen

Die Antworten auf Bewältigungsfragen zeigen dem Klienten Stärken und Hoffnungen auf, die er auch in einer anscheinend ausweglosen Situation oder bei einem kritischen Ereignis aufbringen kann. Sie können z. B. lauten:

„Wie haben Sie Ihrer Meinung nach schon so viele schwierige Situationen wie die, die Sie gerade beschrieben haben, bewältigt?“... „Die meisten Menschen hätten schon längst aufgegeben. Was hält Sie aufrecht?“... „Wie schaffen Sie es, derart unangenehme Lebensumstände durchzustehen, ohne die Hoffnung aufzugeben?“

Derlei Fragen richten wir meistens an Eltern und Erwachsene und weniger an Kinder, weil sie von ihrem Konzept her für die meisten jüngeren Kinder zu komplex und abstrakt sind. Jugendlichen stellen wir Bewältigungsfragen in leicht geänderter Form: „Wie schaffst du es, mit solch schwierigen Zeiten fertig zu werden?“ Diese Bewältigungsfrage halten wir für besonders hilfreich, wenn die Eltern noch von anderen Seiten her stark belastet sind, z. B. durch Eheprobleme, finanzielle Schwierigkeiten, kräftezehrende Krankheiten. Wir schätzen diesen Fragetypus deshalb, weil sowohl der Klient als auch der Berater bzw. Therapeut selbst in einer völlig hoffnungslosen Situation immer noch eine Kleinigkeit finden können, die der Klient erfolgreich ausgeführt hat, wie z. B. dass er „es geschafft hat“, „morgens aufzustehen“. Was der Klient als unbedeutenden Erfolg betrachtet, wird zu etwas Bedeutsamem erhöht. Klienten stellen oft mit Erstaunen fest, dass wir so minimale Errungenschaften wie das morgendliche Aufstehen als etwas so Bedeutsames ansehen und darüber noch viele Worte verlieren können. Wenn man mit Klienten untersucht, wie viele kleine Dinge sie geleistet haben, um sich aus dem Bett erheben zu können, sind sie von ihren eigenen Erfolgen beeindruckt.

Wir halten diesen Fragetypus auch für hilfreich bei Menschen, die ihr Leben als eine Serie von Fehlschlägen sehen. Wenn man diesen Personen vor Augen führt, unter welchen Umständen sie Situationen nicht haben entgleisen lassen, werden sie ermutigt. Wenn sie wieder etwas Hoffnung geschöpft haben, mobilisieren sie ihre Energie und Begabung und packen ihr Leben neu an.

### Details und nochmals Details: Ausdehnung des Bildes und weitere Fragen

Wenn man die Ausnahmen vom Problem des Klienten, seine kleinsten Bewältigungsstrategien, seine Wunderfantasie gefunden hat, muss man unbedingt auf diesen kleinen Entdeckungen eine Lösung aufbauen. Die kleinen Ausnahmen und Bewältigungsstrategien müssen ein großes Gewicht erhalten. So kann man sich z. B. mit einem Ausdruck der Verwunderung dem Klienten zuwenden und ihn fragen: „Erzähle mir doch einmal, wie du es geschafft hast, deinen Zorn zu zügeln und am nächsten Tag nicht zu explodieren." ... „Was würdest du *noch* tun, wenn dieses Wunder geschehen würde und das Problem gelöst wäre?" ... „Was hast du *noch* unternommen, um diese schlimmen Situationen durchzustehen, in denen du gewesen bist?" Variationen solcher Fragen und die Aufwertung auch der kleinsten Erfolge ermutigen den Klienten, nach weiteren Erfolgen zu suchen, sodass er einen kleinen Erfolg nicht als unwichtig oder ungenügend abtun kann. Die eigentliche Arbeit der Entwicklung einer Lösung beginnt mit der Fokussierung auf die kleinstmögliche Lösung, die aus verschiedenen Perspektiven betrachtet wird, z. B.: „Was würde dein bester Freund dazu sagen, dass du es geschafft hast, den anderen – wie du es formulierst – einfach stehen zu lassen?" Wenn die Perspektiven anderer Personen in das Gespräch integriert werden, gibt man dem Erfolg auch einen sozialen Rahmen.

### Denkpause

Am Anfang der ersten Sitzung erklären wir den Eltern und dem Kind meistens, dass wir gegen Ende der Sitzung eine „Denkpause" einlegen und ihnen nach dieser Pause eine Rückmeldung darüber geben, welche hilfreichen Gedanken wir aus dem Gespräch herausgehört haben. Die meisten Klienten finden das Konzept der Denkpause gut und warten oft neugierig auf unsere Rückmeldung. Manche Klienten sind zuerst erstaunt über dieses Vorgehen, doch die meisten akzeptieren die Denkpause als vernünftiges und überlegtes Herangehen an ihre ernsthaften Probleme und Anliegen.

In der ersten Phase der Entwicklung der SFBT entdeckten wir, dass die Pause nach einem Gespräch mit dem Klienten sehr nützlich und zweckmäßig dafür ist, über die Therapiesitzung gründlich nachzudenken. Während der Sitzung richtet sich die ganze Aufmerksamkeit des Therapeuten auf das Beobachten und Zuhören. Der physische Abstand in der Denkpause schafft emotionalen Raum dafür, über den Inhalt der Sitzung reflektieren zu können. Der Therapeut benötigt nur einen kurzen Zeitraum zwischen fünf und sieben Minuten. In dieser Zeit schauen sich manche Kinder im Wartezimmer um, manche gehen zur Toilette, trinken Wasser oder beschäftigen sich mit ihren Schulaufgaben. Seit über 30 Jahren legen wir nach den einzelnen Sitzungen eine solche Denkpause ein und sind überzeugt, dass sie ein sehr nützliches Werkzeug ist.

Während dieser Zeit des Nachdenkens fokussiert der Therapeut darauf, Antworten auf die folgenden Fragen zu geben:

1. Was ist an dieser Sitzung das Besondere? Was ist an den Eltern das Spezielle? Was ist an dem Kind das Spezielle?
2. Welche nützlichen Informationen über das Kind und seine Eltern habe ich bekommen, bzw. welche Ressourcen habe ich bei ihnen beobachtet?
3. Auf welchen Fähigkeiten des Kindes und seiner Eltern kann ich aufbauen?
4. Welche Erwartungen haben das Kind und seine Eltern an dieses Gespräch?
5. Welche weiteren Ressourcen benötigt das Kind aus seiner Umgebung?
6. Welche einzigartigen Merkmale oder Eigenschaften habe ich bei dem Kind und seinen Eltern festgestellt, die Bausteine im Hinblick auf ihre Ziele sein könnten?

## Die Rückmeldung vorbereiten

Nachdem man während der Denkpause seine Informationen rasch organisiert hat, können die folgenden Punkte als Rahmen für die Rückmeldung an den Klienten benutzt werden:

1. *Lob:* Wenn man positive Beobachtungen des Gesprächs heraushebt, z. B., dass die Mutter ihrem Kind gegenüber sehr aufmerksam war, dass das Kind der Mutter zugehört hat, dass das Kind seinen Eltern eine Freude machen will, ist dies hilfreich und eine Ermutigung für den nächsten Schritt.

2. *Überbrückende Aussage:* Jeder vom Therapeuten eingebrachte Vorschlag muss den Klienten sinnvoll erscheinen, damit sie für das Experiment mit den neuen Ideen motiviert sind. Deshalb muss man Erklärungen anbieten und eine Begründung für seinen Vorschlag angeben.
3. *Vorschläge für Experimente:* Vorschläge für Experimente können üblicherweise in zwei Kategorien eingeteilt werden: (a) Der Klient soll weiterhin das tun, was funktioniert. Diese Empfehlung wird am häufigsten gegeben. (b) Der Klient soll etwas anderes tun. Diese Empfehlung geben wir nur unter außergewöhnlichen Bedingungen, vor allem wenn sehr hartnäckige Verhaltensmuster verändert werden sollen. An späterer Stelle präsentieren wir Fallbeispiele, in denen zahlreiche Techniken diskutiert werden.

## Die zweite Sitzung und die weiteren Sitzungen

Nach der ersten Sitzung, in der das Potenzial für eine kleine Veränderung erschlossen wird, hat man in den Folgesitzungen die wichtige Aufgabe: dieser aufkeimenden Hoffnung des Klienten, dass eine Veränderung zum Besseren möglich ist, Nahrung zu geben; das Vertrauen des Klienten zu stärken, dass er etwas Sinnvolles und Positives tut; und ihm eine vage Vorstellung davon zu vermitteln, wie eine praktische, konkrete und verhaltensbezogene Lösung weiterhin aussehen könnte. Und wie es den Prinzipien der SFBT entspricht, bringt der Therapeut alle seine Eindrücke von den Klienten und ihren Fähigkeiten und Fertigkeiten zum Ausdruck.

Der Therapeut muss diese ersten Hoffnungszeichen der Klienten pflegen und weiterverfolgen. Er muss die gesetzten Ziele ansteuern und Kurs halten und darf nicht in die Sichtweise des Defizitmodells zurückfallen. Wenn er es verpasst, aus einer kleinen Veränderung einen Vorteil zu machen, verfallen Klient und Therapeut leicht in Gefühle der Hoffnungslosigkeit. Deshalb diskutieren wir ausführlich darüber, wie man in der zweiten und den folgenden Sitzungen auf die bisherigen Reaktionen des Klienten so eingeht, dass kleine, aber signifikante Veränderungen in ihrer Bedeutung aufgewertet und ausgedehnt werden.

**„Was ist besser geworden, wenn auch nur ein klein bisschen?"**
Wahrscheinlich reagieren die meisten Klienten auf diese Frage zuerst überrascht, sagen dann eine Weile nichts, weil sie nach den Veränderungen zum Besseren suchen, und beginnen dann, langsam zu erzählen: dass ihr Leben ein klein bisschen besser geworden ist, dass sie sich innerlich etwas ruhiger fühlen, dass sie mehr über andere nachdenken, dass sich sonst einiges gebessert hat. Auch hier gilt das Prinzip, die einzelnen kleinen Erfolge zu benennen und dem Klienten viel Zeit zu geben, damit er die Zeit seit der letzten Sitzung Revue passieren lassen kann. Viele Klienten antworten auf diese Frage zuerst mit „Nichts", was aus ihrer Sicht verständlich ist; denn sie haben noch nicht über Veränderungen zum Besseren nachgedacht. Unserer Erfahrung nach wählen die Klienten bei der Beantwortung der obigen Frage eine der drei Kategorien: Die Situation ist besser geworden, gleich geblieben, schlechter geworden. Wir diskutieren nun, wie man auf diese Antworten reagiert.

**Die Situation ist besser geworden**
Jüngere Kinder sind noch nicht in der Lage, Verbesserungen mit Worten zu beschreiben. Auf diesen Sachverhalt gehen wir später ausführlich ein, wenn wir die Arbeit mit ihnen beschreiben. Die folgenden Ausführungen beziehen sich auf Eltern, Jugendliche und ältere Kinder, die verbal kommunizieren können. Auf die erwähnte Frage des Therapeuten geben die meisten Klienten überraschenderweise an, dass die Situation etwas besser geworden ist. Im Folgenden zählen wir ein paar W-Fragen auf (was, wann, wo, wer, wie – *aber nicht* warum), mit denen man detaillierte Informationen über Erfolge hervorlocken kann:

- *Was* hast du dann getan, statt jähzornig zu werden?
- *Wann* hast du erkannt, dass du den anderen einfach stehen lassen musst, statt dich mit ihm zu prügeln?
- *Wer* war am meisten überrascht von deiner Entscheidung, Tom stehen zu lassen, statt ihn zu schlagen?
- Es muss ziemlich schwer gewesen sein, Tom einfach stehen zu lassen, als er über deine Mutter schimpfte. *Wer* war mehr überrascht: du oder Tom?
- Wenn deine Mutter davon erfährt, *wie* überrascht wäre sie deiner Meinung nach? Stufe die Überraschung auf einer Skala von 1 bis 10 ein.

- *Was* musst du tun, damit du dich Tom gegenüber wieder so verhalten kannst?
- *Wieweit* traust du dir zu, dass du dich Tom oder anderen Kindern gegenüber wieder so verhalten kannst? Schätze dein Selbstvertrauen auf einer Skala von 1 bis 10 ein.
- *Was* würde dazu beitragen, dass dein Selbstvertrauen um eine Stufe steigt?
- *Was* ist sonst noch besser geworden?

Wenn Klienten von einer kleinen Annäherung an ihr Ziel berichten, muss man als Therapeut ihnen unbedingt helfen, diese Verbesserung zu erhalten. Wenn die Klienten dann genügend Vertrauen in sich gewonnen haben, dieses Erfolgsniveau zu halten, kann der Therapeut die nächsten kleinen Schritte zur Verbesserung der Situation thematisieren.

**Die Situation ist gleich geblieben**

Manche Klienten geben an, dass sich seit der letzten Sitzung „nichts geändert" hat. Statt über diese Antwort enttäuscht zu sein, kann man sie positiv sehen; denn wenn sich „nichts geändert" hat, haben sich auch keine Veränderungen in die negative Richtung ergeben. Dass der Klient sein früheres Leistungsniveau gehalten hat, beweist seine Fähigkeit, sein Leben zu kontrollieren. Einige der folgenden Bemerkungen können in dieser Situation helfen:

- Na prima! Es ist grundsätzlich schwierig, Tag für Tag in der gleichen Form zu sein. *Wie* hast du das deiner Meinung nach geschafft?
- *Welche* Zahl auf der Skala hast du deiner Meinung nach erreicht? *Was* musst du tun, damit du auf der 4 bleibst?
- *Was* würde sich in deinem Leben verändern, wenn du in den beiden kommenden Wochen auf der 4 bleiben kannst?
- Bei *welcher* Zahl würde dein Lehrer dich seit unserer letzten Sitzung einstufen?
- *Wer* wird es als Erster bemerken, wenn du von der 4 auf die 5 kletterst?

**Die Situation ist schlechter geworden**

Selten geben Klienten an, dass ihr Leben seit der letzten Sitzung schlechter geworden ist. Und auch in diesem Fall muss man nach den

Details fragen, die die Situation verschlechtert haben. Denn Unglücke, Unfälle, Krankheiten und andere unvorhersehbare Ereignisse können im Leben eines jeden Menschen passieren. Auf jeden Fall muss man respektvoll zuhören, wenn der Klient unerwünschte Ereignisse beschreibt. Und man muss ein offenes Ohr für jedes positive Anzeichen dafür haben, inwieweit der Klient jetzt mit der neuen Situation anders umgeht als früher, und verhindern, dass die Episode noch schlimmer wird. In solchen Fällen können modifizierte Bewältigungsfragen sehr hilfreich sein, die dem Klienten mitteilen, dass er die schwierige Situation nicht schlimmer gemacht hat:

- *Wie* hast du eine so schwierige Woche durchgestanden, in der so vieles schief ging? Viele Menschen wären mit dieser Situation nicht so gut fertig geworden wie du. *Was* hat dir geholfen?
- *Was* war an dem, was du getan hast, so hilfreich? *Was* wäre aus der Sicht deines besten Freundes an dem, was du getan hast, so hilfreich?
- *Was* hat dir besonders geholfen, so ruhig zu bleiben, wie du es unter diesen schwierigen Umständen gewesen bist?
- *Wie* kommt es, dass die Dinge sich nicht schlechter entwickelt haben?
- *Was* musst du tun, damit du dein gegenwärtiges Leistungsniveau halten kannst?
- Nehmen wir einmal an, du könntest das Niveau einfach ein klein bisschen anheben, z. B. von 2 auf 3. *Was* würde sich dadurch für dich ändern? Was würde dein bester Freund auf die Frage antworten, *wie* du dich verändert hast? [Anmerkung: Gelegentlich sagen Eltern oder Kinder, dass es keinen „besten Freund" gibt und sie diese Frage deshalb nicht beantworten könnten. In diesem Fall sollte sich der Klient „einen besten Freund" vorstellen.

Alle späteren Sitzungen können in ähnlicher Art angelegt sein, bis der Klient angibt, dass die Situation besser geworden ist und er es sich zutraut, das Niveau der Verbesserung zu halten.

## 4. Erfassen des Klienten und Einigung auf Ziele

> „Die großen Leute haben eine Vorliebe für Zahlen. Wenn ihr ihnen von einem neuen Freund erzählt, befragen sie euch nie über das Wesentliche. Sie fragen euch nie: Wie ist der Klang seiner Stimme? Welche Spiele liebt er am meisten? Sammelt er Schmetterlinge? Sie fragen euch: Wie alt ist er? Wieviel Brüder hat er? Wieviel wiegt er? Wieviel verdient sein Vater? Dann erst glauben sie, ihn zu kennen."
>
> (Antoine de Saint-Exupéry: *Der Kleine Prinz, 1993, S. 15 f.)*

In der Arbeit mit unfreiwilligen Klienten ist es entscheidend, dass man sich mit den Aspekten beschäftigt, die für *sie* wichtig sind, und nicht mit denen, die der Therapeut für wichtig hält. Meistens ist das *Kind* ein unfreiwilliger Klient, aber auch die Eltern werden oft zu einer Therapie ihres Kindes gezwungen. Von daher könnte man die Eltern als „unfreiwillig Freiwillige" betrachten, die Hilfe für ihr Kind und nicht für sich selbst suchen. Unter diesen Umständen müssen wir unbedingt herausfinden, was die Eltern für wichtig halten, weil nicht alle Eltern das Gleiche für ihr Kind wollen, auch wenn sie seinetwegen beunruhigt sind. Manche Eltern halten ein artiges Kind für ein Zeichen ihres elterlichen Erfolgs; andere dagegen messen ihren Erfolg an völlig anderen Kriterien.

Viele Eltern erzählen unabhängig davon, ob sie auf ihre elterlichen Fähigkeiten stolz sind oder nicht, dass sie bessere Eltern sein wollen, als es ihre eigenen Eltern waren. Dieser Wunsch, die eigenen Eltern zu übertreffen, ermutigt uns und gibt uns die Hoffnung, mit jeder weiteren Generation einen Schritt voranzukommen.

### Das Erfassen des Kindes

Bei der ersten Sitzung erhält der Therapeut von den Erwachsenen die üblichen Informationen über ein Kind: Namen; Alter; Anzahl der Geschwister; Schulnoten; ob die Eltern getrennt leben, geschieden oder allein erziehend sind; Beruf der Eltern usw. Diese Informationen sind zwar aus der Erwachsenenlogik wichtig, aber Kinder messen ihnen nicht dieselbe Bedeutung bei. Um mit dem Kind in Kontakt zu kommen, müssen andere Dinge beachtet werden, z. B. Besonderheiten an der Kleidung des Kindes, seinen Haaren oder Spielzeugen, die es mitbringt, sind wichtige Signale. Was dem Kind im Therapieraum auffällt, wie es sich bewegt usw., sind ebenfalls wichtige Hinweise. Die meisten Kinder wollen erzählen, was und mit wem sie gerne spielen und welche Spiele sie am liebsten haben. Man kann ein Kind nach seinem Lieblingsspielzeug fragen. Wenn schönes Wetter ist, erzählt es vielleicht gerne, welche Spiele es draußen am liebsten spielt. Wenn das Kind auf solche Fragen einigermaßen gut reagiert hat, kann man im nächsten Schritt die Eltern einbeziehen und sie fragen: was ihr Kind gut kann; was es aus der Sicht des Lehrers gut kann; was das Kind für Freunde hat; was es gerne isst; welche Fernsehsendungen, Tiere oder Farben es besonders mag; was die Eltern an ihrem Kind überrascht und wie das Kind seine Eltern gern überrascht.

Die Einschätzung des Kindes wird im Allgemeinen dadurch abgerundet, dass man beobachtet, wie es sich z. B. bewegt oder wie es mit der Herausforderung eines neuen Spiels umgeht. (Nimmt das Kind z. B. die Treppenstufen immer nur mit einem Bein, oder benutzt es dabei beide Beine abwechselnd?) Durch die Beobachtung des kindlichen Verhaltens erkennt man, was das Kind kann und wie gut es seine Bewegungen koordiniert. (Verhält sich das Kind seiner Entwicklungsstufe entsprechend?) Die Einschätzung des Kindes sollte auf natürliche Weise vor sich gehen, d. h., es soll nicht den Eindruck bekommen, bestimmte Aktivitäten oder Aufgaben für den Therapeuten durchführen zu müssen, sondern es soll zu natürlichen, spontanen Aktivitäten angeregt werden. So erfährt man am meisten über seine Fähigkeiten. Über die Beurteilung eines behinderten oder traumatisierten Kindes sprechen wir ausführlich im 7. Kapitel.

Das Erfassen der Kompetenz und Stärke eines Kindes – wie eines Erwachsenen – ist ein permanenter Prozess. Jeder kleine Hinweis darauf, was der Erwachsene wünscht und was er nicht wünscht, ist ein Stückchen Information, das dem bis dahin erworbenen Wissen hinzugefügt wird. Das gilt auch für Kinder: Jede Verhaltensweise, die eine neue oder andere Geschichte über das Kind erzählt, ist hilfreich. Als Beispiel dient hier der Fall eines Kindes, das auf eine Aufmerksamkeitsstörung mit Hyperaktivität (ADHD) hin beurteilt werden soll. Ein sensibler Therapeut bemerkt in seiner Interaktion mit dem Kind, dass das Verhalten des Kindes nicht durchgängig der Beschreibung dieser Störung entspricht, es also Ausnahmen gibt: Das Kind kann sich zwar nur sehr kurz auf bestimmte Aktivitäten konzentrieren, lässt sich aber manchmal nicht von einem klingelnden Telefon ablenken und kann konzentriert ein Raumschiff malen. Um ein Kind einschätzen zu können, kann man ihm z. B. über mehrere Sitzungen unterschiedliche Aufgaben geben, sodass erkennbar wird, wo seine Fertigkeiten und Begabungen liegen.

Darüber hinaus sollte der Therapeut beobachten, wie ein Kind seine Aktivitäten organisiert. Kann das Kind eigenständig Entscheidungen und eine Auswahl treffen, ist es schnell frustriert, und was geschieht, wenn man ihm Hilfe anbietet? Handelt es gern nach seinen eigenen Regeln, oder kann es Anweisungen befolgen? Auch die Geschwindigkeit, in der ein Kind agiert, ist eine hilfreiche Information. Durch das Spiel mit dem Kind gewinnt man wertvolle Informationen darüber, wie selbstsicher es ist. Unserer Erfahrung nach sind jüngere Kinder bei „offenen" Spielen gut bei der Sache; doch sobald sie in konstruierte Spiele mit Wettbewerbscharakter involviert sind und bestimmte Regeln einhalten müssen, sind sie verloren. Es ist sinnvoll, behutsam Aktivitäten auszuwählen, die möglichst informativ sind. Dies kann einfach geschehen, wenn wir gut beobachten und uns durch diese Beobachtungen leiten lassen.

Wenn wir die für das Kind wichtigen Ressourcen kennen, haben wir eine Ahnung, wie wir vorgehen können. Die Persönlichkeit eines Kindes einschätzen heißt in erster Linie, dass man mit den besonderen Eigenschaften des Individuums arbeitet und diese benutzt, um zu Lösungen zu kommen.

## Das Einschätzen der Familie

Wie erwähnt, bedeutet das therapeutische Arbeiten mit Kindern immer, dass man (meistens) zwei Klientenparteien hat: das Kind und seine Eltern. Wir arbeiten in der Regel eng mit den Eltern zusammen. Da wir aber schon an anderer Stelle die Bedeutung der Familie für das Kind betont haben, gehen wir hier nur kurz auf die Einschätzung von Eltern und Familie ein. Natürlich stellen wir Fragen, deren Beantwortung uns Aufschluss darüber gibt, was die Eltern von der Behandlung erwarten und was das Kind sich erhofft. In diesem Prozess sind wir aufmerksame Beobachter und Zuhörer.

Die Einschätzung der Familie erfolgt am besten nach den folgenden Methoden:

- Fragen stellen.
- Die Interaktion zwischen den Eltern beobachten.
- Die Familie zu gemeinsamen Aktivitäten auffordern (mehr darüber später).

**Welche Fragen soll man stellen?**

Da wir das Thema „Hilfreiche Fragen" schon angesprochen haben und weitere nützliche Fragen noch erwähnen werden, begnügen wir uns hier mit solchen Fragen, die bei der Einschätzung einer Familie dienlich sind:

- Gibt es Ausnahmen in der Problematik? Wie reagiert die Mutter/der Vater auf solche Ausnahmen?
- Was halten die Eltern bei den Ausnahmen für besonders hilfreich?
- Welchen Einfluss üben andere Familienmitglieder aus? Inwieweit sind sie eine Hilfe?
- Was betrachten andere Familienmitglieder, z. B. Großmutter und Großvater, als besonders hilfreich für die Familie?
- Was wäre aus der Sicht guter Freunde an dem, was die Familie tut, besonders hilfreich für die Familie?
- Wie entschlossen sind die Eltern, mit dem Kind die Zahl 10 zu erreichen?
- Wie können die Eltern ihr Kind überraschen?
- Zeigen sich die Eltern gerne mit ihrem Kind in der Öffentlichkeit?

**Was soll man beobachten?**

Die Beobachtung kann man z. B. auf nonverbale Interaktionen zwischen den Eltern bzw. zwischen Eltern und Kind richten:

- Was deutet in der Interaktion der Familie darauf hin, dass sie ihre Ziele erreichen kann?

- Welche Interaktionen, Blickkontakte, Zeitpunkte der elterlichen Einmischung in die Interaktion des Kindes weisen auf elterliche Führungsfähigkeit hin?
- Wie wechseln sich Mutter und Vater und das Kind in Interaktionen gegenseitig ab? Welcher Auslöser führt bei jedem Einzelnen zu welchen Reaktionen?
- Was tut die Mutter, um den Vater zur Einmischung einzuladen bzw. ihm diese zu gestatten? (In den meisten Familien mischt sich die Mutter generell mehr ein, und viele Mütter äußern den Wunsch, dass der Vater sich aktiver beteiligen sollte.)
- Was tun die Eltern einzeln bzw. gemeinsam, um die Fähigkeiten ihres Kindes zu fördern?

**Welche gemeinsamen Aktivitäten helfen der Familie?**

Manchmal ist es hilfreich, die Familie zu einer gemeinsamen Beschäftigung zu ermuntern, besonders wenn jüngere Kinder involviert sind. Wenn derlei Aktivitäten initiiert werden, sollte man der Familie sagen, dass man nach aufschlussreichen Interaktionen in der Familie sucht und sie an den gemachten Beobachtungen teilhaben lässt. Wir wollen der Familie zu Erfolgserlebnissen verhelfen, damit sie mit unserer Unterstützung und ebenso aus eigener Kraft auf ihren Erfolgen aufbauen kann.

- Die Familie malt gemeinsam ein Bild.
- Die Familie setzt gemeinsam ein Puzzle zusammen.
- Ein Familienmitglied versteckt einen Gegenstand, und die anderen suchen ihn.
- Die Familie baut gemeinsam ein Objekt aus Holzklötzen.
- Die Familienmitglieder agieren bestimmte Zustände oder Gefühle aus, z. B. schwitzen, frieren, glücklich, traurig oder wütend sein usw.

*Fallbeispiel: Aus dem Dilemma der Therapeutin Nutzen ziehen*

Als Frau Keller einen Termin vereinbarte, machte sie deutlich, dass sie auf Drängen des Lehrers ihres neunjährigen Sohnes George anrief. Der Lehrer war nämlich der Ansicht, dass George aufgrund seines unsozialen Verhaltens nicht ordentlich und seiner Begabung entsprechend lernen könne.

Als ich (T. S.) ins Wartezimmer ging, um George und seine Mutter zu begrüßen, telefonierte George gerade auf dem Mobiltelefon mit seinem Vater und erklärte ihm, wo er uns finden könne. Ich bat George und Frau

Keller ins Sprechzimmer und erfuhr im Laufe der Unterhaltung etwas über Georges Vorlieben: dass er gerne mit Legosteinen spielte, dass er lieber drinnen als draußen spielte, dass er gerne „richtige" Freunde hätte, obwohl er zwei Freunde hatte, mit denen er gelegentlich spielte. Er sei gut in den musischen Fächern, gehe aber nicht gerne zur Schule und schaue auch nicht gerne fern. Auf meine Bitte, auf einer Skala von 1 bis 10 anzugeben, wie gerne er zur Schule gehe (wobei 10 für sehr gerne zur Schule gehen und 1 für das genaue Gegenteil stand), stufte er sich auf der 3 ein. Auf meine Frage, was er in seinem Leben gerne anders hätte, antwortete er, dass er gerne mehr Freunde hätte.

Nach einer Viertelstunde kam Herr Keller, und ich fing mit der Besprechung der Ziele an, die Georges Eltern mit der Therapie verbanden. Frau Keller sagte sofort, dass sie nur gekommen sei, um Georges Lehrer eine Freude zu machen, denn daheim habe sie mit dem Jungen nie Probleme. Zweitens wolle sie herausfinden, wie man George helfen könne, eine Klasse zu überspringen, weil er diesen Wunsch schon viele Male vorgetragen habe. Herr Keller war überzeugt, dass Georges soziale Probleme nicht so ernst seien, wie der Lehrer sie beschreibe, und erklärte, dass die Lehrer heutzutage nicht mehr so gut ausgebildet seien wie zu der Zeit, als er noch Schüler war. Er bemerkte außerdem, dass er Verständnis dafür habe, wenn sein Sohn Probleme mit den Fäusten löse. Nach Ansicht des Vaters waren Freunde nicht so wichtig wie eine gute Familie, und diese habe George mit Sicherheit. Deshalb sähe er es gerne, wenn George seine jetzige Klasse überspringe und in die nächsthöhere versetzt würde.

*Diskussion:* Ich merkte, wie ich mich über die Eltern ärgerte. Was um alles in der Welt ging da vor? George will doch nur nicht in die Schule gehen. Er will einfach zu Hause bleiben und mit Legos spielen. Und der Vater billigt es noch, dass sein Sohn die Fäuste benutzt, wenn er sich über andere Kinder ärgert. Kein Wunder, dass George keine Freunde hat! Wie kommen diese Eltern eigentlich auf die Idee, dass das Überspringen einer Klasse ihrem Sohn helfen würde? Ich versuchte, ruhig zu bleiben, und sammelte weitere Informationen, die die elterliche Logik vielleicht besser beleuchten könnten.

Das weitere Gespräch erbrachte folgende Informationen:

George hatte die erste Klasse wiederholt, weil man ihn damals emotional und intellektuell nicht für schulreif hielt. Herr Keller war der Ansicht, dass dies ein Fehler gewesen sei und er nicht auf den Schulpsychologen hätte hören sollen, der die Wiederholung der ersten Klasse empfohlen hatte. Herr Keller war auch überzeugt, dass George weniger leiste als erwartet und mit Sicherheit zu besseren Leistungen fähig sei.

Die Art, wie George mit dem Tod seines Bruders, der vor einem Jahr tödlich verunglückt war, umgegangen sei, beweise seine enorme Reife. Herr Keller erklärte ferner, dass George seine Ideen so gut artikulieren könne, wie nicht einmal er es fertig bringe. Ich war überrascht, als ich vom Tod des anderen Kindes erfuhr.

Der Vater war überzeugt, dass sich Georges soziale Probleme, wenn es die denn überhaupt gebe, durch die Versetzung in die nächsthöhere Klasse leicht lösen ließen.

Frau Keller war der Meinung, sie könne George bei den zusätzlichen Schularbeiten helfen, da Mutter und Sohn sich sehr nahe seien und der Junge gut auf sie höre. Sie würden anderthalb, höchstens zwei Stunden mehr arbeiten, als sie es jetzt taten. Während die Mutter redete, nahm Herr Keller George in den Arm wie ein Baby und „stillte" ihn, indem er ihm seinen Finger in den Mund steckte, woraufhin George daran saugte wie ein Säugling. Mich irritierte natürlich zunehmend, dass das, was ich hörte, und das, was ich sah, überhaupt nicht miteinander vereinbar war. Während Frau Keller redete, schien sie für Vater und Sohn nicht vorhanden zu sein. Sie waren anscheinend so miteinander beschäftigt, als ob die Außenwelt nicht existierte.

Als ich George fragte, wie er es in die nächsthöhere Klasse schaffen könne, hatte er überhaupt keine Vorstellung davon, und sein einziger Kommentar dazu war, dass er nicht zu viel für die Schule arbeiten wolle. Ich fragte die Eltern, ob es noch andere Optionen gebe, und sie antworteten, dass sie schon an eine Privatschule gedacht hätten, wo im Unterricht mehr auf den einzelnen Schüler eingegangen werde. Die Eltern waren sich einig, dass sie sich eine Privatschule zwar leisten könnten, diese Lösung wegen Georges sozialer Probleme aber nicht wollten! Vor der Denkpause fragte ich die Eltern, was Georges Lehrer von der Versetzung in die nächste Klasse halte. Sie sagten, dass der Lehrer diesen Punkt ignoriere und nur darauf beharre, zuerst Georges soziale Probleme gelöst zu haben.

*Denkpause:* Ich war wirklich froh über die Gelegenheit, etwas Zeit zu haben und herausfinden zu können, wie ich die gewonnenen Informationen hilfreich nutzen konnte. Weil ich so negativ auf die Eltern reagierte (wie sie über ihr totes Kind sprachen; wie realitätsfern sie über Georges Fähigkeit dachten, eine Klasse zu überspringen; wie sie George wie einen Säugling behandelten usw.), bestand die Gefahr, dass ich mich in einen Machtkampf mit ihnen verwickelte, wie es der Lehrer anscheinend getan hatte. Ich musste mich ermahnen, respektvoll und kooperativ zu reagieren, obwohl das Ziel der Eltern – Georges Versetzung in die nächsthöhere Klasse – realitätsfern war. Deshalb listete ich die Dinge auf, die ich gehört und beobachtet hatte:

- Die Eltern wollen die Wünsche ihres Kindes ernst nehmen.
- Die Eltern wollen, dass ihr Kind Erfolg hat.
- Die Mutter ist bereit, mehr Zeit in Georges Schularbeiten zu investieren.
- Weil die Mutter eine gute Beziehung zu George hat, kann der Junge auf sie hören.
- Der Vater hat eine ungewöhnlich enge Beziehung zu George.
- Obwohl der Lehrer den elterlichen Wunsch nach Georges Versetzung abgelehnt hat, beharren die Eltern weiterhin darauf.
- Auch wenn die Eltern in der Schule auf ihrem Wunsch beharren, sind sie zumindest bereit, *mit mir* die Frage von Georges Versetzung in die

nächste Klasse zu besprechen. Hier besteht eine gewisse Offenheit für andere Optionen.

Nach sorgfältiger Überlegung gab ich den drei Anwesenden die folgende erläuternde Rückmeldung: „Ich bin sehr davon beeindruckt, wie Sie beide [zu den Eltern] das Beste für George wollen, und es gefällt mir, wie Sie, Herr Keller, beide Seiten – die emotionale wie die intellektuelle – von Georges Entwicklung im Auge haben. Auch Georges Fähigkeit, auf seine Mutter zu hören, beeindruckt mich. Mir scheint, dass das Überspringen einer Klasse sehr viel Arbeit für die ganze Familie bedeuten würde; vor allem hätte George mehr Schularbeiten zu machen. Deshalb hätte ich gerne, dass Sie beide sehr sorgfältig auf alle kleinen Anzeichen achten, die Ihnen mitteilen, dass George die zusätzliche Arbeit für die Schule auf sich nehmen will. Damit ich Georges Fähigkeit, den Sprung in die nächsthöhere Klasse zu meistern, besser einschätzen kann, würde ich gerne mit Ihrer Erlaubnis drei Sitzungen allein mit George durchführen. Dann könnte ich seine Stärken und Bedürfnisse besser beurteilen."

Die Eltern waren einverstanden, und ich arbeitete mit George allein und besuchte ihn auch in seiner Schulklasse. Danach bat ich die Eltern für eine Sitzung zu mir, um ihnen meine Beobachtungen mitzuteilen. Ich begann meinen Bericht mit Georges Stärken, die ich beobachtet hatte; vor allem erwähnte ich die netten Dinge, die George mit den anderen Kindern in seiner Klasse unternommen hatte. Ich erwähnte auch die Einschränkung, dass George zwar in einer kleinen Gruppe anscheinend klarkomme, sobald er aber mit vielen Kindern konfrontiert sei, sich durch Prügeleien zu schützen beginne, auch wenn es keinen erkennbaren Grund gebe, sich angegriffen zu fühlen. Herr Keller erwiderte, dass sie zum ersten Mal das Gefühl hätten, mit ihrem Wunsch – besonders dem Überspringen der Klasse – ernst genommen zu werden. Sie hätten sich die Sache durch den Kopf gehen lassen und beschlossen, für George eine Privatschule zu suchen.

Diese Fallstudie ist ein schönes Beispiel dafür, wie wichtig es ist, den Eltern zuzuhören, selbst wenn sie realitätsferne Wünsche haben und sich widersprüchlich verhalten. Die Reaktion des Lehrers auf die absurde Idee von Georges Eltern ist den meisten von uns nicht ganz fremd. Doch die Therapeutin gab dem Fall eine Wendung, indem sie offen blieb und nicht von der Expertenwarte aus die Eltern beurteilte. Das klingt natürlich leicht und einfach, doch selbst der erfahrenste und versierteste Therapeut kann Situationen begegnen, in denen er in einen Machtkampf verwickelt wird, was weder den Eltern noch dem Kind hilft. Das eigentliche fachliche Können liegt darin, wie man den Klienten zuhört und dass man die Sache aus ihrer – und nicht unserer – Perspektive betrachtet und dennoch die Situation nicht genauso wie sie einschätzt. Aufgrund der Fähigkeit, die Situation ähnlich wie die Klienten und doch auch anders als sie zu sehen, sind wir Therapeuten ihnen eine Hilfe.

### Kinder, die nicht so schnell reagieren

Manche Kinder brauchen ein bisschen länger, bis sie in der ersten oder zweiten Sitzung die „ausgestreckte Hand" des Therapeuten annehmen. Am besten ist es, wenn man der kindlichen Vorsicht einen normalen Anstrich gibt und die Eltern beruhigt, dass ihr Kind schon etwas sagen wird, wenn es den richtigen Augenblick für gekommen hält. Man muss darauf gefasst sein, dass einige Kinder die ganze erste Sitzung lang nicht reagieren, und in solchen Fällen sollte man das Gespräch mit den Eltern oder dem Betreuer des Kindes normal fortsetzen und vor allem von den Vorzügen des Kindes sprechen, z. B. über positive Eigenschaften, Gewohnheiten, seine bevorzugten Speisen, Lieblingsspiele. In dieser Zeit kann man die nonverbalen Signale des Kindes beobachten und sehen, ob es sich an dem Gespräch beteiligen will. Man kann die Eltern auch in ihrem Wunsch nach einer positiven Interaktion mit ihrem Kind bestärken. Selbst ein kleines Kind verfolgt das Gespräch unter Erwachsenen sehr aufmerksam, und manche Kinder werden spürbar ruhiger, wenn die Eltern angenehme Dinge über sie erzählen. Auch wenn das Kind nicht aktiv am Gespräch teilnimmt, kann man herausfinden, was es schon kann, z. B. auf die kleine Schwester aufpassen, lesen, sich morgens allein anziehen, den Tisch decken usw. Solche Gespräche geben indirekt die Möglichkeit, das Kind und seine Eltern zu loben.

Im 7. Kapitel stellen wir Techniken für die Arbeit mit behinderten oder traumatisierten Kindern vor und sprechen in dem Zusammenhang darüber, wie man den Eltern „schlechte" Nachrichten über ihr Kind mitteilt, z. B., dass Entwicklungsverzögerungen vorliegen. Außerdem zeigen wir im Detail, wie man zu einer solchen Einschätzung kommt, und diskutieren Möglichkeiten, Eltern und Lehrern zu helfen, wie sie die Fähigkeiten des betroffenen Kindes optimieren können.

Vor dem Hintergrund ihrer zielorientierten Aktivitäten ist die SFBT darauf fixiert, dass der erste Schritt zu einem gelungenen Ergebnis darin besteht, die Kriterien für die Beendigung der Therapie auszuhandeln. Alle Vorstellungen von einem gelungenen Ergebnis können nur an den Kriterien und Definitionen gemessen werden, die der Klient für sein Ziel festgelegt hat. Da der Klient unsere Dienstleistungen in Anspruch nimmt, halten wir ihn für den besten Richter darüber, ob unsere gemeinsame Arbeit erfolgreich war. Im folgenden Abschnitt beschreiben wir detailliert, wie man ein Erfolg versprechendes Ergebnis aushandelt.

Die meisten Erwachsenen – z. B. Lehrer, Ärzte, Eltern oder Betreuer, Familienangehörige –, die ein Kind an einen Therapeuten überweisen, haben eine ziemlich genaue Vorstellung davon, was mit dem Kind nicht stimmt. Manchmal haben sie auch gute Ideen, wie bei dem Problem Abhilfe geschaffen werden kann. Doch wenn sie die Verhaltensweisen erklären sollen, die sie bei dem Kind gerne hätten, kommen sie häufig auf das Thema zu sprechen, „warum" sich das Kind so und nicht anders verhält oder was es falsch macht. Deshalb hat der Therapeut oft die Aufgabe, die Erklärung des Problems in Hinweise auf Lösungen oder Ziele umzuwandeln. Um diese Aufgabe erfüllen zu können, bittet man die Erwachsenen, konkrete, verhaltensbezogene und messbare Kriterien für ein gelungenes Ergebnis zu beschreiben.

Damit die zwischen den Eltern oder Betreuern und dem Therapeuten ausgehandelten Ziele nützlich sind, sollten sie folgende Merkmale aufweisen:

- Das Vorhandensein von Lösungen und nicht das Fehlen von Problemen wird beschrieben.
- Der Beginn einer Lösung und nicht das Ende des Problems wird beschrieben.
- Das Ziel ist konkret, messbar, spezifisch und verhaltensbezogen.
- Das Ziel ist für die betroffene Person realistisch und machbar.
- Das Ziel wird in Begriffen der Interaktion und des sozialen Kontextes beschrieben.
- Zur Erreichung des Ziels sind Anstrengungen nötig.
- Das Ziel ist wichtig für den Klienten.

Wenn zu Beginn der Therapie über das zu erreichende Ergebnis verhandelt wird, vermittelt das den Eltern einen gewissen Optimismus, dass das Problem gelöst werden kann. Dies klingt zwar sehr einfach, verlangt aber Geduld und Ausdauer vom Therapeuten, weil die meisten Erwachsenen schon länger von dem Problem ihres Kindes in Anspruch genommen sind und nur eine vage Vorstellung davon haben, wie sie die Situation gerne anders hätten. Schließlich haben sie schon eine ganze Weile mit dem Problem gelebt, und dadurch, dass sie dem Therapeuten das Problem im Einzelnen schildern, versuchen sie zu helfen. Der folgende Dialog zwischen der Therapeutin (T) und einer Mutter (M) ist typisch für den Auftakt der Zielaushandlung.

T: Nun, was muss heute hier in dieser Sitzung passieren, damit Sie sich sagen können, es war hilfreich, hierher zu kommen und über Ihre Probleme zu sprechen?

M: Mit Melanie ist es so entsetzlich schwierig, weil sie so jähzornig ist. Sie ist schon immer ein schwieriges Kind gewesen und kann beim geringsten Anlass einen Wutanfall bekommen. Schwieriger ist noch, dass das mit zunehmendem Alter schlimmer statt besser wird. Wir hatten gedacht, dass die Wutausbrüche weniger würden, wenn sie ein bisschen älter ist, aber es wird wirklich immer schlimmer. Jetzt hören wir von den Lehrern, dass sie sich bei anderen Kindern genauso benimmt und sogar anfängt, andere Kinder zu schlagen, zu schubsen und zu beißen.

T: Da haben Sie natürlich gute Gründe, sich über Melanie Sorgen zu machen. Nun, was sollte sie Ihrer Ansicht nach tun, statt zu schubsen, schlagen, treten, beißen und Wutausbrüche zu bekommen?

M: Vielleicht ist das Veranlagung. Ihr Vater war auch so, ein richtiger Hitzkopf, und er hatte überhaupt keine Geduld.

T: Ich würde gerne wissen, was Melanie Ihrer Ansicht nach tun muss, damit Sie sagen können, dass die Sache mit ihren Wutausbrüchen ein klein bisschen besser wird.

M: Ich hätte gerne, dass sie damit umgehen lernt, wenn jemand „Nein" zu ihr sagt, und dass sie zu anderen Kindern nett ist. Sie ist so aggressiv, dass die anderen Kinder in den Pausen nicht mit ihr spielen wollen.

T: Das klingt insgesamt so, als ob Sie es gerne hätten, dass sie mit anderen Kindern spielt, mehr Freunde hat und sich an Regeln hält.

M: Genau das. Sie muss lernen, dass es überall Regeln gibt; sie muss lernen, mit anderen Kindern und Erwachsenen zurechtzukommen; und sie muss auch auf andere hören.

T: Das sind vernünftige Dinge, die man von einem sechsjährigen Kind verlangen kann. Nun, was soll Melanie Ihrer Ansicht nach im Einzelnen tun, damit Sie sagen können, jetzt lernt sie allmählich, nett mit anderen Kindern zu spielen, das „Nein" anderer zu akzeptieren und auf die Erwachsenen zu hören?

M: Ich erwarte nicht von ihr, dass sie immer auf die Erwachsenen hört, aber hin und wieder sollte sie auf den Lehrer, auf mich und ihre Großmutter hören, und sie sollte nicht versuchen, die ganze Zeit ihren Kopf durchzusetzen.

Dieses Gespräch zeigt, wie Melanies Mutter zunehmend konkreter und spezifischer die Lösungen beschreibt, die sie sich für ihr Kind vorstellt. Beharrlichkeit hat zwei Vorteile: Die Ziele werden zunehmend realistischer („nicht … immer auf die Erwachsenen hört, aber hin und wieder") und immer konkreter. Nachdem die Mutter das Verhalten ihres Kindes im Rahmen einer Lösung beschrieben hat, kann sie besser auf Aspekte des kindlichen Verhaltens eingehen, die ihr signalisieren, dass Melanie sich anstrengt und Fortschritte macht.

### Die Gründe für die kindlichen Probleme „verstehen"

Dass die Erwachsenen die „Gründe" oder „Ursachen" für die Probleme eines Kindes verstehen wollen, ist verständlich und auch vernünftig. Jeder Mensch will einem Phänomen, das er nicht begreift – weshalb z. B. ein Kind nicht auf seine Eltern hört –, einen Sinn verleihen. Nachvollziehbar ist auch die Annahme, dass es einen ursächlichen Zusammenhang zwischen dem Problem und einem zurückliegenden Ereignis oder Trauma gibt, das vielleicht zu dem Problem geführt hat. Doch sobald sich das Gespräch auf die Frage zubewegt, was schief gelaufen ist und wie das Problem entstanden sein könnte, ist es unserer klinischen Erfahrung nach schwierig, das Thema auf wünschenswerte Lösungen in der Zukunft zu verlagern. Deshalb braucht man als Therapeut ein paar Leitlinien, damit man weiß, wann man das Gespräch auf einen zukünftigen wünschenswerten Zustand im Leben des Klienten bringen soll. Der folgende Dialog gibt dazu Hinweise:

M: Ich muss verstehen können, weshalb David so störrisch ist und immer seinen Kopf durchsetzen will. Keines meiner anderen Kinder ist so schwierig wie David.

T: Natürlich möchten Sie gerne wissen, weshalb er so ist, wie er ist. Wollen Sie das nun einfach nur verstehen, oder wollen Sie, dass er etwas in seinem Verhalten verändert?

M: Das ist eine gute Frage. Eigentlich will ich, dass er etwas in seinem Verhalten verändert. Ich will, dass der Umgang mit ihm ein klein bisschen einfacher wird, dass ich mit ihm klarkomme, dass ich nicht mit ihm wegen jeder Kleinigkeit, die er erledigen soll, kämpfen muss. Es ist so ermüdend, wenn man ihm die ganze Zeit über alles erklären muss.

T: Also angenommen, er lernt akzeptieren, dass er bestimme Dinge einfach tun muss, ohne auf Schritt und Tritt mit Ihnen zu kämpfen. Was würde der Junge dann anders machen?

M: Nun, als Erstes würde er nicht ständig so abgrundtief stöhnen und diesen angewiderten Gesichtsausdruck aufsetzen und die Augen zur Decke verdrehen. Sobald er damit kommt, habe ich den Wunsch, ihm eine Ohrfeige zu verpassen, und am Schluss lasse ich ihn dann einfach stehen, damit ich ihn nicht schlage.

T: Nun, was soll er Ihrer Ansicht nach anders machen?

M: Er könnte einen freundlichen Gesichtsausdruck aufsetzen und vielleicht einfach das tun, was ich ihm gesagt habe. Vielleicht verlange ich da zu viel, aber weshalb kann er nicht sein wie die anderen Kinder?

T: Also angenommen, er setzt einen freundlichen Gesichtsausdruck auf und tut einfach das, was Sie ihm gesagt haben. Ich weiß nicht, wie wahrscheinlich es ist, dass dies geschehen wird, aber angenommen, es geschieht. Was würde sich zwischen Ihnen und David dadurch verändern?

M: Ich werde mir etwas Besonders ausdenken, um mehr für ihn zu tun, z. B. sein Lieblingsessen kochen, ihm vielleicht auch erlauben, mit seinen Freunden im Freien zu übernachten – Dinge, die er, soweit ich weiß, gerne hat und tut.

Innerhalb ziemlich kurzer Zeit identifiziert die Mutter nicht nur verhaltensbezogene Indikatoren, die sie als Fortschritte ihres Jungen betrachten wird, sondern kann sich selbst auch in die Lösung einbeziehen. Wenn die Mutter offen für die Frage ist, wie sie sich gemeinsam mit David verändern kann, ist die Behandlung unter Umständen viel kürzer; denn wenn ihre Interaktion mit ihm positiver Natur ist, reagiert er wahrscheinlich auch positiver auf die mütterlichen Wünsche.

### Der Umgang mit verschiedenen Zielen

Als Therapeut kann man sich schon erdrückt fühlen von den vielen Problemen, die von allen Seiten berichtet werden, z. B. von Eltern, Ärzten, Sozialarbeitern usw. Wenn dieses Gefühl entsteht, sollte man die Eltern oder den Betreuer des Kindes bitten, zu Beginn der Therapie unterstützend Prioritäten zu setzen. Im Folgenden schlagen zwei Therapeutinnen in zwei verschiedenen Fällen ihre Zielsetzungen vor. Die erste Therapeutin formuliert das Ziel so:

Viele Personen sind offenkundig daran interessiert, dass Lukas bald die richtige Art von Hilfe bekommt. Ich halte es für ein gutes Zeichen, dass viele Personen optimistisch in Bezug auf ihn sind. Berücksichtigen wir nun also alle Anliegen der Beteiligten, Sie eingeschlossen, an welchem Punkt sollte man Ihrer Meinung nach anfangen, damit man sagen kann, der Junge hat die richtige Richtung eingeschlagen?

Eine Variante der Zielaushandlung ist folgende:

> Sie haben sehr viele Probleme mit Jorge erwähnt, und mit Sicherheit haben Sie schwere Zeiten mit ihm durchgemacht. Da verstehe ich, dass Sie nach all den Jahren und einem Leben mit so vielen Schwierigkeiten eine gewisse Entlastung brauchen. Wir können natürlich nicht alle Probleme auf einmal beseitigen, und deshalb meine Frage: An welchen kleinen Anzeichen würden Sie erkennen, dass wir die richtige Richtung eingeschlagen haben?

Beide Äußerungen klingen ganz ähnlich, und die Betonung, dass „kleine Anzeichen" und die „richtige Richtung" ausgehandelt werden müssen, weist darauf hin, wie sensibel die Therapeutinnen die primären Anliegen der Erwachsenen aufgreifen. Die Therapeutin, die mit Lukas arbeitet, hebt hervor, dass viele Menschen an die potenzielle Veränderung des Jungen glauben. Die Therapeutin, die mit Jorge arbeitet, hebt hervor, dass die Eltern (oder der Betreuer, Lehrer usw.) schon lange unter den komplizierten Problemen des Jungen leiden und nun endlich eine Entlastung brauchen. Beide Therapeutinnen legen Wert auf die kleinen Schritte und die richtige Richtung und geben damit den Eltern zu verstehen, dass sie auf kleine Veränderungen achten müssen – nicht auf großartige oder erstaunliche.

### Wenn die Eltern erwarten, dass sich ihr Kind zuerst verändert

In Seminaren, Beratungen und Trainingssitzungen werden wir oft gefragt, wie man mit Situationen umgeht, in denen die Eltern erwarten und manchmal auch fordern, dass ihr Kind zuerst sein Verhalten ändert, bevor die Eltern die Situation zu seinen Gunsten auslegen. Natürlich glauben Eltern gerne, dass ihr Leben leichter wird und ihre Beziehung zum Kind sich zum Besseren verändert, wenn das Problem des Kindes erst einmal korrigiert ist. Dies geschieht tatsächlich recht häufig, und wir haben gesehen, dass selbst eine kleine Veränderung beim Kind das Leben der Eltern stark verändern kann. Doch wir haben auch das Gegenteil erlebt: Wenn die Eltern sich verändern, hat es das Kind leichter, zu kooperieren. Demnach müssen sich alle, die in dem problematischen sozialen Kontext involviert sind, verändern und sich der Veränderung der anderen anpassen.

Diese Konzeption lässt sich schwer in die Praxis umsetzen, wenn die Klienten äußerst provozierende Jugendliche oder Kinder sind, die völlig mutlos sind und nichts Positives über sich selbst sagen können. Mit manchen Kindern und Jugendlichen ist der Umgang in der

Sitzung sehr schwierig. Sie sind nicht kooperativ und trotzen anscheinend jedem Bemühen des Therapeuten, mit ihnen zurechtzukommen. Man muss wissen, dass ein Kind oder die Eltern umso schwerer einzubeziehen sind und umso mehr Bestätigung und Unterstützung brauchen, je deprimierender ihre Erfahrungen sind. Das schwierige Verhalten darf man nicht persönlich nehmen, sondern muss es als eine angemessene Form der Kommunikation betrachten, wie die Beteiligten ausdrücken, mit welcher Wut, Hoffnungslosigkeit und Verzweiflung sie Hilfe suchen.

Wenn man als Therapeut die Lage aus dem Blickwinkel der Klienten zu sehen versucht und gleichzeitig eine neugierige Haltung bewahrt, lässt sich das schwierige Verhalten leichter akzeptieren. Deshalb muss man zuallererst hinnehmen, was die Klienten sagen. Wenn z. B. die Eltern verlangen, das sich ihr Kind zuerst verändert, muss man die Lage aus der elterlichen Perspektive zu verstehen versuchen. Der folgende Dialog ist ein Beispiel dafür:

> T: Also angenommen, Ihre Tochter tut all die Dinge, die Sie von ihr wollen und über die wir schon gesprochen haben. Würde sie erkennen, dass Sie sich anders zu ihr verhalten, und was würde sie dazu sagen?
>
> M: Wissen Sie, genau das ist es. Manchmal habe ich das Gefühl, meine eigene Tochter nicht zu kennen, weil ich mir nicht vorstellen kann, was in ihrem Kopf vorgeht. Aber ich nehme an, sie wird sagen, dass ich ruhiger bin, nett mit ihr rede und sie morgens vielleicht auch anschaue und zu ihr „Guten Morgen“ sage. Aber wissen Sie, das ist wirklich schwer durchzuführen, weil sie von dem Moment an, wenn sie aufsteht, bis abends, wenn sie ins Bett geht, so widerwärtig zu mir ist.
>
> T: Nun, was würde sie Ihrer Vermutung nach sagen, wenn Sie zu ihr „Guten Morgen“ sagen?
>
> M: Das ist schon so lange her, seit ich das zu ihr gesagt habe. Sie wird sich wahrscheinlich fragen, was mit ihrer Mutter nicht stimmt.
>
> T: Nun, wenn sie dann festgestellt hat, dass es immer noch dieselbe Mutter ist, was würde sie an diesem Morgen anders machen?
>
> M: Sie wird ruhiger sein und angenehmer im Umgang, nicht jeden um sich herum anfauchen. Und sie wird sich ihr Frühstück richten und sich allein für die Schule fertig machen, ohne dass ich an ihr herumnörgeln muss.

Als Therapeut muss man lernen, in einem Gespräch selektiv wahrzunehmen und das Ziel herauszuhören. Auch wenn im obigen Fall die Mutter immer wieder auf die Probleme zu sprechen kommt, führt die Therapeutin die Mutter vorsichtig dahin, dass sie über einzelne Lösungsansätze spricht.

### Ziele verändern

Es ist nicht ungewöhnlich oder unüblich, dass man mitten in der Behandlung über das Ziel neu verhandelt. Dies ist nicht darauf zurückzuführen, dass die Eltern im Hinblick auf sich selbst oder den Fortschritt ihres Kindes unsicher oder ambivalent sind, sondern – wie eine Mutter es beschrieb: „Erst als ich dieses Problem gelöst hatte, wusste ich, dass ich das nächste Problem lösen musste." Anhand von Skalierungsfragen, auf die wir später noch eingehen, beschrieb eine andere Mutter ihr Dilemma: „Erst als ich bei der 5 angelangt war, wusste ich, wie die 6 sein könnte. Aber jetzt, glaube ich, weiß ich es." Wenn der Druck der unmittelbaren Belastung zu groß wird, haben die Klienten natürlich keine Veranlassung, ein größeres Bild von einem besseren Leben zu entwerfen. Solange die Eltern z. B. nicht das Gefühl haben, die dringlichen und bedrückenden Probleme ihres Kindes zu bewältigen, und ständig nur „die täglichen Brandherde löschen" müssen, können sie kaum Prioritäten setzen. Doch wenn sie einmal das Gefühl haben, einige Hindernisse überwunden zu haben, und das größere Bild sehen, können sie das übergeordnete Ziel bestimmen, das zu einer etwas größeren Veränderung führt. Deshalb muss der Therapeut genau zuhören, wenn die Klienten ihre Ideen davon entwickeln, wie durch die Umsetzung verschiedener Ziele ihr Leben ein bisschen einfacher werden wird.

# 5. Kommen wir zur Sache!

Nachdem wir nun einige Grundtechniken für die Therapiesitzung beschrieben haben, diskutieren wir das konkrete therapeutische Vorgehen. In diesem Kapitel geht es um praktische Fragen, z. B., wie man die Sitzung strukturiert, wie man mit Eltern arbeitet und welche Materialien und Spielzeuge bei Kindern benutzt werden können.

## Der Start

### Wer sollte an der ersten Sitzung teilnehmen?

Diese Frage wird oft von den Eltern, der Person, die das Kind zur Therapie überweist, von Betreuern, Erziehern oder Lehrern und auch von vielen Therapeuten gestellt. Den Eltern antworten wir meistens auf diese Frage, dass „jeder, der zu einer für das Kind angemessenen Lösung beitragen kann", zur Sitzung willkommen ist. Diese Person ist im Allgemeinen die Mutter oder eine andere für das Kind wichtige Person. Manche Jugendliche bringen ihre besten Freunde oder andere Erwachsene mit, denen sie sich verbunden fühlen, z. B. einen bestimmten Lehrer, Berater, Geistlichen oder einen Erwachsenen aus der Nachbarschaft. Normalerweise lassen wir die Eltern entscheiden, wer zur ersten Sitzung mitkommen soll, weil sie ihr Kind am besten kennen.

Manchmal erscheint die ganze Familie zum Erstinterview, und wenn der Therapeut dies als familiäre Unterstützung des zu behandelnden Kindes betrachtet, kann er die Angehörigen für ihr Wohlwollen und ihre Hilfsbereitschaft loben. Wenn die Umstände, unter denen das Kind zum Therapeuten überwiesen wird, nichts anderes erfordern, sprechen wir zuerst mit den Eltern, weil diese im Allgemeinen die wichtigen Entscheidungen fällen, die das Kind betreffen.

Als Therapeut muss man hinreichend Flexibilität und Bereitschaft haben, mit allen interessierten Anwesenden zu arbeiten, und die Fähigkeit besitzen, das Beste aus den gebotenen Informationen zu machen. Die Gewinnung von Informationen ist nie abgeschlossen, und so nehmen wir die Informationen, wie sie sich ergeben: manchmal scheibchenweise, manchmal in Form eines Wortschwalles oder Papierbergs und manchmal in Form von Evaluierungen oder Krankenakten, die wir von der überweisenden Stelle bekommen.

Jugendliche gehen manchmal lieber allein zur Therapiesitzung oder bringen einen guten Freund statt der Eltern mit. Manchmal kommen auch die Eltern allein, wenn der Jugendliche nicht mitkommen will, weil er befürchtet, dass man ihn tadelt, ihm eine Strafpredigt hält, ihn für „bekloppt" oder „behindert" hält, oder weil er glaubt, dass der Besuch bei einem „Seelenklempner" ein sicheres Zeichen dafür ist, nicht „normal" zu sein. Man kann Jugendlichen helfen, ohne dass sie unbedingt an der Therapiesitzung teilnehmen müssen. Alle Eltern haben eine ziemlich genaue Vorstellung davon, wie sie die Dinge gerne anders hätten und wie Lösungen aussehen könnten – und das Gleiche gilt für Kinder und Jugendliche.

### Zwischen Telefonat und erster Sitzung

Nach der Vereinbarung eines Sitzungstermins schicken wir den Eltern und der überweisenden Stelle folgende Informationen:

- Informationen darüber, was sie von der Therapie erwarten können; Öffnungszeiten unserer Praxis; Behandlungsgebühren; Telefon- und Faxnummern; E-Mail-Adresse (optional).
- Es gibt Stellen, die einen Fragebogen verschicken, mit dem ermittelt werden soll, welche Anliegen die Eltern haben und wie sie die Probleme und Ressourcen ihres Kindes wahrnehmen (siehe Anhang). Die Eltern werden gebeten, diesen Fragebogen zur ersten Sitzung mitzubringen.

Wir gehen davon aus, dass die Eltern – oder die Person, die das Kind zur Therapie schickt, z. B. der Lehrer – das Kind am besten kennen und deshalb unsere wertvollste Informationsquelle sind. Der Fragebogen ist so konzipiert, dass er die Erfolge, Stärken, Fertigkeiten und Leistungen des Kindes erfasst, die die Erwachsenen und die Kinder selbst vielleicht noch gar nicht bemerkt haben. Wir sind immer wieder überrascht, dass viele Eltern ihre Kinder in einem etwas anderen Licht sehen, wenn sie später zu uns in die Praxis kommen.

### Erklären des Sitzungsablaufs

Auch wenn die Klienten über den erwarteten Ablauf einer Therapiesitzung schriftlich informiert worden sind, sollte man ihnen in der ersten Sitzung noch einmal erklären, wie die Sitzung verlaufen wird. Dies ist deshalb wichtig, weil man sich nicht darauf verlassen kann, dass alle Eltern ihrem Kind den Ablauf erklärt haben. Mit der folgenden Einführung kann man sowohl den Eltern als auch dem Kind Orientierung geben.

> „Ich nehme einmal an, dass es dir wie den meisten Kindern geht, die zu mir kommen, und ich bin sicher, dass dieser Schritt nicht leicht für dich war. Ich kann mir vorstellen, dass du lieber daheim geblieben wärst und jetzt etwas anderes tun würdest, z. B. etwas Schönes unternehmen oder mit deinen Spielsachen spielen. Das ist völlig normal; denn alle Kinder, die ich kenne, wollen das. Unsere Sitzung wird für dich vielleicht ein klein bisschen einfacher, wenn du weißt, was heute passiert. Zuerst würde ich dich gerne ein bisschen kennen lernen; ich würde z. B. gerne wissen, was du besonders magst, was du gut kannst und solche Dinge. Dann möchte ich herausfinden, was *du* in deinem Leben gerne anders hättest und was *deine Eltern* gerne anders hätten. Meistens wollen die Eltern andere Dinge verändern, als es die Kinder wollen, und auch das ist ganz normal. Ich möchte herausfinden, wie jeder von euch die Situation sieht. Ich werde mich eine Zeit lang mit dir unterhalten, dann werde ich mich eine ganze Zeit lang mit deinen Eltern unterhalten, und in dieser Zeit kannst du spielen oder ein Bild malen. Es ist völlig in Ordnung, wenn du hörst, was die Erwachsenen reden – falls du das möchtest. Wenn wir mit unseren Gesprächen fertig sind, mache ich eine kleine Pause und denke über all die nützlichen Dinge nach, die du mir gleich erzählen wirst. Wenn ich dann in diesen Raum hier zurückkomme, werde ich dich bitten, wieder auf diesem Stuhl Platz zu nehmen; denn dann sollst du mir zuhören, was ich zu sagen habe."

### Wenn die Eltern verlangen, dass man zuerst mit dem Kind spricht

Gelegentlich verlangen die Eltern, dass der Therapeut zuerst allein mit dem Kind spricht, und wenn dies vernünftig erscheint, versuchen wir, diesem Wunsch nachzukommen. Doch wenn ein solches Arrangement für das Kind zu belastend wäre, versuchen wir, den Plan zu ändern. In diesem Fall kann man z. B. die Eltern bitten, dass sie in dem Raum bei ihrem Kind bleiben, bis es sich beruhigt hat und sie das Gefühl haben, den Raum verlassen zu können; denn sie kennen das Kind viel besser als wir. Meistens entspannt und beruhigt sich das Kind merklich und gewinnt so viel Sicherheit. Wenn die verbale Kommunikation mit dem Kind nicht möglich ist, findet sich immer etwas, das es gerne tut oder mit dem es gerne spielt. Man kann z. B. eine Puppe in die Hand nehmen und mit ihr ein bekanntes Lied singen oder einen Kinderreim aufsagen. Auf keinen Fall sollten Kinder von einem Erwachsenen zu Nähe oder Vertrautheit gezwungen werden.

### Wann man mit Eltern und Kind getrennt sprechen sollte

Wenn man mit Eltern und Jugendlichen arbeitet, wird einem oft die Entscheidung, ob man mit den Eltern und dem Jugendlichen getrennt sprechen sollte, ziemlich leicht gemacht. Wenn die Eltern von ihrem heranwachsenden Kind so frustriert sind, dass sie unabhängig vom Gesprächsthema immer wieder auf seine Probleme zu sprechen kommen, sollte man mit beiden Parteien separat sprechen. Oder wenn mehrere Versuche, das Thema auf die seit der letzten Sitzung eingetretenen positiven Leistungen des Jugendlichen zu bringen, fehlschlagen, sollte man ebenso mit beiden Parteien separat sprechen. Manchmal ist der Jugendliche auch so gereizt, dass es ein Ding der Unmöglichkeit ist, eine kooperative Atmosphäre herzustellen und sich gegenseitig Respekt zu verschaffen.

Manchmal ist die Spannung zwischen dem Jugendlichen und seinen Eltern so offenkundig, dass sie den Eindruck vermitteln, als ob sie sich nicht ausstehen könnten. Die Trennung der beiden Parteien schafft häufig ausreichend Spielraum, damit man mit jeder Partei einzeln interagieren kann. Wenn man dann sieht, dass der Jugendliche mit der Therapeutin bzw. dem Therapeuten anders umgehen kann, ist das ein positiver Hinweis darauf, dass er sich in anderen sozialen Kontexten auch anders verhalten kann.

Statt ein quälendes Gespräch fortzusetzen, bittet man den Jugendlichen, im Wartezimmer Platz zu nehmen und allein mit den Eltern sprechen zu dürfen. Es ist für Kinder eine peinliche Situation, wenn sie vor Fremden ausgescholten und beschimpft werden. Wenn sich derartige Szenen zu Hause abspielen, kann sich das Kind zumindest entziehen, den Raum verlassen, in ein anderes Zimmer gehen und die Tür hinter sich schließen oder auch die Wohnung verlassen. Wenn Kinder oder Jugendliche aber im Therapieraum sitzen, können sie sich nur schwer der Sache entziehen.

Peter, 15, wurde gegen seinen Wunsch von den Eltern zur Therapie gebracht, weil diese es leid waren, dass der Junge nachtsüber aufblieb und am anderen Morgen nicht in der Lage war, zur Schule zu gehen. An den Tagen, an denen er nicht zur Schule ging, schlief er die meiste Zeit, um dann wieder die ganze Nacht über aufzubleiben und Computerspiele zu spielen. Seine schulischen Leistungen waren nicht gut, und natürlich machten sich seine Lehrer große Sorgen und regten sich über ihn auf. Die Eltern brachten Peter zur Therapie, weil sie überzeugt waren, dass der Junge süchtig war nach Computerspielen. Der Vater war sehr zornig auf den Jungen und zählte permanent dessen üble Verhaltensweisen auf, die aus väterlicher Sicht in den vergangenen Monaten noch schlimmer geworden waren. Abwechselnd schimpfte der Vater über Peter und beschuldigte die Mutter, dass sie den Jungen schlecht erziehe. Die Mutter sagte nicht viel, weil sie befürchtete, die Frustration des Vaters noch zu steigern. Dann erzählte sie noch von ihrer Angst, dass es zwischen Vater und Sohn zu Tätlichkeiten kommen könnte, weil Peter inzwischen groß und stark sei.

Peter sagte kaum ein Wort; sein Kopf sank immer tiefer, und offensichtlich litt er große Qualen. Ich (I. K. B.) realisierte, dass die ständigen Tiraden des Vaters und das Schweigen der Mutter weder produktiv noch hilfreich waren, und bat deshalb die Eltern, im Wartezimmer Platz zu nehmen, sodass ich mit Peter allein sprechen konnte. Als ich ihn fragte: „Du hast offenkundig gute Gründe, so intensiv Computerspiele zu spielen. Welches sind diese guten Gründe?", brach Peter in Tränen aus und berichtete, dass sein älterer Bruder und sein Vater ihn geschlagen hätten, weil sie sich immer so sehr über ihn aufregten. Er erzählte, dass die Computerspiele der einzige Aspekt in seinem Leben seien, der ihm ein bisschen Friede und Freude in seinem ansonsten düsteren Leben bereite.

Er berichtete, dass er, seit seine Eltern vor drei Tagen den Termin für diese Sitzung ausgemacht hätten, wieder zur Schule gehe und sich auf seine schulischen Aufgaben konzentriere. Diese Veränderungen habe er allein zustande gebracht. Selbstverständlich redeten wir noch ein bisschen über seinen Wunsch nach Veränderungen. Er war damit einverstanden, allein zur nächsten Sitzung in der folgenden Woche zu kommen, wenn seine Eltern das erlaubten.

Nach einer kurzen Denkpause setzte ich das Gespräch mit den Eltern fort und lobte sie für ihre Geduld, für ihren Wunsch, dass Peter bessere Schulleistungen bringe, und für ihr Vertrauen in den Jungen, dass er in der Schule besser werden könne. Der Vater war offensichtlich deshalb so frustriert, weil er das in seinem Jungen schlummernde Potenzial sah und nicht freisetzen konnte. Obwohl Peter seit Wochen nicht mehr zur Schule gegangen war, waren die Eltern zuversichtlich, dass er den Anschluss schaffen würde. Sie bekamen die Aufgabe, kontinuierlich auf die kleinen Anzeichen zu achten, wie Peter die Kurve kriegt und sein wahres Ich wieder findet, das er eine Zeit lang verloren hatte.

### Eltern und Kind zusammenbringen

Dieser Akt hängt weitgehend davon ab, wie sich der Fall entwickelt. Doch generell achten wir darauf, dass wir in stetem Kontakt mit den Eltern sind, wenn sie ihr Kind zur Sitzung begleiten. Man kann die Eltern auch bitten, auf Momente zu achten, in denen ihr Kind nicht seine üblichen Probleme zeigt, sondern „Ausnahmen macht" – z. B. wenn es seinen Jähzorn zügelt, ruhiger ist –, und uns diese Beobachtungen in der nächsten Sitzung mitzuteilen. So bekommen die Eltern das Gefühl, dass sie auf positive Veränderungen im Verhalten ihres Kindes hinarbeiten. Wann bringt man nun Eltern und Jugendliche zusammen, die man zuvor getrennt hatte? Unserer Ansicht nach ist ein gemeinsames Gespräch bzw. eine gemeinsame Sitzung dann angebracht, wenn es sowohl daheim als auch in der Schule spürbare Veränderungen in eine positive Richtung gibt. Wenn die Familie Erfolge erlebt, dreht sich das Gespräch in der Therapiesitzung eher um das Thema, wie Kind und Eltern die Dinge zum Besseren hin verändern, und der Therapeut kann leichter Vertrauen in die Leistungen beider Parteien entwickeln.

### Der Situation einen normalen Anstrich geben und zugleich das Kind erfassen

Wenn ein Kind zögerlich und ängstlich erscheint, sollten die Eltern bei ihm im Therapieraum bleiben. Kinder brauchen eine beruhigende Atmosphäre, und selbst wenn diese gegeben ist, sind manche noch ängstlich und entfernen sich nur ungern von der Mutter. Auf jeden Fall muss man der Zögerlichkeit des Kindes einen *normalen* Anstrich geben und als eine gute Eigenschaft darstellen und/oder eine Bemerkung darüber machen, wie sicher und geborgen sich das Kind bei seiner Mutter fühlt. Es ist nützlich, sich als Therapeut danach zu erkundigen, welche besonderen Begabungen das Kind hat, welche Spielzeuge es besonders mag, was es gut kann, was es schon gelernt hat, ob es z. B. schon zählen, Farben bestimmen, lesen und Formen unterscheiden kann. Kürzlich fragte ich (I. K. B.) einen fünfeinhalbjährigen Jungen, was er im Kindergarten denn so alles lerne, ob er schon das Alphabet aufsagen, zählen und Farben bestimmen könne. Voller Stolz wies er darauf hin, dass er „Mathe" lerne, und legte großen Wert darauf, dass ich sein korrektes Alter, nämlich fünfeinhalb, erfuhr, wo ich ihn doch auf sechs geschätzt hatte. Durch solche „minimalen" Eigenschaften, die ein Kind selbst in kurzen Interaktionen zeigt, lernt man, wie man am besten mit ihm arbeitet. In meinem späteren Gespräch mit ebendiesem Jungen achtete ich z. B. darauf, dass ich das Wort „Mathe" statt „Rechnen" gebrauchte.

Manche Kinder sind alles andere als ängstlich und scheu. Sie interessieren sich heftig für alles Neue, stürmen in den Therapieraum, fassen alles an und probieren neue Spielsachen aus. Manche Kinder nehmen Sachen auseinander und können sie dann nicht wieder zusammensetzen. Solche Kinder können mit Sicherheit als neugierig bezeichnet werden; sie „zeigen, wie aufgeweckt sie sind", dass sie „Macher sind". Sie können für Eltern aber auch eine „Nervensäge" sein, die kaum in Schach zu halten ist. Die Reaktionen der Eltern auf solches Tun sollte man beobachten, um einschätzen zu können, wie sie die Probleme ihres Kindes wahrnehmen, ob sie sein Verhalten als Defizit betrachten oder als bewusste Trotzhaltung. Darauf achten sollte man auch, ob das Kind sich gegen die Eltern auflehnt, weil es z. B. zornig ist, weil die Eltern sich haben scheiden lassen. An solche Beobachtungen knüpfen wir unsere Interventionen an, indem wir den Eltern unterschiedliche Blickwinkel aufzeigen, aus denen man das kindliche Problem sehen kann; und dann schauen wir, wie die Eltern auf unsere Bemerkungen reagieren. Dadurch gewinnen wir weitere Anhaltspunkte, wie wir mit Eltern generell umgehen können.

Viele Eltern wollen unbedingt, dass ihr Kind während des Gesprächs wie ein Erwachsener ruhig auf seinem Stuhl sitzt und alle Fragen beantwortet, die man ihm stellt. Andere Eltern dagegen sind indifferent oder können das Verhalten des Kindes nicht kontrollieren. Manche Eltern haben die Schwierigkeiten ihres Kindes bis obenhin satt, und man erkennt schnell, dass sie des Kindes überdrüssig sind. Auch hier kann man den elterlichen Reaktionen auf das Kind einen normalen Anstrich geben und einfühlsam auf die Schwierigkeiten der Eltern eingehen. Verdruss erlebt man häufig bei Eltern mit Teenagern. Sie haben sich oft schon jahrelang mit Problemen ihres Kindes befasst und ertragen deshalb schlecht die offene und oft übertriebene Kritik an ihrer Autorität und ihren Zielvorstellungen, wie sie Teenager vorbringen können.

### Zielkonflikt

Eines der prägnantesten Merkmale der SFBT ist, dass die Kriterien für die Beendigung der Behandlung bereits am Anfang der Therapie diskutiert werden müssen. Häufig ist dies das erste ernsthafte Thema, das in den frühen Behandlungsphasen vor allem mit Eltern oder Betreuern besprochen wird; denn sie sind es, die die Schwierigkeiten des Kindes definieren und über sein Problem beunruhigt sind und deshalb den ersten Schritt zur Therapie gemacht haben. Wie man durchführbare Ziele aushandelt, wird ausführlich im 4. Kapitel besprochen und außerdem von vielen Autoren im SFBT-Feld (Davis a. Osborn 2001; DeJong a. Berg 2001b; Hoyt a. Berg 1998; de Shazer 1994) diskutiert. Deshalb gehen wir hier nur kurz auf dieses Thema ein und beschränken unsere Diskussion auf den Umgang mit konfligierenden Zielen.

Die Ansicht von Eltern, dass ihr Leben einfacher zu bewältigen wäre, wenn das Problem ihres Kindes behoben wäre, ist mit Sicherheit normal und verständlich. Diese Wechselwirkung ist recht häufig zu beobachten; denn selbst eine kleine Veränderung beim Kind kann zu einer spürbaren Veränderung im Leben der Eltern führen. Gleichzeitig glauben die meisten Kinder, vor allem Jugendliche, dass ihr Leben nur dann besser wird, wenn sich die Eltern ändern: z. B., wenn sich die Mutter nicht mehr über die schlechten Essgewohnheiten der Tochter aufregt, wenn sie den Sohn nicht mehr wegen seines späten Nachhausekommens maßregelt. Die Liste konfligierender Ansprüche und Forderungen ließe sich fortsetzen. Mit anderen Worten: Die Eltern verlangen natürlich, dass ihr Kind sich ändert, während das Kind sich wünscht, dass die Eltern sich ändern. Wenn man als Therapeut mit einem provozierenden und trotzigen Jugendlichen arbeiten muss oder es mit Eltern zu tun hat, die eindeutig keinen Respekt vor der Privatsphäre ihres heranwachsenden Kindes kennen, kann es schwierig sein, objektiv zu bleiben. Wenn der Therapeut seinen Blick darauf verengt, wer z. B. mehr Schuld an den Problemen hat, verliert er leicht die Objektivität und ergreift für die Eltern oder das Kind Partei. Dies würde mit Sicherheit auf beiden Seiten zu einem Verlust der Glaubwürdigkeit führen und die Effektivität der Behandlung schmälern. Der Jugendliche kann den Eindruck bekommen, es sei eine „Verschwörung" gegen ihn im Gange, und geht vielleicht nicht mehr zu den Sitzungen, während sich die Eltern beschuldigt fühlen und die Behandlung ihres Kindes möglicherweise abbrechen.

Zum Zielkonflikt, d. h., einerseits die Eltern und andererseits die Kinder unterstützen zu wollen, kommt es häufiger in der Arbeit mit Jugendlichen als in der Arbeit mit jüngeren Kindern, weil Heranwachsende ihre Frustration meistens klar und zuweilen sogar verletzend artikulieren. Jüngere Kinder bringen ihre Frustration eher über ihr Verhalten zum Ausdruck, indem sie z. B. einen Wutanfall bekommen, Gegenstände durch die Luft werfen, andere boxen oder gegen Sachen treten.

*Fallbeispiel: Streit um die Freunde*

Erika, zwölfeinhalb Jahre alt, besuchte die Hauptschule, liebte Pferde, Rap-Musik und natürlich ihren Freundeskreis, der das Wichtigste in ihrem Leben war. Sie war die Jüngste in ihrer Freundesgruppe und fühlte sich dort gut aufgehoben. Der Hausarzt hatte Erika eine Behandlung empfohlen, nachdem das Mädchen zwei Suizidversuche unternommen hatte. Zur ersten Sitzung kam die Mutter mit.

Erika (E): Für mich ist wichtig, dass ich jeden Abend wegkann. Aber meine Eltern lassen mich nicht weg. Sie verstehen nicht, dass das für mich wie atmen ist. Ich muss weggehen, sonst kann ich nicht leben.

Mutter (M): Bleib bitte bei der Wahrheit. Uns gefallen die Leute nicht, mit denen du dich triffst; sie trinken Alkohol und rauchen Marihuana. Wir wollen einfach nicht, dass du dich mit solchen Leuten triffst; sie haben einen schlechten Einfluss auf dich. *So* haben wir dich nicht erzogen.

Therapeutin (T): Vielleicht können Sie mir sagen, was Sie von dieser Sitzung heute erwarten, zuerst die Mutter, dann du, Erika.

M: Wir wollen, dass Erika keinen Alkohol mehr trinkt, kein Haschisch mehr raucht und uns nicht mehr mit dem Messer bedroht, wenn wir sie nicht weggehen lassen. Sie hat zu Hause zu bleiben. Wissen Sie, seit sie Haschisch raucht, hat sie sich so sehr verändert. Alles kommt daher, dass sie dieses Zeug raucht. Vorher war sie so ein nettes Mädchen. Sie hat uns gehorcht und überall im Haus mitgeholfen.

T: Da gilt es also mehrere Ziele zu erreichen. Welches ist Ihrer bzw. deiner Meinung nach am wichtigsten und sollte als Erstes angesteuert werden?

M: Erika muss – sofort – aufhören, Marihuana zu rauchen.

T: In Ordnung, und wie siehst du das, Erika?

E: Ich möchte jeden Abend weggehen und mir nicht sagen lassen, wann ich zurück sein muss. Ich will, dass meine Eltern meine Freunde nicht mehr kritisieren und nicht immer damit anfangen, dass ich Gras rauche. Wissen Sie, ich hasse das Leben daheim. Ich möchte weggehen, wie meine Schwester, als sie in meinem Alter war. Sie war über ein Jahr lang in der Psychiatrie, und auch ich habe Anspruch darauf, eine Weile von meinen Eltern weg sein zu dürfen.

Das ist eine recht typische Situation, in der beide Parteien anscheinend eine Linie in den Sand gezogen haben und von der jeweils anderen Partei verlangen, sich zuerst zu bewegen – bis zu dem Punkt, an dem die Tochter sich schon zweimal umbringen wollte. Die Mutter ist überzeugt, dass die Schwierigkeiten ihrer Tochter begannen, als sie sich mit den falschen Freunden einließ und natürlich in Kontakt mit Drogen kam. Die Mutter hat nicht nur Sorgen, dass sie keinen Einfluss mehr auf die Auswahl der Freunde ihrer Tochter und auf ihre Aktivitäten hat, sondern auch, dass sie bald nicht mehr weiß, was sie tun soll. Die Tochter fühlt sich in ihrer Familie gefangen und sieht den einzigen Weg, ihrem als Gefängnis wahrgenommenen Leben zu entfliehen, darin, dass sie wie die Schwester in einer psychiatrischen Klinik landet oder drastische Maßnahmen wie Suzidversuche unternimmt. Die einzige Lösung, die ihr sinnvoll erscheint, ist der Ausbrauch aus diesem bedrückenden Elternhaus.

In solchen Fällen ist es am besten, wenn man die Sichtweisen beider Parteien als berechtigt und nachvollziehbar betrachtet. Wichtig ist, dass man neutral bleibt. Bis zu diesem Punkt haben beide Seiten darüber verhandelt, was in ihrem Leben fehlt, und nicht darüber, was in ihrer Beziehung vorhanden ist. Nach dem Ansatz der SFBT ist das Vorhandensein einer Lösung – und nicht das Fehlen von Problemen – das Kriterium für ein angemessenes Ziel. Deshalb ist diese Art von Sackgasse der Anfang weiterer Verhandlungen, in denen die Ziele immer weiter verfeinert werden müssen, bis die beiden Parteien einen Konsens darüber erlangen, was sie in ihrem Alltagsleben berücksichtigt haben möchten. Der folgende Gesprächsausschnitt ist der Anfang einer Aussprache darüber, was beide Seiten wollen und was sich durch diese Lösungen in ihrer Beziehung verändern könnte. Auf jeden Fall muss man sich immer wieder auf die Eltern-Kind-Beziehung konzentrieren, damit keiner Partei die Schuld zugeschoben wird. Schuldzuweisungen arten nämlich schnell zu konfliktgeladenen Dialogen aus, wie das folgende Beispiel zeigt. Ich vermeide Schuldzuweisungen und Diskussionen über vergangene Streitigkeiten und bringt das Thema rasch auf die gewünschten Veränderungen in der Beziehung.

T: Ich stelle dir nun eine Frage. Angenommen, du bleibst nächste Woche einen Abend lang daheim; ich weiß nicht, wie du das anstellen wirst, aber nehmen wir das einfach mal an. Was würde sich dadurch zwischen dir und deinen Eltern verändern?

E: Ich weiß nicht … [lange Pause]. Vielleicht würden sie mich wieder ein bisschen mehr achten.

T: Was werden deine Eltern tun, wenn sie dir zeigen wollen, dass sie dich wieder ein bisschen achten?

E: Vielleicht erlauben sie mir, dass ich in meinem Zimmer ganz laut Musik höre, nicht wie jetzt, da muss ich über Kopfhörer Musik hören. Das macht keinen Spaß.

T: Angenommen, sie lassen dich laut Musik hören. Was wäre dadurch anders?

E: Nicht sehr viel.

T: Was wäre zwischen dir und deinen Eltern denn *noch* anders, wenn du nächste Woche an einem Abend daheim bleibst?

E: Am nächsten Morgen würden wir uns beim Frühstück nicht anschreien.

T: Was wirst du stattdessen tun?

E: Ich weiß nicht.

Man muss erwähnen, dass Erika nichts gegen die Idee einzuwenden hatte, „an einem Abend daheim zu bleiben", als ich diese Möglichkeit ins Gespräch bringe. Dies ist die erste Wende im Dialog zwischen Mutter und Tochter: Überraschenderweise kann sich die Tochter mit dem Gedanken anfreunden, an einem Abend in der Woche daheim zu bleiben. Diese feine und kumulative Art der Verlagerung des Denkens und der minimalen Entscheidungen verlangt von der Therapeutin unendliche Geduld. Diese kleine inhaltliche Verschiebung des Gesprächs verlangsamt den bis dahin andauernden Prozess des wechselseitigen Beschuldigens und Verteidigens. Wenn sich aber das Thema ändert, kann man oft nur sehr schwer zu den alten Interaktionsmustern des Beschuldigens und Attackierens zurückkehren. Eine richtige Wende zeichnet sich im nächsten Gesprächsausschnitt ab, in der die Skalierungsfrage eingeführt wird, um Mutter und Tochter zu helfen, ihre Situation einzuschätzen.

T: Erika, wenn du dich auf einer Skala von 1 bis 10 einstufen solltest, dass deine Eltern dich jeden Abend weggehen lassen – wobei 1 dafür steht, dass sie dich nicht weglassen, und 10 bedeutet, dass sie dir keinerlei Grenzen setzen –, wo würdest du dich im Moment einordnen?

E: 1.

T: Das ist ziemlich schlecht. Was willst du dagegen unternehmen?

E: Ich weiß es nicht, ich muss einfach weggehen, ich sagte Ihnen doch, dass dies die einzige Art ist, wie ich leben kann.

T: Ich verstehe, dass du in einer sehr schwierigen Situation bist. Ich wüsste noch gerne Folgendes. Auf der Skala bist du auf der 1, und doch streitest du dich jeden Abend mit deinen Eltern. Gibt es dafür einen guten Grund?

E: Es gibt keinen guten Grund, ich bin einfach verzweifelt. Es ist so schwierig zu Hause.

T: Nun, Frau Zumstein, wie wahrscheinlich ist es, dass Sie Ihrer Tochter erlauben wegzugehen, wann immer sie es will? Wie stufen Sie die Situation auf dieser Skala von 1 bis 10 ein?

M: Sie kennt uns gut, es ist immer noch die 1.

T: Erika hat gerade gesagt, dass sie verzweifelt sei. Angenommen, Sie können etwas tun, damit sie sich wenigstens ein klein bisschen besser fühlt, was wäre das?

M: Ich glaube, wir sollten ihre Schwester und ihren Bruder bitten, dass sie einmal mit ihr schimpfen, weil sie Gras raucht.

T: Angenommen, sie raucht kein Gras mehr, was wäre dadurch anders?

M: Alles, was man sich vorstellen kann! Sie wäre wieder normal.

T: Was wäre zwischen Ihnen beiden anders, wenn sie wieder normal ist?

M: Nun, sie kümmert sich um die Schule und um ihre Noten, sie wird uns folgen und nicht einfach weglaufen.

T: Nun, angenommen, sie tut das alles, was wird zwischen Ihnen beiden dann anders sein?

M: Früher haben wir miteinander gekocht, und sie hat so einen wunderbaren Humor, wissen Sie. Ich mag ihre Witze so gerne.

T: Also das ist es, was sie gerne hätten, dass Sie wieder miteinander kochen, über ihre Witze lachen, dass sie Sie zum Lachen bringt und solche Dinge.

M: Ja, natürlich!

Es dauert eine Weile, bis die Mutter sagen kann, was sie wirklich will: zurückkehren zu den „normalen" kleinen Dingen wie z. B. gemeinsam kochen, miteinander über Witze lachen usw. Mithilfe einer Skalierungsfrage wird eingeschätzt, inwieweit Tochter und Mutter bereit sind, sich von ihrer gezogenen Linie zu entfernen. Und dadurch, dass sie einen Schritt beiseite treten und nicht frontal aufeinander prallen, können sie ein gemeinsames Ziel finden, d. h. „normal" sein und „normale" Dinge tun, die sie früher gemeinsam getan haben.

Das Problem konfligierender Ziele stellt sich häufig und lässt sich so lösen, dass man eine dritte Option findet – wie das folgende Fallbeispiel zeigt.

*Fallbeispiel: Streit um den Abwasch*

Bei diesem Fall wollte eine allein erziehende, berufstätige Mutter von fünf Kindern zuerst nur, dass ihr 15-jähriger Sohn Nick „verstehen kann", wie wichtig es war, dass er an einem bestimmten Abend in der Woche nach der Schule daheim den Abwasch machte. Auch Nick erwähnte seinen Wunsch, dass die Mutter seine Haltung besser „verstehen" sollte und er an den Abenden, an denen er seinen Vater besuche und dort zu Abend esse, den Abwasch zu Hause nicht machen müsse. Seine Begründung war, dass er kein Geschirr schmutzig mache und er deshalb den Abwasch an besagten Tagen auch nicht übernehmen müsse.

Therapeutin (T): Nehmen wir einmal an, deine Mutter versteht deine Aufregung, deine Ansichten … über dieses Problem. Was würde sich dadurch ändern?

Nick (N): Ich glaube, wie sie in Zukunft auf mich reagiert. Wie sie auf mich reagieren würde; vielleicht nicht jetzt, aber wie sie in einer Woche oder später reagieren würde.

T: Gibt es noch andere Möglichkeiten, wie sich deine Mutter verändern würde?

N: Also. Ich komme zum Beispiel nach Hause und komme vom Fußballspielen und hatte den ganzen Tag Schule und all den anderen Kram, den ich erledigen muss. Wenn ich zu meinem Vater gehe und ich bei der Mutter zu Hause kein Geschirr schmutzig gemacht habe, dann sollte ich den Abwasch dort eigentlich nicht machen müssen. Ich habe das Geschirr nicht schmutzig gemacht.

T: Nun, das ist ein guter Grund. Wenn also deine Mutter diesen Grund versteht, was dann, wird sie dann an dem Abend, an dem du zu deinem Vater gehst, nicht mehr von dir verlangen, dass du den Abwasch machst?

N: Richtig. Oder wir würden uns darauf einigen, dass ich weniger abwaschen müsste.

T: [ zu Nicks Mutter] Was bedeutet das für Sie? Wenn Nick versteht, weshalb er im Haushalt mithelfen muss, was würde sich dadurch für Sie beide ändern?

Mutter (M): Dadurch wird sich die Zankerei ein bisschen legen, wissen Sie, dieses Hin und Her. „Nein, du bist an der Reihe!" „Nein, bin ich nicht!" Und er versteht, dass jeder mal an der Reihe ist, ob er weg ist oder nicht. Zu Hause ist immer noch zu Hause, und vielleicht hat er am Donnerstag nicht daheim gegessen, aber dann kommt der Freitag, und auch da muss der Abwasch gemacht werden. So geht das reihum. Es geht einfach reihum. Wenn er an der Reihe ist, sollte er einfach abwaschen, ob er mitgegessen hat oder nicht.

T: Das heißt, dass Sie zu Hause weniger Reibereien haben wollen.

M: Es würde manche Dinge etwas reibungsloser machen.

Obwohl der Disput zwischen Mutter und Sohn mit dem problematischen Thema beginnt, ob Nick am Donnerstag den Abwasch machen muss oder nicht, kann ich beiden Seiten der Problemschilderung zuhören, während des gesamten Gesprächs neutral bleiben und herausfinden, dass beide letztlich einen „ funktionierenden" Haushalt wollen. Auf dieses Ziel können sich beide Parteien problemlos einigen, weil sowohl Mutter als auch Sohn davon profitieren; und noch wichtiger ist, dass das Ziel des „ funktionierenden" Haushalts auf die unterschiedlichste Weise erreicht werden kann. Deshalb tritt das Problem, dass Nick am Donnerstag den Abwasch erledigen muss, in den Hintergrund. Solche Dispute laufen in ähnlich strukturierten Situationen immer wieder ab – nur mit anderen Themen oder Inhalten.

### „Was würde sich zwischen Ihnen beiden ändern?" Oder: „Inwieweit würde Ihnen das helfen?"

Wenn Eltern und Kind unterschiedliche Ziele haben, sind solche Fragen sehr hilfreich, um zu den wirklichen Veränderungen vordringen zu können. Wenn es unterschiedliche Meinungen oder Optionen gibt, geben die meisten Menschen, auch Eltern und Kinder, dem Problem tendenziell sofort eine „richtige oder falsche" Richtung, statt dass sie die natürlichen Differenzen akzeptieren, die potenziell zu einer alternativen Lösung führen können. In der Hitze der Auseinandersetzung oder der heftigen emotionalen Reaktionen auf Probleme vergisst man leicht, dass beide Parteien so etwas wollen wie einen „Unterschied, der einen Unterschied macht“, und nicht nur alte Probleme aufwärmen möchten. Hier achten wir auf die Beziehung, d. h. auf den Raum zwischen den Menschen, und nicht auf die Recht habende bzw. nicht Recht habende Partei, weil wir an der Beziehung „zwischen“ den Eltern und dem Kind interessiert sind. Zur Erinnerung: Wir wollen nicht die inneren, psychischen Probleme der Eltern oder Kinder lösen, sondern die Qualität der Beziehung zwischen zwei oder drei Menschen verbessern, die füreinander Sorge tragen. Diese Haltung, die nicht auf gegenseitige Beschuldigung aus ist, gibt Eltern und Kind den Raum, über Möglichkeiten des beiderseitigen Vorteils nachzudenken, sodass sie nicht um Sieg und Niederlage kämpfen müssen.

Auch die Frage „Inwieweit würde Ihnen das helfen?“ geht davon aus, dass alle Bemühungen des Klienten (Eltern oder Kind) dem andern bzw. ihm selbst helfen; und der Therapeut geht der Frage nach, *wie* diese gewünschte Hilfe beschaffen sein könnte. Das ist etwas ganz anderes, als wenn man nach dem „Warum“ fragt, was oft als Beschuldigung oder Fehlersuche gedeutet wird und sofort defensive Reaktionen auslöst.

Im folgenden Fallbeispiel beschreiben wir ausführlich, wie man das Behandlungsziel mit einer Mutter aushandeln kann, die sehr enttäuscht von sich ist, weil sie sich für eine schlechte Mutter hält. Statt dass sich die Therapeutin von der Mutter entmutigen lässt, die an ihrem Kind nahezu verzweifelt, verfolgt und verhandelt sie gemeinsam mit Mutter und Kind das Ziel und bringt das Redebedürfnis der Mutter und das Bedürfnis des Kindes, über alternative Problemlösungen zu sprechen, in ein ausgewogenes Verhältnis.

*Fallbeispiel: Schnell wie ein Murmeltier*

Die achtjährige Sarah wurde beschrieben als ein Kind, das daheim und in der Schule „schreckliche“ Verhaltensprobleme habe. Nachdem ich (T. S.) erklärt hatte, was die Anwesenden von der Therapie erwarten können, versuchte ich herauszufinden, was Frau Heinz, Sarahs Mutter, von der Sitzung erwartete.

Therapeutin (T): Nun, was muss heute hier in dieser Sitzung passieren, damit Sie sich sagen können, es hat sich gelohnt, hierher zu kommen?

Mutter (M): Wissen Sie, Sarah ist einfach schrecklich; sie gehorcht mir nicht und auch nicht dem Lehrer. Sie ist ein sehr unartiges Mädchen.

Schon als kleines Kind konnte sie nie still sein; sie war unruhig und gab mir das Gefühl, sie nie zufrieden stellen zu können; sie gab mir das Gefühl, eine schlechte Mutter zu sein. Sie schrie die ganze Zeit, und als dann ihre jüngere Schwester auf die Welt kam, fing sie an, das Baby zu quälen.

T: Wenn ich Sie recht verstehe, wollen Sie Sarah eine gute Mutter sein, was nicht einfach ist, und Sie wollen, dass Sarah Ihnen gehorcht.

M: Das ist richtig, es ist die Hölle; sie ruiniert mein Leben mit ihrer Starrköpfigkeit, und jetzt will mein Freund uns verlassen, weil er ihre Starrköpfigkeit nicht mehr ertragen kann. Seit längerem hat sie Schlafstörungen und ist gegen mehrere Sachen allergisch. Ich gehe ständig mit ihr zum Arzt; der sagt jetzt, dass ihre Mandeln entfernt werden müssen, weil sie immer erkältet ist. In der Schule ist sie angeblich gut im Lesen, aber hoffnungslos schlecht im Rechnen; sie kann sich die Zahlen und die Multiplikation nicht merken, selbst wenn ich stundenlang mit ihr übe.

T: Nun, lassen Sie mich die Informationen rekapitulieren, die Sie mir bis jetzt gegeben haben. Sarah war ein sehr aktives Baby, das nicht leicht zufrieden zu stellen war. Sie ist ein Kind mit einem starken Willen und vielen Ideen, und in der Schule hat sie Probleme mit Rechnen und der Multiplikation. Ich habe auch herausgehört, dass Sie eine gute Mutter sein wollen und stundenlang versuchen, ihr beim Lernen zu helfen. Sie reagiert auf einige Dinge allergisch und muss sich vielleicht einer Mandeloperation unterziehen. Was für eine Liste von Informationen in so kurzer Zeit! Es ist sehr hilfreich, wenn die Eltern ihre Kinder sorgfältig beobachten können, und das ist für mich äußerst hilfreich, weil man die kleinen Dinge bemerken muss. Nun meine Frage: Was wird für Sie anders, wenn Sarah Ihnen gehorcht? Wir wissen zwar noch nicht, wie das geschehen wird, aber nehmen wir einfach mal an, dass sie es tut.

M: Sie wird mir ein gutes Gefühl geben, ich würde wissen, dass sie mich als Mutter schätzt. Wissen Sie, ich tue alles, um meinen Kindern schöne Dinge bieten zu können, die ich als Kind nicht hatte.

T: Was wird noch geschehen und sich zwischen Ihnen beiden verändern?

M: Ich werde freundlicher zu ihr sein, und ich werde mit ihr scherzen, wie ich das mit dem Baby tue.

T: Was würde Sarah dann anders machen?

M: Ich bin sicher, sie wird weniger eifersüchtig sein und ihre Schwester nicht mehr ärgern.

T: Was noch?

M: Vielleicht würde sie mehr Selbstvertrauen entwickeln. Wissen Sie, sie hat sehr wenig Selbstvertrauen. Aber das ist auch kein Wunder, denn sie vermasselt sich ständig Situationen und macht nie das, was man ihr sagt.

Durch meine sorgfältige Selektion, was zu beachten und was zu ignorieren ist, kann die Mutter darüber nachdenken, wie sie ihre schwierige Situation mit Sarah verändern will. Überraschenderweise hat die Mutter konkrete Vorstellungen davon, was für sie und Sarah anders sein wird und dass es z. B. einen Zusammenhang zwischen der Freundlichkeit der Mutter und Sarahs gestärktem Selbstvertrauen gibt. Würde die Therapeutin mit der Mutter alleine das Gespräch führen, könnte sie hier weiter über die Vorstellung von Veränderung reden. Wenn jedoch das Kind anwesend ist, muss man das, was die Eltern wollen, mit dem, was das Kind aus den Äußerungen der Eltern herausliest, verbinden. Und dieser „Brückenbau" kann z. B. damit gemacht werden, indem man das Kind die Lösung bildhaft darstellen lässt. Eine solche Visualisierung muss für das Kind genauso wichtig sein wie für die Mutter.

T: Sarah, ich stelle dir und deiner Mama jetzt eine sehr spezielle Frage, eine Frage, für die etwas Fantasie nötig ist. Schau mal auf diesen Zauberstab. Stell dir nun vor, du gehst mit deiner Mutter nach Hause, und dort tust du das, was du immer tust, vielleicht zu deiner Freundin gehen, Hausaufgaben machen, das, was du halt nachmittags so tust. Am Abend gibt es dann Abendessen, und dann gehst du ins Bett ... Während du schläfst, geschieht durch diesen Zauberstab ein Wunder, und die Probleme, wegen denen du und deine Mutter heute zu mir gekommen seid, sind verschwunden, Abrakadabra ... einfach so. Weil du aber schläfst, weiß niemand, dass in der Nacht ein Wunder geschehen ist. Am nächsten Morgen wachst du auf, und nun frage ich dich: Was wird das erste kleine Zeichen dafür sein, dass dieser Zauberstab funktioniert hat?

Sarah (S): Ich weiß nicht.

M: Sei nicht albern, du bist nur zu faul zum Nachdenken.

T: Ich habe dir gesagt, dass es eine sehr spezielle Frage ist. Es ist ganz normal, dass man darauf nichts zu antworten weiß, und du hast auch Zeit, darüber nachzudenken. Sogar erwachsene Leute brauchen dafür Zeit zum Nachdenken.

S: Mein roter Pullover würde auf dem Bett liegen, den ich so gerne mag.

T: Was sonst noch?

S: Meine Schwester würde für mich das Meerschweinchen füttern, und dann würden wir zusammen frühstücken.

T: Was sonst noch?

S: Meine Mama würde mich nicht zwingen, Toast und Butter zu essen, vielleicht will ich nur meine Milch trinken.

T: Nun, Sarah, nehmen wir an, du findest den roten Pullover auf dem Bett und stellst fest, dass deine Schwester das Meerschweinchen gefüttert hat. Was wirst *du* dann tun?

S: Ich werde wissen, dass meine Mama mich gern hat, und ich werde keine schlechte Laune haben.

T: Was wirst du stattdessen haben?

S: Ich werde gute Laune haben.

T: Prima, tatsächlich? Und was tust du, wenn du gute Laune hast?

S: Ich lache. Ich spiele gerne mit meiner Schwester, und manchmal mache ich das, was Mama von mir verlangt.

T: Nun, Sarah, was wird beim Frühstück anders, wenn du gute Laune hast?

S: Ich weiß nicht, vielleicht schreie ich nicht. Und Mamas Freund wird nicht an mir herumnörgeln.

T: Was passiert dann später am Tag? Wie findest du heraus, dass dieses Wunder geschehen ist?

S: In der Schule spielen die Kinder mit mir, und ich werde gut im Rechnen sein. Ich hätte in der Schule gerne eine Freundin, wie all die anderen Kinder, aber niemand will mit mir spielen.

Im Zusammenhang mit der Wunderfrage erzählte Sarah noch, dass sie mit anderen Kindern Pokemonkarten austauschen, nach dem Mittagessen mit Annie und Bea Spiele spielen und dass ihr Lehrer sie nicht ständig zur Konzentration ermahnen würde. Nachdem ich Sarahs Fähigkeit gelobt hatte, auf solch schwierige Fragen zu antworten, schickte ich sie in den Spielbereich, um mich mit der Mutter zu unterhalten. Für Frau Heinz sah das Wunder folgendermaßen aus: Sarah würde allein aufstehen, sich waschen und ohne Ermahnungen das Meerschweinchen füttern. Sie selbst, so die Mutter, wäre am Morgen dann auch ruhiger und würde deshalb nicht zur Beruhigung rauchen müssen; das Frühstück wäre friedlich, und sie würde Sarah, bevor sie zur Schule ginge, einen Kuss geben. Sarah würde ihr gehorchen und bereitwillig ihre Sachen erledigen, z. B. das Geschirr aus der Spülmaschine nehmen und wegräumen, ihr Zimmer aufräumen usw. Danach bat die Therapeutin Sarah wieder in den Gesprächsbereich.

T: Du hast gerade gehört, woran deine Mama erkennen wird, ob das Wunder geschehen ist. Das Wichtigste für deine Mama ist, dass du ihr gehorchst und das machst, was sie dir sagt. Von dir habe ich gehört, dass du guter Laune sein willst und Freunde haben möchtest. Hier habe ich einen Korb voller Stofftiere für dich. [ Ich lege die Stofftiere auf den Boden und setze mich gemeinsam mit Sarah zu ihnen.] Angenommen, du bist eines dieser Tiere. Du kannst gut zuhören und bist sehr schnell, und du machst die Dinge richtig, und du bist meistens guter Laune. Welches Tier würde am besten zu diesen Eigenschaften passen?

Sarah nimmt die einzelnen Stofftiere in die Hand und versucht, sich für eines zu entscheiden; offenkundig mag sie das Pferd.

T: Es scheint, als ob das Pferd das geeignete Tier wäre. Erzähl mir etwas über Pferde.

S: Weißt du, ich habe ein Pferd, es heißt Blackey, und ich gehe jede Woche reiten. Es gehorcht mir sehr gut, und ich fühle mich wohl bei ihm. Aber eigentlich ist es überhaupt nicht schnell. Nein, ich glaube nicht, dass es das richtige Tier ist.

T: Nun, dann schau noch einmal. Vielleicht findest du ein Tier, das dir besser gefällt.

M: Sie kommt nie zu einem Entschluss; sie ist sehr langsam.

T: Sie haben Recht, sie nimmt sich Zeit, aber mir scheint, dass sie aufmerksam zugehört hat, denn sie will ganz sicher sein, dass sie ein Tier findet, das schnell ist und gut gehorcht.

S: Ich glaube, jetzt habe ich es! Ich nehme das Murmeltier. Weißt du, letzten Sommer waren wir in den Bergen in Ferien, und dort haben wir sie gesehen. Sie sind immer auf der Hut, horchen auf jeden Laut. Wenn sie etwas nicht kennen, pfeifen sie und rennen ins nächste Loch. Ja, das ist es. Sie horchen auf alles und sind sehr schnell. Und weißt du, sie haben auch gute Laune, weil sie Zeit haben und in der Sonne liegen können, sie tun einfach nichts, und ich habe beobachtet, wie sie mit ihren Freunden spielen. Ich glaube, sie haben ein gutes Leben.

T: Das scheint eine gute Wahl zu sein. Nun legen wir die anderen Tiere wieder in den Korb, und dann nimmst du das Murmeltier in die Hand. Ich möchte ein bisschen mit ihm plaudern.

Sarah tut das, was ihr aufgetragen worden ist.

T: [zum Stofftier] Wie heißt du?

Murmeltier (Sarah): Ich heiße Tommy.

T: Das ist ein hübscher Name. Wie alt bist du?

Murmeltier (S): Neun.

T: Kennst du Sarah? Sarah hat dich gerade unter all den anderen Tieren ausgewählt. Weißt du, weshalb?

Murmeltier (S): Natürlich weiß ich das. Weil ich auf alles horchen kann, schnell bin und mich um meine Geschwister kümmere. Denn wenn ich pfeife, wissen alle, dass Gefahr droht, und dann können sie sich in Sicherheit bringen. Ich helfe gerne.

T: Klasse, du scheinst wirklich ein gutes Tier zu sein. Und immer so hilfsbereit. Erzähl mir mal, Tommy, wie und wo hast du das alles gelernt?

Murmeltier (S): Hmm … ich weiß nicht. Das ist ein Geheimnis. Es war nicht leicht.

T: Ja klar, das nehme ich an, aber es scheint, du hast es geschafft.

Murmeltier (S): Ja, Mama sagt, dass ich das schnellste Kind bin, das sie hat. Sie ist sehr stolz auf mich.

T: Glaubst du, dass Sarah dir ein bisschen ähnlich sein könnte?

Murmeltier (S): Ich weiß nicht … es ist nicht leicht …

Nachdem ich herausgefunden hatte, wann und wo Sarah bereits aufmerksam war und auch „schnell wie ein Murmeltier“, zog ich mich für eine kurze Denkpause zurück und ging anschließend wieder zu Mutter und Tochter, um ihnen mitzuteilen, was ich in meinen Interaktionen mit den beiden beobachtet hatte. Ich lobte Sarah für ihre gute Mitarbeit während der Sitzung und für ihre wunderbare Fantasie. Der Mutter schenkte ich anerkennende Worte dafür, dass sie so ein kreatives und kooperatives Kind habe, das sich schon in diesem jungen Alter so gut ausdrücken könne. Ich sagte zur Mutter außerdem, dass man sehen könne, wie sehr sie sich bemühe, damit Sarah ein besseres Leben habe, und dass sie wirklich das Beste für ihr Kind wolle. Dann gab ich Mutter und Tochter folgenden Vorschlag mit auf den Weg.

T: Sarah, mir scheint, du könntest viel ausrichten, wenn du ein bisschen wie Tommy werden würdest. Tommy sagte, dass das gar nicht so leicht ist. Also ich schlage dir vor, dass du bis zum nächsten Mal, wenn wir uns sehen, Tommy möglichst gut kennen lernst. Vielleicht findest du noch mehr über Murmeltiere heraus und z. B. darüber, wie sie das Leben genießen und gleichzeitig so aufmerksam und schnell sein können. Sie, Frau Heinz, sollten sorgfältig darauf achten, wann, wo und wie Sarah sich ein bisschen wie ein Murmeltier verhält. Und wie mir schon am Anfang der Sitzung auffiel, können Sie gut beobachten, und ich bin sicher, Sie werden schon nach wenigen Minuten eine Veränderung bemerken, wenn Tommy irgendwo in der Wohnung ist.

Tatsächlich war es Sarahs Idee, dass sie – wie ein Murmeltier – aufmerksam auf alles horchen, das Leben genießen und Freunde haben würde. Sie war so kreativ und klug, ein Stofftier – das Murmeltier – auszuwählen, das die Wünsche ihrer Mutter und ihre eigenen in sich vereinte. Sich wie Tommy zu verhalten ist definitiv eine andere und leichtere Art, sein Ziel zu erreichen, als ein unartiges Mädchen zu einem folgsamen Kind zu machen, wie es die Mutter – ohne Erfolg – versucht hatte.

Statt dass sich die Therapeutin zwischen ihrer Unterstützung für die Mutter, die ihre Wünsche an Sarah realisieren wollte, und der Parteinahme für das Kind entscheiden musste, konnte sie durch Aushandlung das miteinander kombinieren, was beide Seiten wollten, und mit einer hilfreichen Aufgabe aufwarten, die für beide neu war. Wir halten einen solchen Schritt für den ersten kleinen Baustein, auf dem sich eine andere Zukunft aufbauen lässt.

## Kooperation mit anderen professionellen Helfern

Oft sind zahlreiche Experten involviert, um einem Kind, das spezielle Lösungen seiner Probleme braucht, zu helfen – was meistens viele Telefongespräche, E-Mails und persönliche Gespräche erfordert. Die verschiedenen Aktivitäten der professionellen Helfer müssen gut koordiniert werden, damit die eh schon belasteten Eltern und das Kind nicht verwirrt werden. Deshalb kann die Arbeit mit Kindern aus den unterschiedlichsten Gründen arbeitsintensiver sein und länger dauern als die Arbeit mit Erwachsenen. Wenn man mit den anderen professionellen Helfern kooperiert, trifft man meistens auf Experten, die nach dem Modell der „Problemlösung" vorgehen. Diese suchen wahrscheinlich nach den Problemen und analysieren sie, wenn sie fündig geworden sind. In diesem Zusammenhang sind folgende Überlegungen wichtig:

1. *Denken Sie immer an das Ziel, das Sie mit dem Kind und den Eltern verfolgen.* Ihr Ziel wird zum leitenden Prinzip, mit dessen Hilfe Sie die Dinge im Fokus behalten können, die für das Kind und die Eltern am besten sind. Man kann leicht vom Ziel abgelenkt werden, und das Gespräch kann schnell in ein Gespräch über Probleme abgleiten oder zu Klagen über die Eltern werden. Weder das eine noch das andere ist sehr produktiv.

   Bei fachlichen Zusammenkünften sollte man sich immer nach dem Zweck der Sitzung erkundigen und die anderen sachte daran erinnern, wenn die Diskussion negative Züge annimmt. So könnte z. B. der Zweck einer Sitzung darin bestehen, dass man über das auffällige kindliche Verhalten diskutieren möchte. Auch hier ist es, wie im Gespräch mit Eltern oder Betreuern, immer hilfreich, wenn man Klärung darüber verlangt, wie eine solche Diskussion über das kindliche Verhalten dem Kind helfen würde. In einer solchen Sitzung mit Experten vertrat die Lehrerin des Kindes die Ansicht, dass die Mutter und ihr Freund selbst eine Therapie machen und das Kind in ein Heim geben sollten. Natürlich war die Mutter des Kindes dadurch sehr verletzt und beschuldigte sofort die Lehrerin, dass sie nicht unterrichten könne und ihre Klasse nicht in den Griff bekomme.
2. *Umdeutung als hilfreiches Werkzeug.* Wenn Sie mit angespannten Situationen konfrontiert sind, ist die Umdeutung der Situation in ihre positiven Elemente eine hilfreiche Bemühung, dem Klienten zu helfen. Im eben erwähnten Beispiel argumentierte die Therapeutin sofort, dass die Eltern und die Lehrerin offenkundig das Beste für das Kind und ihm in der Schule gute Chancen geben wollten und dass man darüber nachdenken sollte, welcher Ansatz der hilfreichste sein könnte. Eltern und Lehrerin beruhigten sich danach und konzentrierten sich wieder auf das Ziel der Sitzung.
3. *Loben Sie andere professionelle Helfer, und geben Sie anderen Anerkennung.* Nörgelnde Eltern oder Lehrer kann man dafür loben,

dass sie gut beobachten können und am Erfolg des Kindes und an seiner Zukunft interessiert sind. Wenn sich das Kind in Ihrer Behandlung positiv verändert, können Sie immer die Eltern oder Lehrer dafür loben, dass sie die Grundlagen für das Gedeihen des Kindes gelegt haben. Sie können sagen, dass sie dem Kind lediglich eine Chance gegeben haben, das zur Entfaltung zu bringen, was es von den Eltern oder dem Lehrer gelernt hat.

Wenn Eltern Ihnen berichten, dass ihr Kind erfreuliche Dinge von der Schule erzählt hat, z. B. dass es bestimmte Aktivitäten im Kunstunterricht durchgeführt, neue Musik gelernt oder schwimmen gelernt hat, sollten Sie ihnen unbedingt vorschlagen, diese gute Neuigkeit aus der Schule dem Lehrer des Kindes mitzuteilen. Wenn der Lehrer solch positive Rückmeldung von den Eltern bekommt, wirkt sich das auch positiv auf die Interaktion zwischen Lehrer und Kind aus. So weiß der Lehrer, dass sich das Kind nicht immer über die Schule beklagt, sondern Interesse und Aufmerksamkeit für Lerninhalte zeigt und dass die Eltern das Lernen ihres Kindes beachten und die Effektivität des Lehrers schätzen.

4. *Fassen Sie das Gehörte zwischendurch zusammen, und heben Sie dabei die Stärken und kleinen Erfolge des Kindes hervor.*
5. *Machen Sie häufig Gebrauch von tentativen Formulierungen.* Dadurch erhöhen Sie Ihre Chancen, dass man Ihnen zuhört und mit Ihnen kooperiert. Beispiele für solche vorsichtigen Formulierungen sind: „Es scheint, als ob …“, „Es klingt, als ob das, was du wirklich wolltest …“, „Ich frage mich …“, „Könnte es sein, dass …“.

# 6. Die kindgerechte Kommunikation

Da Kinder über Handlungen, bildhafte Vorstellungen, Spielereien, Spiele und viele andere kreative Aktivitäten kommunizieren, befassen wir uns in diesem Kapitel damit, auf welch vielfältige Weise man als Therapeut diese kindlichen Ressourcen erschließen kann. Mithilfe der beschriebenen Aktivitäten wird dem Kind ein Bewusstsein von Kompetenz vermittelt, kann es seinen Willen besser zum Ausdruck bringen, hat es mehr Wahlmöglichkeiten zur Verfügung und bekommt vor allem das Gefühl, sein Umfeld besser kontrollieren zu können. Und schließlich werden die Kinder dadurch in die Lage versetzt, Erfolge zu spüren, Selbstvertrauen zu erwerben und ein Gefühl von Sicherheit zu entwickeln – dadurch gewinnen sie insgesamt mehr Kontrolle über ihr Leben. Wir zählen nun Ausstattungen und Materialien auf, die in der Kommunikation mit Kindern besonders hilfreich sind.

## Ein angenehmes Umfeld

Wichtig ist ein behagliches Umfeld, und die im Folgenden genannten Gegenstände und Materialien sind zwar ideal, stellen aber keine absolute Notwendigkeit dar. Beachten sollte man allerdings, dass die Spielsachen, die Kinder anscheinend besonders gern haben, auch die Spielsachen sind, mit denen die Kinder kreativ sein können. Meine (I. K. B.) Tochter mochte als kleines Kind besonders die riesigen Verpackungskartons, die ich im benachbarten Haushaltswarengeschäft geschenkt bekam. In einen solchen Karton, den ich daheim ins Wohnzimmer stellte, schnitten wir Türen und Fenster, und dann malten wir ihn bunt an, damit er wie ein Haus aussah. Ich legte eine alte Decke auf den Boden, stellte den Karton, der zu einem Geheimversteck wurde, darauf und drapierte ein Laken oder Tuch um ihn herum. Am Eingang wurde ein Schild mit der Aufschrift „Betreten verboten“ aufgehängt. Viele Kinder aus der Nachbarschaft kamen zu uns und spielten Tag für Tag stundenlang in dem Karton. Wenn „das Haus“ baufällig wurde, gingen wir zum Haushaltswarengeschäft und besorgten einen neuen Karton.

### Ein Wort zu Spielsachen

Ich (T. S.) habe in meiner Praxis bewusst nur ein paar wenige Spielsachen, weil ich unstrukturierte Materialien bevorzuge, mit denen ich Zugang zu der spezifischen Welt eines Kindes suche. Ich habe z. B. einen großen Vorrat an Tüchern, Zeichenpapier und bunten Filzstiften. Aus dem Tuch kann ein Fluss werden, man kann eine Pokemonfigur daraus machen oder einen Schleier für die Märchenprinzessin; aus Papier lässt sich die Krone eines Königs oder einer Königin basteln. Das Material, das man für seine Praxis auswählt, muss einen bestimmten Zweck erfüllen: die Kommunikation mit dem Kind intensivieren. Mit „Rohmaterialien“ können Kinder ihre Kreativität entfalten – anders als z. B. mit fertigen Plastikfiguren, mit denen sie sich schnell langweilen können.

Rohmaterialien regen die Fantasie an und bieten dem Kind die Möglichkeit, eigene Spielsachen herzustellen. Die meisten Kinder sind stolz auf die Sachen, die sie anfertigen, und wollen diese Produkte ihren Eltern und anderen für sie wichtigen Personen zeigen. Ich habe immer eine Sofortbildkamera parat, um die Erzeugnisse der Kinder zu fotografieren, die dann die Fotos mit nach Hause nehmen und sie anderen zeigen können. Mit dieser Aktion kann man eine Brücke sowohl zur nächsten Sitzung als auch zur Familie schlagen.

Oft arbeite ich (T. S.) ehrenamtlich in einem Flüchtlingslager in der Nähe meiner Praxis. Hier leben Flüchtlinge vor allem aus früheren „Ostblockstaaten“. Das Lager hat nicht genug Platz für therapeutische Aktivitäten, und so wird das Büro des Lagerleiters manchmal zum Gruppenraum für die Kinder. Meistens nehme ich eine große Tasche mit Luftballons, bunten Leuchtstiften, Zeichenstiften, Zeichenpapier und einen kleinen Ball mit. Selbst diese wenigen Dinge können in der Arbeit mit Kindern recht gute Dienste leisten.

Die Praxis eines Therapeuten muss für Kinder aller Altersstufen natürlich angenehm sein, d. h., dass man ausreichend Platz haben sollte, damit die Kinder sich gegebenenfalls bewegen oder aktiv sein oder auf dem Boden spielen können. (Zur Beachtung: Manchmal erlauben die Eltern ihren Kindern nicht, auf dem Boden zu spielen. Diese elterlichen Regeln muss man respektieren.) Selbstverständlich sollte sich die Praxis leicht reinigen lassen, und ganz ideal sind Fenster, durch die man in den Himmel schauen oder den Wolken zusehen kann oder vielleicht sogar Blumen und Bäume sieht. Derlei Annehmlichkeiten entscheiden jedoch nicht über die Qualität einer Therapiesitzung. Da die Aufmerksamkeitsspanne eines Kindes viel kürzer ist als die eines Erwachsenen, sollte man immer zahlreiche Materialien für potenzielle Aktivitäten zur Verfügung haben.

Ein großer Raum kann in drei separate Bereiche aufgeteilt werden: einen Gesprächsbereich mit bequemen Stühlen, einen Spielbereich und einen Aktivbereich. Im Aktivbereich stehen ein Tisch und Stühle für Erwachsene und ein kleiner Tisch mit kleinen Stühlen für jüngere Kinder. Die Kinder dürfen wählen, an welchem Tisch sie sitzen wollen; manche Kinder wollen unbedingt am großen Tisch sitzen, um ihre Stärke oder Größe zu demonstrieren, auch wenn dies für sie unbequem ist. Auf dem kleinen Tisch gibt es Malpapier, Buntstifte, Klebstreifen und stumpfe Scheren. Wenn man mit kleinen Kindern arbeitet, können die drei Bereiche „Redeland", „Spielland" und „Malland" genannt werden. Ein kleines oder jüngeres Kind kann man an die Hand nehmen und mit ihm von einem Bereich zum anderen gehen. Klar definierte, erkennbare und getrennte Bereiche sind nicht nur deshalb vorteilhaft, weil Spielsachen aus dem Gesprächsbereich herausgehalten werden können, sondern auch deshalb, weil eine solche Abgrenzung sogar bei kleinen Kindern zu guter Kooperation motiviert.

### Geheimversteck

In einer Ecke meines Therapieraums steht ein preiswertes Etagenbett. Im oberen Teil des Bettes ist eine Matratze; die Matratze des unteren Teils habe ich durch ein Kissen ersetzt, auf dem die Kinder es sich bequem machen können. Die untere Hälfte des Etagenbettes ist mit einem Vorhang versehen, der sich in der Mitte teilen lässt. In diesen Bereich kann sich ein Kind zurückziehen und ihn zu seinem Geheimversteck machen, während ich mit seinen Eltern spreche. Manche Kinder, die nicht wissen, ob sie sich am Gespräch der Erwachsenen beteiligen wollen, empfinden es als angenehm, wenn sie sich verstecken und gleichzeitig dem Gespräch der Erwachsenen über sie zuhören (und meistens gute und positive Dinge hören) können. Ferner können die Kinder selbst bestimmen, ob sie herauskommen und für die anderen wieder sichtbar sein wollen. Neben diesem Etagenbett stehen ein Puppenhaus, ein Stall mit Holztieren, ein Korb mit bunten Holzklötzen, ein Korb mit Stofftieren und zwei Ständer mit Marionetten.

Weil ich manchmal mit den einzelnen Familienmitgliedern allein spreche, habe ich einen zweiten Raum, der viel kleiner ist als der eben beschriebene. Darin befinden sich ein kleiner Sandkasten, ein Dartspiel und ein paar Kinderbücher. Weitere Gegenstände, die zwar nicht vordringlich sind, haben in einer Praxis durchaus ihren Wert:

- *Schreibtafel oder Flipchart.* Auf einer Schreibtafel oder einem Flipchart von angemessener Größe und mit leicht abwischbarer Oberfläche können die Kinder kritzeln (später mehr darüber) oder Bilder malen. Tafel bzw. Flipchart sollten so niedrig an die Wand gehängt werden, dass auch kleine Kinder im Sitzen darauf malen können.
- *Ein großes schwarzes Brett.* An einer Wand in meiner Praxis hängt ein großes „schwarzes" Brett aus Kork. Hier können die Kinder die Bilder, die sie während der Sitzung gemalt haben, aufhängen – wenn sie sie nicht mit nach Hause nehmen wollen. Viele Kinder lassen ihre Bilder in der Praxis hängen, damit sie daran weitermalen oder sie verändern können, wenn sie zur nächsten Sitzung kommen. Andere Kinder nehmen ihre Bilder mit nach Hause, um sie dort in ihrem Zimmer oder in der Küche am Kühlschrank aufzuhängen.

### Kinder und Blickkontakt

Da jüngere Kinder meistens Energiebündel sind und sich auch im „Redeland" reichlich bewegen müssen oder herumzappeln, sollten kleinere Gegenstände verfügbar sein, an denen die Kinder vor allem beim Reden herumspielen können. In einem Gespräch über ernste Dinge ist es auch aus der Sicht Erwachsener ganz natürlich und sehr angenehm, wenn man den Blickkontakt nicht sucht oder hält, sondern sich Seite an Seite setzt oder vielleicht spazieren geht. Deshalb entstehen die intimsten Gespräche zwischen zwei Menschen, wenn sie zusammen Auto fahren oder miteinander auf der Terrasse sitzen und in die Ferne schauen. Also kann man auch nicht erwarten, dass jüngere Kinder den Blickkontakt halten. Meistens schauen sie auf ihre Schuhe, Hände oder sogar auf den Boden. Dies gilt auch für Jugendliche. Mit ihnen macht man am besten einen Spaziergang und bespricht die Dinge beim Gehen. Denn Jugendliche fühlen sich wohl, wenn sie über die schwierigen Fragen, die ihnen gestellt werden, beim Gehen nachdenken dürfen.

### Klingelnde Telefone

Angenehm ist es natürlich, wenn man sich jemanden leisten kann, der das Telefon bedient. Ich genieße diesen Luxus nicht, sodass ich während der Therapiezeit den Anrufbeantworter einschalten muss. Viele Kinder sind allerdings sehr überrascht, wenn ich während der Sitzung das Telefon nicht abnehme, und manche beharren sogar darauf, dass ich ans Telefon gehe, wenn es klingelt. Wenn ich dies nicht tue, sind sie erstaunt, weil sie nicht glauben können, dass ein Erwachsener ihnen seine ungeteilte Aufmerksamkeit schenkt.

## Kinder entdecken Lösungen

Ein Kollege von uns, Brian Morgan, erzählt gern die Geschichte, wie sehr ihn die Aufgabe inspiriert hat, im Rahmen der „landesweiten Woche der psychischen Gesundheit“ mit Schülern einer fünften Klasse über psychische Probleme zu diskutieren. Morgan war damals Leiter des gemeindepsychiatrischen Zentrums und kannte eine Lehrerin, die gerade eine fünfte Klasse unterrichtete. Die Lehrerin lud Herrn Morgan ein, mit ihren Schülern über psychische Gesundheit zu sprechen und die Frage zu thematisieren, weshalb Kinder über psychische Probleme Bescheid wissen sollten und wie man psychisch gesund bleibt bzw. wird.

Morgan hatte zuerst schrecklich Angst, weil er nicht wusste, wie er den Schülern einer fünften Klasse erklären sollte, was psychische Gesundheit bedeutet. Wie sollte er diesen zehn- und elfjährigen Kindern ein „so komplexes und kompliziertes Konzept“ beibringen? Da er sich damals gerade mit dem lösungsorientierten Ansatz beschäftigte, überlegte er, wie er die den Kindern vertrauten Dinge in seinen Vortrag integrieren konnte. Sie alle lebten in einer schönen ländlichen Gegend im nördlichen Teil des Staates Washington, die für ihre

Berge, Apfelplantagen und Pferdezucht bekannt ist. Da sich Morgan vom Umfeld dieser Kinder inspirieren ließ, wusste er bald, wie er mit den Kindern über psychische Gesundheit sprechen konnte. Er brachte Themen ein, die ihnen vertraut waren und mit denen sie sich auskannten.

Also begann Morgan seinen Vortrag damit, dass er den Kindern zu vertrauten und bekannten Dingen Fragen stellte. Da sie sehr neugierig waren, hatte er ihre volle Aufmerksamkeit. Auf seine Frage, wie viele von ihnen Katzen, Hunde oder Pferde hätten, gingen die Hände aller Kinder hoch. Dann fragte er, woran sie erkennen würden, wenn sich diese Tiere nicht wohl fühlten, wo sie doch nicht sprechen könnten. Viele Kinder meldeten sich und beschrieben, wie sie allein vom Anschauen der Tiere her sagen könnten, ob ein Tier durstig, müde, krank, fröhlich oder traurig sei oder sich beim Anblick des Kindes freue usw. Morgan bat ein paar Kinder nach vorne, damit sie den anderen zeigen konnten, wie die Tiere aussehen, wenn sie durstig, hungrig, müde, traurig oder fröhlich sind. Die vorführenden Kinder setzten alle ihre gestischen und mimischen Fähigkeiten ein, während die zuschauenden Kinder die „Schauspieler" anwiesen, Pose, Körperhaltung, Positionen der Hand oder des Beines und den Gesichtsausdruck so zu verändern, bis die darzustellende Emotion richtig getroffen war. Morgan war ziemlich erstaunt darüber, wie viel die Kinder über Tiere wussten, und da er ein recht expressiver Mensch ist, übertrieb er sein Erstaunen ein bisschen. Die Kinder freuten sich über seinen Vortrag, und er freute sich über ihre Mitarbeit. Dann sollten die Kinder beschreiben, wie sie sich um diejenigen Tiere kümmern, die sich nicht wohl fühlen. Die Schüler hatten viele Ideen, wie sie die Tiere versorgen würden, wenn sie krank, durstig, hungrig, verletzt oder unglücklich sind.

Dann ging Morgan zum nächsten Thema über: Pflanzen, Wiesenblumen, Bäume, Gemüse oder Blumen, die die Eltern im Garten hatten. Auch in diesem Fall hatten die Kinder viele Ideen und wussten zahlreiche Heilmittel für kranke Pflanzen, Bäume, Blumen usw., wussten z. B. auch vom Einsatz von Stickstoff und sonstigen Düngemitteln, die selbst Morgan nicht kannte.

Als Nächstes fragte er die Kinder, woran sie erkennen würden, wenn sich ihre Freunde körperlich und seelisch nicht wohl fühlten. Einige Schüler spielten Kinder, die „sich innerlich nicht gut fühlen", und wieder half die Klasse „den leidenden Kindern", indem sie bestimmte Gesten, Mienen und Körperhaltungen vorschlug. Die Kinder waren gut bei der Sache und zeigten begeistert ihr umfangreiches Wissen, indem sie beschrieben, wie sie traurigen, aufgeregten, zornigen, einsamen oder freudlosen Freunden helfen würden.

Dieses Thema wurde schließlich noch auf Familienangehörige, Nachbarn und Verwandte ausgedehnt. Die Lehrerin fand die Veranstaltung mit ihrer Klasse sehr gut und lud Morgan zu einer weiteren Diskussionsrunde in der Woche darauf ein. Er hielt noch drei Sitzungen ab und sprach auch über die Techniken, wie man seinen Freunden helfen kann, z. B. durften die Schüler vorführen, wie sie Freunden zuhören, die Hilfe brauchen. Morgan war erstaunt, welche Sensibilität die Schüler zeigten, wie gut sie anderen zuhören konnten und wie nachdenklich sie waren.

Der Lehrerin imponierte das Verhalten ihrer Schüler so sehr, dass sie Morgan nach Ablauf dieser Einzelsitzungen bat, während des gesamten Schulhalbjahres wöchentlich eine Stunde lang in die Klasse zu kommen. Morgan hat gezeigt, dass Kinder das intuitive Wissen und die Fähigkeit haben, leidenden oder geplagten Menschen Mitgefühl entgegenzubringen. Wenn wir die Fähigkeiten der Kinder, ihr Wissen und die ihnen wichtigen Dinge respektieren, können wir diese intuitiven Kapazitäten aktivieren.

Spiele, Bewegung und das Gespräch über Dinge, die Kinder gut kennen und mit denen sie vertraut sind, stellen die primären Wege der Kommunikation mit ihnen dar. Wenn man Kinder nach Dingen oder Vorgängen aus ihrer Umgebung fragt, verhalten sich die meisten so wie die Schüler, mit denen Brian Morgan im Klassenzimmer gesprochen hat. Von daher ist es sinnvoll, bildhafte Vorstellungen zu evozieren und zu verändern, Brücken zwischen der kindlichen Welt und der Erwachsenenwelt zu bauen. Dies geht sehr gut mit dem lösungsorientierten Gedanken zusammen, wonach alle Klienten, Kinder eingeschlossen, als gleichwertig betrachtet werden. Einige der in diesem Kapitel beschriebenen Techniken haben wir von den Kindern gelernt, die unsere Hilfe brauchten; einige Techniken kennen wir von anderen Therapeuten; mit einigen Techniken haben wir experimentiert, und zu einigen wurden wir durch die Lektüre von Kindergeschichten oder Märchen und Sagen angeregt.

Wir sind überzeugt, dass auch unsere Leserinnen und Leser auf sehr persönliche Weise entdecken werden, wie sie ihre Techniken entwickeln können, wenn sie einmal mit den Prinzipien des lösungsorientierten Denkens vertraut sind. Der eigenen Vorstellungskraft und Kreativität sind keine Grenzen gesetzt. Die im Folgenden beschriebenen Beispiele sollen dazu anregen, verschiedene Techniken auszuprobieren.

## Die Veränderung benennen und visualisieren

Vor ein paar Jahren war im Völkerkundemuseum in Zürich eine Ausstellung zu sehen, die Fotografien aus dem normalen, alltäglichen Leben von Kindern aller Altersstufen in der ganzen Welt zeigte. Das Ungewöhnliche an dieser Ausstellung war, dass alle Fotos von Kindern aufgenommen worden waren. Ich (T. S.) war tief berührt, was diese Kinder anderen Kindern und Erwachsenen zeigen wollten und was sie für den Betrachter für wichtig hielten. Die Ausstellung inspirierte mich, einen Zusammenhang zu den Kindern herzustellen, die ich in meiner Praxis tagtäglich behandelte. Bilder eignen sich nämlich sehr gut dafür, Kindern die guten Seiten ihres Lebens zu veranschaulichen. Mithilfe von Bildern können Kinder sich besser auf ihre eigenen bildhaften Vorstellungen konzentrieren und sich ihre Träume und Hoffnungen vor Augen führen.

In den folgenden Abschnitten zeigen wir, wie hilfreich es ist, wenn ein Kind die Lösung benennen und mit dieser Benennung eine konkrete Vorstellung verbinden kann, wie das Problem langsam zu einer Lösung wird. Name und Bild der Veränderung müssen im Leben des Kindes eine Bedeutung haben und wichtig für es sein. Die Lösung sollte auch berücksichtigen, welches Ziel die wichtigen Erwachsenen im Leben des Kindes für relevant halten. Ein abstraktes Wort, ein Begriff oder ein Ausdruck kann z. B. in ein Bild verwandelt werden, das das Kind gegenständlich erfassen kann. Man muss hören und spüren, wie individuell und persönlich solche Bilder für das jeweilige Kind sind.

Sobald in der ersten Sitzung das Ziel klar ist, kann man das Kind dazu ermuntern, Fantasiefiguren, Tiere, Ereignisse in der Natur, im Sport oder in Filmen oder auch bekannte Gestalten aus Kindergeschichten zu finden, mit denen sich die gewünschte Veränderung visualisieren lässt.

Die meisten Kinder zwischen sieben und zehn können z. B. problemlos ein Tier nennen, in dem sie sich selbst, ihre Probleme oder den gewünschten Zustand nach der Veränderung repräsentiert fühlen. Unserer Erfahrung nach lassen sich die meisten Kinder auf einen solchen Transformationsprozess in sehr persönlicher und individueller Weise ein. Als Therapeut kann man ihnen helfen, auf ein Tier aufmerksam zu werden, das den kindlichen Vorstellungen von „Normalität" entspricht (siehe folgenden Dialog).

*Fallbeispiele: Das richtige Äquivalent finden*

Matthias hatte daheim und in der Schule sehr viele Schwierigkeiten. Trotz der permanenten Ermahnungen des Lehrers lief er ständig im Klassenzimmer umher, riss Witze und schnitt Grimassen, über die die anderen Kinder lachten. Matthias wurde als hyperaktiv beschrieben.

Matthias (M): Wenn ich der Klassenclown bin, benehme ich mich wie ein Affe, den ich im Zoo gesehen habe. Wenn ich ruhig bin und mich auf meine Arbeit konzentriere, sagen die Leute zu mir, dass ich normal bin.

Therapeutin (T): Welches Tier passt zu deinem Zustand, wenn du normal bist?

M: Ein Faultier, denn diese Tiere bewegen sich sehr langsam, und sie sind ruhig.

T: Habe ich dich richtig verstanden? Ein Faultier passt am besten, wenn du „normal" bist?

M: Nein, das ist es nicht. Es ist das Gegenteil von einem Affen. Wie ich, genau wie ich, normal, normal, also, ein normales Tier ist eine Katze oder ein Hund.

T: Was wärst du lieber, eine Katze oder ein Hund?

M: Eine Katze.

T: Inwiefern ist eine Katze normal?

M: Nun, Katzen schlafen, manchmal springen sie herum, sie können sich sehr konzentrieren, wenn sie eine Maus fangen wollen. Meiner Ansicht nach können sie all die verschiedenen Dinge tun, die notwendig sind.

T: Das könnte heißen, dass es hilfreich wäre, wenn du dich von einem Affen in eine Katze verwandeln könntest? Ist es das?

M: Ja klar, dann wäre ich wie die meisten meiner Freunde, wissen Sie, einfach wie alle anderen.

Matthias kann seine Gedanken erstaunlich gut differenzieren und ausdrücken. Er ist sich seiner Schwierigkeiten bewusst und erkennt, dass er anders ist als die anderen Kinder.

Als Einzelkind brauchte er Hilfe, um sich in eine soziale Gruppe einzufügen und sich als „normal" betrachten zu können. Matthias lebte in einer ländlichen Gegend, wo Katzen und Hunde dazugehörten. Sich in eine Katze zu verwandeln bedeutete für den Jungen, sich mit dem Gefühl der Durchschnittlichkeit vertraut zu machen und sich nicht von den anderen abheben zu wollen.

Die siebenjährige Susanne war sehr scheu und hatte Angst vor den Schulpausen, weil die großen Jungen sie ständig neckten und sich über sie lustig machten. Sie beschrieb sich zuerst als eine kleine Maus und wollte ein sehr mutiger Tiger werden. Tiger waren für sie wichtig, weil sie, wie sie sagte, kürzlich einen Film über Tiger in Afrika gesehen hatte.

Der neunjährige Klaus wurde wegen seines aggressiven Verhaltens gegen seine Geschwister zu Hause und gegen andere Kinder in der Schule an uns verwiesen. Nach Auskunft seines Lehrers hielt Klaus sich an überhaupt keine Regeln, war durchweg unordentlich und verlor seine Hausaufgaben, Stifte, Hefte, Schuhe. Er wusste einfach nicht, wie er seine Arbeit organisieren sollte. Obwohl ich mich eine geraume Zeit mit ihm beschäftigte, schien es ihm sehr schwer zu fallen, seine bildhaften Vorstellungen von Tieren zu artikulieren. Also setzte ich mich mit ihm und dem Korb mit den Stofftieren auf den Boden. Doch Klaus fand kein Tier, das seiner Ansicht nach den Zustand repräsentierte, den er erreichen wollte. Während der Arbeit mit dem Jungen war mir aufgefallen, dass ihm manches leichter fiel, wenn er die Dinge berühren konnte. Deshalb forderte ich ihn auf, in jede Hand ein Tier zu nehmen, die Struktur des Gewebes zu fühlen und sich Zeit zu lassen. Das half! Nach einer Weile beschloss er, sich von einem Stachelrochen in eine Eule zu verwandeln. Interessanterweise war der Stachelrochen aus glitschigem Material, die Eule dagegen aus Pelz und Federn. Ich war sicher, dass die unterschiedliche taktile Empfindung der beiden Tiere ausschlaggebend war. Die Verwandlung von einem Stachelrochen zu einer Eule bedeutete für Klaus, dass er sich von etwas Glitschigem und Kaltem zu etwas Weichem und Warmem verwandelte.

Die zehnjährige Belinda wollte ruhiger werden, zu anderen freundlicher sein und nicht mehr so häufig in Wut ausbrechen. Es war kurz nach dem 1. August, dem schweizerischen Nationaltag, an dem man oft Feuerwerk sieht, als das Mädchen zur Therapiesitzung kam. Belinda erklärte mir ihre Vorstellungen so: „Ich möchte mich von einem Vulkan in eine Sonne verwandeln. Die Feuerwerkskörper, die Vulkan heißen, sind ziemlich laut und sprühen Funken. Die Sonne ist weniger aufregend, aber dafür sehr schön zum Anschauen, wie ein großer, roter Ball." Auf diese Idee war Belinda durch die Besichtigung des Feuerwerks gekommen, und offensichtlich waren Vulkan und Sonne für sie recht bedeutsam.

Die 15-jährige Betty sagte, dass sie die Beziehung zu ihrer Mutter gerne in das Spiel „Gummitwist" verwandeln würde. Denn „Gummitwist" war für Betty mit großer Flexibilität und Spaß verbunden.

Bei dem zwölfjährigen Claudio bestand Gefahr, dass er die Schule wechseln musste – u. a. deshalb, weil er vor anderen Kindern Angst hatte, die älter und größer waren als er. Seine Vorstellung war, dass er sich von einem blauen Chevy in einen roten Ferrari verwandeln würde. Claudio erklärte dazu, dass der Ferrari viele Gänge habe, sehr schnell beschleunigen könne und von allen bewundert werde.

Manche Kinder finden rasch eine bildhafte Vorstellung, während andere eine gewisse Unterstützung brauchen. Die Hilfe des Therapeuten besteht darin, dass man Kategorien von Eigenschaften anbietet, die für das Kind eine Bedeutung haben könnten. Zu solchen Kategorien gehören z. B. Tiere, Sportarten, Spiele, Filmstars, Rockstars, Sportler, Figuren aus Geschichten, Motorräder, Autos oder Figuren aus Cartoons.

Viele Novizen im Therapiebereich wollen wissen, ob die Richtung des kindlichen Wandlungsprozesses, z. B. von einer Maus in einen Tiger oder von einem zahmen in einen wilden Tiger, ausschlaggebend ist. Doch es scheint nicht sehr viel auszumachen, wie die fantasierten Veränderungen verlaufen, solange die Kinder sich mit den stattfindenden Veränderungen identifizieren können. Wir haben den Eindruck, dass sich die meisten Kinder gerne eine deutliche und dramatische Veränderung vorstellen. Deshalb kann man erleben, dass Kinder sich in der Vorstellung von einer Spezies in eine andere verwandeln, z. B. von einem rohen, brutalen Biest in ein sanftes, liebevolles Wesen oder von einer ängstlichen Maus in einen kühnen Tiger oder in ein sehr schnelles Kaninchen.

Wichtig ist immer, dass die Vorstellung der Kinder, ihre Fantasie und Wünsche akzeptiert werden. Selbst wenn man als Therapeut die Maus, den Tiger, die Katze oder den Hund vorziehen würde, muss man akzeptieren, dass das vom Kind gewählte Tier eine ganz persönliche und einzigartige Bedeutung hat.

### Jüngere Kinder

Kinder im Kindergartenalter und jünger brauchen oft mehr Orientierung und Führung als ältere Kinder, um eine passende Visualisierung zu finden. Bei jüngeren Kindern formuliert man am besten vorsichtig Vorschläge, damit sie diese zurückweisen oder entsprechend ihren eigenen Ideen verändern können – wie die folgenden Beispiele zeigen. Dabei ist es außerordentlich wichtig, dass man mit seiner Stimmfärbung und seinen sonstigen sprachlichen Techniken die ehrliche Absicht zum Ausdruck bringt, dass die vorgebrachten Ideen nur Vorschläge sind und man den Kindern nicht die eigenen Sichtweisen aufzwingen will. Verschwindkasper oder -tiere sind in der Arbeit mit kleinen Kindern sehr hilfreich. Der folgende Dialog entwickelte sich mithilfe des „Verschwindkrokodils“.

T: Das klingt so, als ob du daheim ein Zornkrokodil hättest. Und dieses Krokodil verlässt immer dann den Käfig, wenn es zornig wird. Was meinst du dazu?

Kind (nickt mit dem Kopf): Hm.

T: Stimmt es? Dieses Krokodil muss gebändigt werden und muss anfangen, dir zu gehorchen, Seraina!

Ein andermal hat man den Eindruck, als ob das Kind einer kleinen Schildkröte ähnlich ist. Dann nimmt man die Stoffschildkröte in die Hand und sagt zu dem Kind:

T: Wenn du Angst vor den großen Jungen hast, kommt mir das so vor, als ob du genau wie diese Schildkröte wärst. Denn die streckt nur von Zeit zu Zeit ihren Kopf hervor. Es scheint mir, als ob es für dich sehr wichtig sein könnte, wenn die Schildkröte öfters wagen würde, ihren Kopf hinauszustrecken und sich umzuschauen.

Nachdem man selbst ein paar Mal vorgespielt hat, wie die Stoffschildkröte den Kopf ein bisschen hinausstreckt, kann das Kind das Stofftier nehmen und dies selbst ausprobieren. Schon bald kann es die Rolle der Schildkröte übernehmen und „durch" sie sprechen.

## Handpuppen und Stofftiere verwenden

Handpuppen und Stofftiere sind sehr hilfreiche Werkzeuge, mit denen man das Gespräch mit Kindern initiieren und fortsetzen kann, weil sich mit derlei Spielsachen eine Situation leichter bildhaft darstellen lässt. Auch im gesamten Behandlungsprozess helfen Handpuppen und Stofftiere dem Therapeuten, mit den Kindern zu sprechen. Mit ihrer Hilfe entsteht eine Externalisierung des Geschehens.

Wenn man mit Handpuppen oder Stofftieren arbeitet, muss man Folgendes beachten. Sobald man selbst oder ein Kind ein Stofftier in der Hand hat, ist das Stofftier der Gesprächspartner. Man muss das Stofftier anschauen, auf seine Bewegungen reagieren und mit *ihm* – nicht mit dem Kind – reden. Dies ist sehr wichtig, weil Kinder so aus einer sicheren Distanz in der Rolle ihres gewählten Tieres bleiben können, während sie gleichzeitig Teile ihres eigenen Verhaltens erfahren bzw. erleben, wie sie sich in Zukunft verhalten wollen.

Mithilfe der folgenden Fragen kann sich ein wertvolles Gespräch mit der Puppe oder dem Stofftier entwickeln:

- Wie heißt du? Wie alt bist du?
- Hast du Freunde? Wie heißen sie?
- Was tust du gerne? Welches ist dein Lieblingsspiel?
- Wo hältst du dich am liebsten auf?
- Was kannst du gut?
- Was isst du besonders gerne?

Wenn das ausgewählte Tier eine Schildkröte ist, kann man z. B. fragen:

- Welchen guten Grund hast du, den Kopf unter deinem Panzer zu verstecken?
- Woher weißt du, wann du den Kopf wieder hinausstrecken musst?
- Woher weißt du, wann du den Kopf wieder unter dem Panzer verstecken musst?

Wenn das Kind zwei Tiere ausgewählt hat, muss man unbedingt mit beiden Tieren sprechen. In Klaus' Fall, den wir oben erwähnt haben, wird dies im Laufe des Gesprächs deutlicher.

T: Hallo! Toll, wie wunderschön bunt du bist!

Stachelrochen (Klaus): Ist das nicht schön? Mein Rücken ist grau und hat blaue Punkte, und am Bauch bin ich gelb. Du hast aber nichts über meinen Schwanz gesagt. Ich habe einen sehr kräftigen Schwanz. Damit kann ich alle meine Feinde abhalten. Schau mal her. [Er wedelt in meine Richtung mit dem Schwanz des Stachelrochens.]

T: Oh, ich habe Angst vor deinem Schwanz! Woher weißt du, wann du ihn gebrauchen musst?

Stachelrochen: Das ist ganz einfach, meistens gebrauche ich meinen Schwanz, wenn mich andere Fische ärgern, wenn sie zu laut sind, wenn sie mir zu nahe kommen, wenn sie nicht das spielen wollen, was ich spielen will, und vor allem dann, wenn sie den Erwachsenen Lügengeschichten erzählen und ich hinterher ausgeschimpft werde, obwohl ich nichts Schlimmes getan habe!

T: Es sieht so aus, als ob du dir das Leben mit deinem Schwanz leichter machen wolltest, und zwar so, wie du die Dinge gerne hättest. Funktioniert das?

Stachelrochen: Manchmal ja, aber eigentlich nicht so richtig. Man hält mich für ein sehr gefährliches Tier, alle halten sich von mir fern, und ich habe niemanden zum Spielen. Das ist langweilig. Niemand mag mich! Ich wäre gerne so beliebt wie mein Bruder. Aber ich bin stolz, und ich bin so stark!

T: Ich verstehe. Du bist also gerne stark; du hast es lieber, wenn es ruhig ist; du möchtest gerne mit anderen spielen; und du möchtest bei den Erwachsenen beliebt sein. Da gibt es übrigens noch ein anderes Tier, es heißt Heinrich. Kennst du Heinrich?

Stachelrochen: Ja, ich kenne ihn, aber ich habe noch nie mit ihm geredet, ich möchte nicht mit einer schwachen Eule reden.

T: Das ist in Ordnung. *Ich* werde jetzt mit der Eule reden. Vielleicht kannst du einen Augenblick warten? Vielleicht bin ich auch gleich wieder zurück!

Ich (T. S.) bitte Klaus, den Stachelrochen wegzulegen und die Stoffeule in die Hand zu nehmen.

T: Hallo, guten Tag. Du hast ja deine Augen ganz weit offen. Kannst du denn gut sehen?

Eule: Im Moment eigentlich nicht so gut, aber nachts kann ich jedes kleine Tier am Boden erkennen. Das ist gut, um Mäuse zu fangen, weißt du.

T: Ich verstehe, und welch wunderschönes Federkleid du hast, ganz in Weiß.

Eule: Ich bin keine gewöhnliche Eule, ich gehöre zu einer ganz besonderen Rasse.

T: Erzähle mir, was du besonders gut kannst.

Eule: Weißt du, ich kann sehr ruhig dasitzen, ohne mich zu bewegen. Ich kann sorgfältig beobachten, die Leute fragen mich nach meiner Meinung, weil ich sehr klug bin.

T: Das heißt, dass andere Tiere zu dir kommen und dich etwas fragen können. Spielen sie auch mit dir?

Eule: Natürlich tun sie das, weil ich gute Ratschläge gebe, mögen mich alle.

T: Das klingt ja so, als ob du ein ziemlich schönes Leben hättest. Kennst du Klaus? Auch er versucht, ein schönes Leben zu haben. Aber im Augenblick hat er nicht so viel Erfolg. Er verhält sich wie ein Stachelrochen mit einem sehr starken Schwanz. Kennst du den Stachelrochen?

Eule: Diesen Idiot? Ständig vermasselt er alles. Er bringt es nur fertig, die anderen mit seinem Schwanz zu schlagen.

T: Das klingt, als ob du nicht sehr viel von dem Stachelrochen hältst.

Eule: Nein, ich mag ihn nicht.

T: Was würdest du an seiner Stelle tun?

Eule: Wie ich dir schon gesagt habe, ich würde sorgfältig beobachten und nett sein.

T: Glaubst du, du könntest auf diese Weise erfolgreicher sein?

Eule: Oh, bestimmt.

T: Das klingt interessant. Weißt du, Klaus ist in einer schwierigen Lage. In der Schule schimpft der Lehrer mit ihm, und daheim ist es ein einziger Kampf. Glaubst du denn, dass sich der Stachelrochen nicht ordentlich benimmt?

Eule: Ich weiß nicht.

T: Hast du schon einmal mit dem Stachelrochen geredet?

Eule: Nein, weshalb sollte ich das tun?

T: Nun, es fiel mir gerade so ein, eigentlich wollt ihr beide genau das Gleiche: ein schönes Leben haben. Doch du tust das auf andere Weise.

Eule: Hmm …

T: Ich glaube, so, wie du das tust, würde es den Eltern und dem Lehrer Freude machen. Mir kommt es so vor, als ob Klaus sich wie ein Stachelrochen benimmt, wenn er zornig und verärgert ist. Die Sache mit dem Schwanz ist vielleicht ganz hilfreich, um die Wut loszuwerden, aber du hast schon Recht, dass dies Klaus in schwierige und vertrackte Situationen bringt.

Ganz offensichtlich wechselt Klaus in diesem Spiel mit den Stofftieren die Rollen, und schon bald schlüpft er wieder in die Realität zurück, wenn er sagt:

Klaus: Ja, ich bin furchtbar wütend!

Ich bitte Klaus, den Stachelrochen in die eine Hand und die Eule in die andere Hand zu nehmen. Dann spreche ich mit allen beiden:

T: Habt ihr das gehört? Klaus würde gerne ein sorgfältiger Beobachter werden, wäre gerne nett, hätte gerne Freunde zum Spielen, aber er muss auch seine riesige Wut loswerden. Wäre es denn möglich, dass ihr beide einmal miteinander redet? Denn du, Eule, kannst gut beobachten, bist sanft und so weiter, und du, Stachelrochen, kannst gut deine Wut loswerden. Vielleicht könnt ihr euch bis zur nächsten Sitzung etwas Gutes für Klaus ausdenken.

## Geschichten

Die meisten Kinder mögen Geschichten. In vielerlei Hinsicht kann man mithilfe von Geschichten sowohl mit Erwachsenen als auch mit Kindern gut kommunizieren. Kinder hören gerne Erzählungen über andere Menschen, Tiere, Spielsachen oder bestimmte Wesen, die – ähnlich wie sie selbst – die unterschiedlichsten Ereignisse und Schwierigkeiten erleben oder als Sieger aus einem Kampf hervorgehen. Kinder finden es spannend, wenn man ihnen Geschichten darüber erzählt, welches Ungemach oder Übel der Held durchmachen muss, bis er eine Lösung findet. Denn es ist schön, aus der sicheren Distanz die Schwierigkeiten und Erfolge einer Figur genießen zu dürfen. Geschichten erzählen und das gemeinsame Zuhören sind eine sehr intime Erfahrung – man lässt die anderen an seinen Fantasien, Träumen und vielen anderen menschlichen Gefühlen teilhaben und lernt miteinander etwas über das Leben.

Welche Ebene der Vertrautheit man beim Geschichtenerzählen wählt, hängt davon ab, welchen Grad der Vertrautheit ein Kind wünscht, braucht und bewältigen kann. Statt eine Geschichte aus einem Buch vorzulesen, kann man z. B. dieselbe Geschichte aus der Erinnerung nacherzählen und dabei lebhafte Gesten machen, den Tonfall oder die Körperhaltung verändern, damit das Kind in einen bestimmten seelisch-geistigen Zustand versetzt wird und eigene bildhafte Vorstellungen entwickeln kann. Beim Geschichtenerzählen kann es auch hilfreich sein, wenn man sich neben das Kind setzt oder es berührt oder seine Hand hält, wie das die meisten Eltern tun.

Kinder zwischen elf und 14 malen jedoch meistens lieber Bilder oder kritzeln auf einem Blatt Papier, während sie den Geschichten zuhören. Viele Kinder in diesem Alter oder auch älter können anscheinend am besten zuhören und sich konzentrieren, wenn sie noch anderweitig beschäftigt sind.

### Bilderbücher

Mit Bilderbüchern kann man einem Kind viel mitteilen. Am besten sucht und sammelt man Bilderbücher, in denen Ressourcen und Lösungen eine große Rolle spielen. Die gewählten Bücher sollten Geschichten erzählen, die man selbst mag und mit denen man sich identifizieren kann; denn die Geschichte muss einem sinnvoll erscheinen, damit man sie seinen Zuhörern effektiv vermitteln kann. Aus den hunderten von Bilderbüchern, die jedes Jahr veröffentlicht werden, findet man vielleicht zehn bis zwölf verwertbare Exemplare. Zu Hause oder in der Praxis muss man keine große Bibliothek von Kinderbüchern unterhalten. Es reichen ein paar Bilderbücher, die einem gefallen und deren Illustrationen und Geschichten zu einem passen. Welche Geschichte man einem Kind während der Sitzung erzählt, hängt zum großen Teil davon ab, worüber man in der Sitzung gesprochen hat und welches Ziel man verfolgt.

### Rückmeldung mittels Bilderbüchern oder Geschichten

Wie schon erwähnt, ist die zur Therapiesitzung gehörende Denkpause eine gute Gelegenheit, die gesamte Sitzung zusammenzufassen und für den Klienten eine einprägsame Botschaft vorzubereiten, die er mit nach Hause nimmt. Nach einem Lob über das, was man bei dem Klienten beobachtet, von ihm gehört und über ihn erfahren hat, kann man die Sitzung z. B. folgendermaßen schließen: „Als ich darüber nachdachte, welch positive Dinge du mir über dich erzählt hast, fiel mir eine Geschichte ein, die ich dir jetzt gerne erzählen möchte" – oder so etwas Ähnliches, was den Bedürfnissen eines Kindes entspricht. Bevor man die Geschichte erzählt, kann man die Anwesenden um Erlaubnis bitten oder ihre Zustimmung abwarten; doch eigentlich kommt es sehr selten vor, dass ein Kind oder Eltern sich einer Geschichte verschließen. Wenn man die Geschichte vorgelesen hat, darf es keine Diskussion darüber geben – man liest die Geschichte vor und beendet die Sitzung. Es sollte nicht darüber gesprochen werden, welche Bedeutung die Geschichte für das Kind hat. Man darf darauf vertrauen, dass die Klienten den tieferen Sinn der Geschichte intuitiv verstehen und Möglichkeiten finden, sie in ihre Lebenssituation zu integrieren. Unsere Erfahrungen bestätigen dies immer wieder.

### Eine Geschichte erfinden

Nicht zu jeder einzelnen Situation, der man in der Therapie begegnet, findet man die exakt passende Geschichte. Deshalb ist es vielleicht hilfreich, Geschichten zu erfinden und sie auf die individuelle Situation der Klienten zuzuschneiden. Die im folgenden Abschnitt aufgeführten Leitlinien sollen helfen, eine Kindern angemessene Geschichte zu konstruieren.

Alle Märchen und selbst Geschichten für Erwachsene haben ein bestimmtes Muster. Dies wird sehr deutlich z. B. bei der Lektüre der Geschichten von *Harry Potter*, und man versteht sofort, weshalb Kinder aller Kulturen und Sprachen die *Abenteuer von Harry Potter* so spannend finden. Diesen grundlegenden Aufbau sollte man beachten, wenn man Geschichten konstruiert. Wie bei allem macht auch hier die Übung schließlich den Meister.

Die Hauptfigur oder der Held (Protagonist) steckt in irgendwelchen Schwierigkeiten, und um diese Schwierigkeiten zu bewältigen, muss sie bzw. er eine Aufgabe erfüllen. Um zum Ziel zu gelangen, muss der Held gefahrvolle und schwierige Situationen meistern. Der Feind (Antagonist) versucht mit allen Mitteln, die Bemühungen des Helden zunichte zu machen, indem er alle Arten von Hindernissen aufbaut, die der Held überwinden muss.

Der Held hat Helfer, z. B. weise Männer oder Frauen, Zwerge, Riesen, sprechende Tiere (z. B. Löwen, Affen, Schlangen und Eulen) und sprechende Pflanzen (z. B. eine Rieseneiche, Büsche, seltene Blumen). Diese Helfer besitzen viel Macht, Energie und Weisheit; sie haben oft gute Ideen und Ratschläge für den Helden. Manchmal lassen sie dem Protagonisten wichtige Werkzeuge oder besondere Gaben zukommen, z. B. Schlüssel, Schwerter oder geheime Landkarten, die aber nur auf sehr spezifische Weise verwendet werden dürfen. Die Helfer helfen so lange, wie der Protagonist zu Anstrengungen bereit ist, Risiken eingeht und bestimmte Dinge tut, ohne zu wissen, weshalb er genau dies und nichts anderes tun muss. Der Protagonist muss die geheimen Rituale exakt so ausführen, wie ihm gesagt wird, auch wenn er sie für falsch oder für einen Fehler hält.

Im Märchen erreicht der Held sein Ziel nie auf direktem Wege. Es gibt ständig Rückschläge und unerwartete Katastrophen, sodass es aussieht, als ob er aufgeben könnte. Diese Rückschläge oder Misserfolge kommen oft dreifach, bevor der Protagonist schließlich sein Ziel erreicht. Die Geschichte endet mit einem Ritual und mit Erfolg, also z. B. damit, dass der Held die schöne Prinzessin heiratet, reich wird, zum mächtigsten Mann im Land wird usw.

### Wie man eine Geschichte konstruiert

Der Protagonist stellt den Klienten dar, für den man die Geschichte konstruiert, und sollte ein paar Ähnlichkeiten mit dem Klienten aufweisen, z. B. Alter und Geschlecht, sowie ähnliche Verhaltensweisen und Vorstellungen wie der Klient haben. Allerdings müssen genügend Unterschiede zwischen Protagonist und Klient vorhanden sein, damit die Geschichte für sich allein steht und nicht nur eine Zusammenfassung des Lebens des entsprechenden Kindes ist. Der Helfer kann aus der Reihe der Comicfiguren, Tiere oder Pflanzen stammen, die der Klient besonders mag. Der Helfer kann einen Wesenszug oder Stärken haben, die dem des Klienten ähnlich sind.

Der Antagonist ist das „personalisierte" Problem in Gestalt eines Tieres, Roboters, einer bösen Figur wie z. B. der Hexe (oder in Gestalt mechanischer Apparate oder eines Wirbelsturms, wenn die Geschichte beispielsweise einem hyperaktiven Kind erzählt wird). Wenn diese drei Hauptfiguren festgelegt sind, kann es losgehen:

1. Legen Sie den Entwurf und den Hintergrund der Geschichte dar. Beschreiben Sie den Schauplatz, die Jahreszeit, das Wetter und die Aktivitäten, die gerade stattfinden, z. B. Weihnachtsfest oder eine Geburtstagsfeier, z. B. herrliches Wetter für ein Picknick oder einen Waldspaziergang.
2. Führen Sie den Protagonisten ein, indem Sie die Stärken der Figur schildern und die Eigenschaften, die andere an ihm schätzen.
3. Führen Sie den Antagonisten ein, indem Sie ihn als Person schildern, die im Leben des Helden Unheil anrichtet. Beschreiben Sie die Probleme so konkret wie möglich, damit sich der Klient ein klares Bild von den Problemen machen kann, mit denen der Held konfrontiert ist.
4. Stellen Sie den Protagonisten regelrecht verzweifelt dar, weil er nicht weiß, was er tun soll.
5. Lassen Sie den Protagonisten an Dinge denken, die in der Vergangenheit hilfreich waren. Sie können auch den Helfer auftreten lassen, der den Protagonisten fragt, ob er Hilfe braucht.
6. Der Helfer soll dem Protagonisten einen Ratschlag geben. Die mit dem Ratschlag verbundenen Anweisungen sind nicht einfach zu befolgen, müssen aber genauestens eingehalten werden. Abkürzungen oder Veränderungen sind nicht erlaubt.
7. Lassen Sie den Protagonisten Mut schöpfen. Auf dem Weg zu seinem Ziel glaubt er, dass er klüger ist als der Helfer, und ändert den Ratschlag des Helfers ab.
8. Der Protagonist erleidet einen Fehlschlag und muss wieder ganz von vorne anfangen, vielleicht unter noch schlechteren Bedingungen als zuvor; er muss z. B. ohne Schuhe einen Berg hochklettern, oder er sitzt im Schnee und hat keine warme Kleidung.
9. Nach zwei oder drei weiteren Fehlschlägen konzentriert sich der Protagonist ganz stark darauf, was der Helfer ihm genau befohlen hat. Der Protagonist sucht einen kleinen Trick, damit er auf seinem Weg nicht wankend wird, indem er z. B. zählt, gegen die Angst ein Lied anstimmt, die Hände in die Hosentaschen steckt und so weiter.
10. Schließlich erreicht der Protagonist das gewünschte Ziel.
11. Lassen Sie den Protagonisten erkennen, dass sich in ihm etwas verändert hat, z. B. dass ihn ein großartiges Gefühl der Ruhe

überkommt, dass er besser sehen oder hören kann, mehr Freunde hat und so weiter.

12. Beenden Sie die Geschichte mit einem besonderen Ritual, in dem die Stärken und die Ausdauer des Protagonisten gefeiert werden.

*Fallbeispiel: Die Geschichte von Vanessa*

Susanne war ein sehr kluges und offenherziges achtjähriges Mädchen, das Klassenbeste sein wollte. Susannes Mutter, Frau Klaus, erzählte mit erschöpftem, todmüdem Gesichtsausdruck von den Schwierigkeiten mit ihrer Tochter und sagte, sie sei mit ihrem Latein am Ende, weil das Kind abends nie vor den Eltern ins Bett gehe. Sie fügte hinzu, dass Vanessa seit ihrer Geburt die Eltern so in Atem halte, dass sie nie Zeit für sich allein hätten. Dies gelte für den Tag wie für den Abend, doch die Abende seien besonders schwierig, so die Mutter, weil sie schrecklich gern einmal allein mit ihrem Mann etwas unternehmen würde. Nach der ersten Sitzung mit Mutter und Tochter erfand ich (T. S.) für Susanne die folgende Geschichte.

Es war einmal ein sehr nettes kleines Mädchen, das blondes Haar und eine Stimme wie eine Nachtigall hatte und das in einem großen Haus in der Nähe einer kleinen Stadt wohnte. Vor dem Haus floss ein kleiner Fluss, wo das kleine Mädchen Vanessa immer spielte. Vanessa spielte gerne draußen und machte gerne Spaß, aber sie hatte keine Freundinnen und keine Kinder, mit denen sie spielen konnte. Das war ein großes Problem, über das sie sich sehr ärgerte. Vanessa stellte sich vor, Freundinnen zum Spielen zu haben, und überlegte Folgendes: „Was wäre, wenn ich einen schönen Traum hätte und diesen den anderen Kindern in meiner Klasse erzählen würde, wie das die anderen Mädchen auch tun? Würde das helfen?“ – „Vergiss es!“, sagte sie zu sich, „du kannst niemals als Erste das Traumland erreichen. Bis du dorthin kommst, haben die anderen kleinen Mädchen all die wirklich spannenden Träume schon weggeschnappt.“

Am nächsten Tag saß Vanessa am Fluss und warf Steine ins Wasser. Kein Lächeln war auf ihrem Gesicht, und sie war sehr traurig, weil sie allein spielen musste. Plötzlich flog eine weiße Eule um sie herum und fragte: „Du nettes kleines Mädchen, weshalb schaust du so traurig?“ Vanessa erzählte der Eule von ihrem Problem und auch von ihrem Wunsch, als Erste im Traumland anzukommen, damit sie die spannendste Traumgeschichte erwischen und den anderen kleinen Mädchen erzählen konnte. Doch das würde sie nicht können, weil sie Angst habe, etwas aus dem Leben der Erwachsenen zu verpassen. „Nun“, antwortete die Eule, „es kommt mir so vor, als ob du richtig in der Klemme wärst. Ich werde über dein Problem nachdenken. Komme morgen um die gleiche Zeit wieder an den gleichen Platz, und ich werde da sein.“ „Danke, liebe Eule“, sagte Vanessa, „ich verspreche, morgen hier zu sein.“

Am nächsten Tag hätte Vanessa fast das Treffen mit der Eule verpasst, weil sie ihrer Mutter in der Küche helfen musste. So schnell sie konnte, rannte sie zum Fluss und kam dort atemlos, aber gerade noch rechtzeitig an. Die Eule wartete schon auf Vanessa. „Hör zu", sagte die Eule mit tiefer Stimme, „ich habe lange über deinen Wunsch nachgedacht. Es scheint mir einen Weg zu geben, damit dein Wunsch in Erfüllung geht. Das ist aber nicht leicht, und du musst dich sehr anstrengen." „Das macht nichts", antwortete das Mädchen, „wenn ich in der Schule nur eine schöne Traumgeschichte erzählen kann."

„In Ordnung, Vanessa, du musst nun sehr genau zuhören, was ich dir erkläre. Du musst von diesem Ort hier zum Nachbarort gehen, und dort musst du auf den kleinen Hügel hinter der Kirche steigen. Oben auf dem Hügel wirst du einen Schlüssel unter einem weißen Stein finden, der unter einer großen Pinie liegt. Diesen Schlüssel musst du unter dein Kopfkissen legen, wenn du zu Bett gehst. Du musst aber sehr aufpassen, weil du eine Regel zu befolgen hast. Wenn du den Weg von deinem Ort zum Nachbarort gehst und dann den Hügel hinaufsteigst, darfst du dich nicht umdrehen und schauen, was hinter deinem Rücken los ist." Noch bevor Vanessa der Eule danken konnte, war diese bereits davongeflogen. Auf dem Heimweg wiederholte Vanessa das, was die Eule zu ihr gesagt hatte. „Nun, das ist einfach", dachte Vanessa, „ich bin sicher, dass mir das gelingt."

Vanessa musste bis zum nächsten Mittwoch warten, weil an diesem Nachmittag die Schule wegen einer Lehrerkonferenz ausfiel. Nach der Schule ging sie nach Hause und aß zu Mittag, und nach den Hausaufgaben machte sie sich auf den Weg. Sie ließ ihren Ort hinter sich und hielt Ausschau nach dem Hügel im Nachbarort. Sie konnte bereits die Kirche des Nachbarortes sehen, als sie Musik hörte. Zuerst nahm sie keine Notiz davon, doch die Musik wurde immer lauter, und Vanessa fragte sich, woher die Musik wohl kam. Sie drehte sich um und sah zwei Männer, die unter einem Baum saßen und Gitarre spielten. Vanessa setzte schnell ihren Weg fort und ging japsend und keuchend den Hügel hinauf, bis sie zu dem weißen Stein kam. Aber unter dem Stein lag kein Schlüssel.

Sie wurde zornig und wollte schon die Eule beschuldigen, als sie sich erinnerte, weshalb der Schlüssel nicht unter dem Stein lag. Erst in diesem Augenblick erinnerte sie sich, dass sie sich auf dem Weg zu dem Hügel hinter der Kirche nicht hätte umschauen dürfen, und sie begriff, dass sie die Regel vergessen hatte, die die Eule ihr gesagt hatte. Nun richtete sich Vanessas Zorn gegen sich selbst. Nach einer Weile tröstete sie sich und sagte zu sich: „Ich werde es am nächsten Mittwoch wieder probieren." In der folgenden Woche war es eine wunderschöne Kutsche mit zwei weißen Pferden, die Vanessas Aufmerksamkeit erregten. Sie kamen von dem Ort, zu dem sie gehen musste. Als das Gespann an ihr vorüberfuhr, hatte sie das Gefühl, sich umdrehen zu müssen und diesen wunderschönen Anblick noch einmal zu genießen. Natürlich lag wieder kein Schlüssel unter dem Stein, als sie oben auf dem Hügel ankam.

Sehr traurig und entmutigt kehrte Vanessa zum Fluss zurück, setzte sich hin und begann zu weinen. Nach einer Weile sagte etwas in ihrem

Herzen: „Du brauchst einen Trick, der dir hilft, dich zu konzentrieren und deine Umgebung zu vergessen.“ Vanessa hatte eine Idee. In der folgenden Woche würde sie den ganzen Weg zum Hügel zählen und immerzu nach unten auf ihre Schuhe schauen. Sie befolgte diesen Plan und ließ sich von nichts ablenken, als sie den Weg von ihrem Ort zu der Kirche mit dem weißen Stein ging. Dieses Mal funktionierte die Sache! Der Schlüssel lag an seinem Platz!

Der Schlüssel unter Vanessas Kopfkissen hatte eine wunderbare Wirkung. Vanessa betrat das Traumland auf einem Regenbogen und träumte den schönsten aller Träume. Es war die schönste Nacht, die Vanessa jemals erlebt hatte, und als sie ihren Traum in der Schule erzählte, war das ein voller Erfolg.

Am nächsten Abend wollte Vanessa den Schlüssel wieder unter ihr Kopfkissen legen. Doch er war verschwunden, obwohl sie ihn sorgfältig in die Ecke des Regals in ihrem Zimmer gelegt hatte. Am nächsten Tag ging sie zum Fluss und hoffte, die Eule wieder zu treffen. Glücklicherweise kam die Eule, und Vanessa konnte sie fragen, wo der Schlüssel geblieben sei. Doch dieses Mal gab die Eule keine Antwort. Sie schaute Vanessa einfach nur an. Als Vanessa in die großen dunklen Augen der Eule blickte, fühlte sie eine wunderbare Kraft, ein goldenes Gefühl, und plötzlich wusste sie die Antwort von selbst! „Ich muss mich sehr konzentrieren und darf nicht darauf hören, was um mich herum vor sich geht. Ich sollte mich nicht darum kümmern, was die anderen tun. Wenn ich einfach im Bett liegen bleibe, die leichte Decke auf mir spüre, den Geruch des Kissens rieche und den schönen Pelz meines Teddybären berühre, dann werde ich wieder schöne Träume haben.“

*Fallbeispiel: Miguels Trauma*

Der zwölfjährige Miguel und sein jüngerer Bruder kamen aus Chile und wurden adoptiert, als sie sieben und fünf Jahre alt waren. Die Adoptivmutter war sehr beunruhigt und verstimmt darüber, dass sie Miguel nicht einmal anfassen durfte – weil er angeblich kein Vertrauen zu ihr habe oder eine emotionale Bindung zu ihr für ihn schwierig sei –, obwohl seine Adoptiveltern schon seit vielen Jahren für ihn sorgten und ihn liebten. Andererseits, so die Adoptivmutter, habe sich Miguels Bruder Pedro, inzwischen zehn, gut an das neue Leben angepasst, entwickle sich gut in der Schule und komme mit der Familie und Freunden gut zurecht.

Über die Situation mit Miguel war die Adoptivmutter äußerst besorgt, weil sie wusste, dass das Leben der beiden Jungen in Chile extrem schwierig gewesen war und sie das Beste für die beiden Kinder tun wollte. In der ersten Sitzung erfuhr ich (T. S.), dass Miguel in Chile mit ansehen musste, wie sein jüngerer Bruder Pedro von seiner Tante und seinem Onkel so sehr geschlagen wurde, dass er dreimal im Krankenhaus behandelt werden musste.

Auf die Wunderfrage antwortete Miguel, dass er zu seiner Adoptivmutter nett sei, brav mit anderen Kindern spiele und Freunde ganz für sich allein habe. Als ich mit ihm ein Schnörkelspiel (auf das wir später näher eingehen) spielte, bei dem wir beide abwechselnd Linien auf ein Blatt Papier zeichneten, stellte sich heraus, dass Miguels Bilder durchgängig zu Darstellungen von Gefängnissen oder Krankenhäusern wurden.

Daraufhin wandte ich eine Technik des Geschichtenerzählens an, bei der der Therapeut mit der Geschichte beginnt und das Kind die Geschichte auf seine Weise zu Ende erzählt. Also fing ich mit einer Geschichte an.

Es waren einmal zwei Schwestern, die Anna und Lisa hießen. Lisa war zwei Jahre jünger als Anna. Beide waren sehr hübsch, hatten blondes Haar und blaue Augen. Sie wuchsen bei Onkel und Tante in einer feindseligen Familie auf, und niemand kümmerte sich so richtig um sie.

Eines Tages wurde Lisa sehr krank. Sie war so krank, dass sie mehrere Male im Krankenhaus behandelt werden musste. Dort wurde sie sehr gut versorgt, sie bekam viele Spielsachen, die Leute lächelten sie an, und sie hatte genug zu essen. Anna blieb in der Zwischenzeit allein zu Hause. Sie durfte ihre kleine Schwester im Krankenhaus nicht besuchen und hörte auch von niemandem, wie es ihr im Krankenhaus erging, ob sie dort in sicherer Obhut war und genügend zu essen hatte.

Die ältere Schwester war sehr einsam, fühlte sich elend und machte sich Sorgen um Lisa. Jetzt, da die Schwester im Krankenhaus lag, war es noch viel schlimmer, bei der Tante und dem Onkel zu leben. Anna war sehr traurig und fühlte sich elend. Aber was zählte dies schon! Erwachsene interessieren sich nicht für kleine Mädchen. Eines Abends trat eine Fee an Annas Bett und sagte: „Freue dich! Morgen gibt es eine schöne Überraschung."

Miguel hatte meiner Geschichte bis dahin mit einem sehr gequälten Gesichtsausdruck zugehört. Als er an der Reihe war, die Geschichte zu Ende zu erzählen, blieb er stumm, und wir wandten uns einer anderen Tätigkeit zu.

In der nächsten Therapiesitzung begann Miguel, aus seinem Leben zu erzählen. Dies war das erste Mal, dass der Junge über seine Erfahrungen in Chile sprach, und nachdem er einmal angefangen hatte zu erzählen, schien er kein Ende mehr zu finden. Er schüttete sein Herz aus. Der Vater war im Gefängnis, die Mutter war weggelaufen, und Miguel und Pedro mussten bei der Tante und ihrem Mann leben. Sie waren so arm, dass die beiden Jungen nie genug zu essen hatten. Schon mit vier oder fünf Jahren mussten Miguel und Pedro auf der Straße Obst verkaufen, um Geld zu verdienen. Miguel musste auch oft zusehen, wie sein jüngerer Bruder Pedro geschlagen wurde, weil er einnässte. Oft hatte er Angst, der Onkel würde ihn zu Tode prügeln. Beide Jungen wurden schließlich zur Adoption freigegeben und lebten von da an in der Schweiz.

In der folgenden Sitzung wollte Miguel die Geschichte zu Ende erzählen, die wir zwei Sitzungen zuvor angefangen hatten. Sein Ende der Geschichte lautete ungefähr so.

Ein Erwachsener würde mit Anna einen Nachmittag verbringen und sie zum Angeln mitnehmen und ihr zuhören; der Erwachsene würde mit ihr reden, und sie würden gemeinsam etwas essen.

Dann malte Miguel Bilder, wie er mit jemandem angelt, und diese Person hatte Ähnlichkeit mit seiner Adoptivmutter. Die Therapie dauerte insgesamt acht Sitzungen.

#### Die Geschichte gemeinsam mit dem Kind konstruieren

Man kann auf zweierlei Weisen vorgehen, wenn man mit einem Kind eine Geschichte konstruiert:

1. Sie beginnen mit der Geschichte, die Sie für das Kind erfunden haben, und wenn der Protagonist in großen Schwierigkeiten ist, tritt die Lieblingsfigur des Kindes auf den Plan, z. B. eine Figur aus einem Cartoon, ein berühmter Sportler, ein Roboter oder Superman. Dann bitten Sie das Kind, die Geschichte zu Ende zu erzählen.
2. Sie und das Kind erzeugen abwechselnd eine gemeinsame Geschichte. Erst sagt das Kind einen Satz, dann sagen Sie den nächsten Satz und so weiter, bis die Geschichte fertig ist.

### Bilder malen

Die Arbeit mit Handpuppen oder Stofftieren verlangt von den Kindern immer noch einige sprachliche Fertigkeiten. Das Bildermalen ist eine Ausdrucksform, die kaum sprachliche Fertigkeiten voraussetzt. Viele Kinder malen gewohnheitsmäßig Bilder und tun dies intuitiv. Man kann den Kindern vorschlagen, irgendein Bild zu malen. Die folgenden Vorschläge sind Themen für lösungsorientiertes Bildermalen.

Das Kind wird aufgefordert, ein Bild zu einem bestimmten Thema zu malen, z. B.:

- was es gut kann,
- Lieblingsorte, Hund, Familie, den besten Freund oder sonst etwas, das es mag,
- was es sein möchte, wenn es einmal groß ist,
- was in seinem Leben wichtig ist,
- wie es ist, wenn in seinem Leben alles in Ordnung ist,

- ein Tier, in dessen Anwesenheit es sich wohl bzw. unwohl fühlt,
- den Tag nach der Nacht, in der die gute Fee gekommen ist und ihren Zauberstab geschwungen und gezeigt hat, dass alle Probleme, über die sich die Mutter aufregt, verschwunden sind (oder die 10 auf der Skala erreicht ist).

In einer Sitzung kann man das Kind jederzeit bitten, ein Bild zu malen, wenn es zu den gewonnenen Informationen gerade gut passt. Oftmals können Kinder den nächsten Schritt besser mithilfe eines Bildes veranschaulichen als durch die Beschreibung mit Worten, z. B., wenn es keine Bauchschmerzen mehr hat, nachts nicht mehr einnässt, wenn der Familienkonflikt gelöst oder der Verlust einer wichtigen Person überwunden ist. Bildermalen erweist sich immer wieder als wichtiger Schritt in Richtung Ziel.

### Mit Cartoons eine Lösung entwickeln

Crowley und Mills (1989) schreiben darüber, welch wunderbares Mittel die Cartoons in ihrer Arbeit mit Kindern sind. Ich war fasziniert von ihrer Arbeit und modifizierte ihre Techniken so, dass sie zum lösungsorientierten Therapieansatz bei Kindern passen. Die Technik ist besonders hilfreich bei Kindern, die Anweisungen befolgen können, aber lieber nonverbal arbeiten oder ihre intensiven Emotionen nicht in Worte fassen können. Cartoons sprechen die Menschen auf der ganzen Welt an und sind für Schulkinder geeignet. Die hier beschriebene Technik erfolgt in sechs Schritten und führt dazu, dass die Kinder eine Lösung finden.

1. Das Bild im ersten Feld stellt das Problem dar.
2. Das Bild im zweiten Feld zeigt den mächtigen Helfer, den sich das Kind wünscht und der sich erfolgreich mit dem Problem befassen wird.
3. Das Bild im dritten Feld zeigt eine Lösung, die das Kind gemeinsam mit dem Helfer ausgearbeitet hat.
4. Das Bild im vierten Feld zeigt, wie sich die Lösung auswirkt und was sich für das Kind ändert.
5. Das Bild im fünften Feld fokussiert auf die Zeit und den Ort, an denen die Lösung besonders erwünscht ist.
6. Das Bild im sechsten Feld ist eine Art Zeichen, mit dem sich das Kind beim Helfer bedankt.

### Die einzelnen Schritte des Cartoonmalens

Im Folgenden geben wir detaillierte Anweisungen, wie man einen lösungsbildenden Cartoon speziell mit Kindern herstellt.

Geben Sie dem Kind einen Bogen Zeichenpapier, nachdem Sie ihn in sechs gleiche Felder unterteilt haben (siehe Abb. 1), und folgen Sie den einzelnen Schritten:

1. Bitten Sie das Kind, im ersten Feld links oben sein Problem zu malen. Wenn sich diese Anweisung als zu kompliziert erweist, soll es sein Problem einfach nur mithilfe entsprechender Formen und Farben andeuten.
2. Als Nächstes denkt sich das Kind eine mächtige Figur oder einen Helden aus, z. B. Batman, Robin Hood oder eine ähnliche Gestalt, die das Problem zum Verschwinden bringt. Diese Figur soll das Kind in das mittlere Feld der oberen Reihe malen. Die gewählte Gestalt kann sich auf eine Lieblingsgeschichte beziehen, kann ein Tier oder eine Maschine sein, und sie kann dem Kind am besten helfen, sein Problem zum Verschwinden zu bringen.
3. Gemeinsam mit dem Helfer sucht das Kind eine Lösung (evtl. ein Geschenk), damit das Problem nicht mehr belastet.
4. Als Nächstes malt das Kind die Situation, nachdem das Problem die Lösung bzw. das Geschenk angenommen hat. Dieses Bild malt das Kind in das linke Feld der unteren Reihe.
5. Fordern Sie das Kind auf, einen weiteren kleinen Traum zu träumen und sich den Ort und die Zeit vorzustellen, an denen die Lösung besonders wichtig ist. Diese Situation soll es im mittleren Feld der unteren Reihe malen.
6. Zum Abschluss dankt das Kind dem Helfer, indem es ein kleines Zeichen des Dankes malt. Dieses Bild malt es in das rechte Feld der unteren Reihe.

Die Bilder Nr. 2 und 3 verlangen die meiste Geduld, da sie einen Prozess voraussetzen, der der Beantwortung der Wunderfrage gleichkommt. Das Kind muss seine inneren Ressourcen entdecken, und dies kann eine herausfordernde Aufgabe sein. Möglicherweise braucht das Kind hier die respektvolle und sensible Hilfe des Therapeuten, der z. B. fragen kann: „Welche Figur ist deiner Ansicht nach sehr mächtig und kann schwierige Situationen bewältigen? Welches

Tier könnte deiner Meinung nach am besten mit der Situation fertig werden? Kannst du dich an eine Geschichte erinnern, in der jemand in Schwierigkeiten ist, und plötzlich erscheint jemand, oder es ereignet sich etwas – und alles wird gut?“ Als Therapeut muss man die kindliche Suche nach einer Lösung erleichtern und die Hoffnung des Kindes nähren, dass Veränderungen möglich sind, auch wenn sie noch so wundersam erscheinen. Dem Kind bietet sich hier eine Gelegenheit, seine persönlichen Visionen zu entwickeln.

**Vorsicht: Dringen Sie nicht in die kindliche Fantasiewelt ein**

Als Therapeut lässt man sich gern von dem Wunsch verleiten, das kindliche Denken verstehen zu wollen, und gerät so in die Versuchung, die Bilder des Kindes zu interpretieren und zu deuten. Dadurch könnte man unabsichtlich von seiner eigentlichen Aufgabe abgelenkt werden und womöglich versucht sein, problemlösende oder diagnostische Fragen zu stellen. Dies würde unseres Erachtens nicht nur unseren therapeutischen Fokus, nämlich dem Kind bei seiner Suche nach individuellen Lösungen behilflich zu sein, verschieben, sondern wäre auch wenig respektvoll. Wir halten die Technik des Cartoonmalens deshalb für so wirksam, weil das Kind ganz schnell den Weg zu seinen Ressourcen finden kann, ohne dabei Worte gebrauchen zu müssen. Diese Technik macht sich unserer Ansicht nach eher das intuitive Verständnis zunutze als das intellektuelle oder diskursive Wissen. Alle Kinder verstehen intuitiv, was für sie richtig und was für sie nicht richtig ist. Die Bilder der Kinder sind für uns der nonverbale Ausdruck ihres intuitiven Verstehens.

Natürlich möchte man als Erwachsener wissen, welche Bedeutungen die Bilder haben. Doch um die hinter den Bildern stehende Bedeutung zu erfahren, müssten wir das Kind dazu ermuntern, mit uns darüber zu sprechen. Dies würde jedoch den intuitiven Prozess des Zeichnens auf die verbale Ebene verschieben und damit die Vorteile der beschriebenen Cartoontechnik vereiteln. Deshalb ist es besser, der Wirkung der Bilder zu vertrauen und die sechs kleinen Bilder als ein schönes Geschenk des Kindes zu betrachten.

*Fallbeispiel: Die tröstende Bettdecke*

Der achtjährige Rolf wurde nach dem Tod seines neugeborenen Bruders zur Therapie gebracht. Die Familie des Jungen hatte ein ziemlich ungewöhnliches Beerdigungsritual arrangiert; der Körper des toten Säuglings war mehrere Tage lang in dem Raum aufgebahrt worden, in dem Rolf normalerweise schlief. Rolf habe ernsthafte Schlafstörungen entwickelt, so die Eltern, sei sehr zurückgezogen und wenig kommunikativ und habe große Schwierigkeiten, sich in der Schule zu konzentrieren. Während der ersten Therapiesitzung wirkte der Junge teilnahmslos und schien sich nicht für seine Umgebung zu interessieren. Er sprach sehr wenig und zeigte auch kein Interesse für die Dinge in meiner Praxis. In der zweiten Therapiesitzung forderte ich ihn auf, nach der beschriebenen Technik Cartoonbilder zu malen. Rolfs Bilder zeigten Folgendes:

Erstes Feld: schwarze Wolken mit scharfen Rändern, die das Problem darstellen.
Zweites Feld: die Gestalt eines Bären, der wie ein Panda aussieht.
Drittes Feld: eine sehr bunte Bettdecke.
Viertes Feld: die Wolke, die fast ganz von der bunten Bettdecke verdeckt ist.
Fünftes Feld: ein Bett in seinem Schlafzimmer und drei Pappeln, die in der Nähe des Friedhofs stehen, der an seinem Schulweg liegt.
Sechstes Feld: ein Herz in leuchtendem Rot.

Nach der Sitzung war Rolf bereit, den Cartoon seiner Mutter zu zeigen. Ich hatte ihn gefragt, ob er eine bunte Bettdecke wie die auf seinem Bild anfertigen wolle. Diese Idee hatte ihn sehr begeistert, und auch seine Mutter hielt dies für einen wunderbaren Einfall. In der Folge färbten Mutter und Sohn den von ihnen ausgewählten Stoff in den buntesten Farben. Danach nähte die Mutter die gefärbten Stoffteile liebevoll zu einer ganz besonderen Bettdecke zusammen. Rolf legte diese Decke auf sein Bett und konnte nachts bald wieder ruhig schlafen.

Dies war eine der seltenen Gelegenheiten, bei denen man als Therapeut die im Bild des Kindes ausgedrückte Lösungsidee direkt in Handlung umsetzen konnte und sofort ein positives Resultat erzielte. Doch nicht jeder Fall schließt mit einem solch überwältigenden Ergebnis ab. In Rolfs Fall war das Resultat wahrscheinlich deshalb so gut, weil die Mutter in die gemeinsame Lösung einbezogen war. Erinnert sei hier daran, dass wirksame Veränderungen auch eintreten können, ohne dass eine Aktivität wie die gerade beschriebene stattfindet. Unserer Erfahrung nach kann selbst die kleinste Veränderung Großes bewirken, vor allem, wenn die Lösung für das Kind und die Eltern sinnvoll ist.

*Fallbeispiel: Beängstigende Anfälle*

Bei dem zehnjährigen Sven war eine Aufmerksamkeitsstörung mit Hyperaktivität (ADHD) diagnostiziert worden. Ferner litt der Junge an epileptischen Anfällen, gegen die er regelmäßig Medikamente einnahm. Dank einer optimalen Dosierung der Medikamente waren seine Anfälle unter Kontrolle, was für ihn und seine Eltern eine große Erleichterung war. Doch seine Wutanfälle waren für Sven in der Schule weiterhin ein Problem. Er war sozial isoliert, und sein Hauptproblem bestand darin, dass die anderen Kinder Angst vor ihm hatten und ihn deshalb mieden oder sich über ihn lustig machten. Sobald Svens Angst vor den älteren Kindern, die sich über ihn lustig machten, zu groß wurde und ihn überwältigte, wurde er verbal und physisch aggressiv. In den Pausen blieb er lieber im Klassenzimmer. Oft kam Sven deswegen sehr frustriert und schlecht gelaunt von der Schule nach Hause. Dort steigerte sich seine schlechte Laune dann meistens bis zur Aggressivität gegen seine jüngeren Schwestern und seinen Bruder. Die Mutter fühlte sich dadurch stark belastet und wusste oft nicht, was sie tun sollte, um ihn zu beruhigen und zu trösten. Sven fertigte die folgenden Bilder an (siehe Abb. 1).

Erstes Feld: das Problem, Sven quält seine Puppe. Er sagte dazu: „Normalerweise greife ich meinen Bruder an."

Zweites Feld: der Helfer, die Pokemonfigur Picatchu.

Drittes Feld: das Geschenk für den Wutanfall, eine riesige Zauberpille.

Viertes Feld: die Veränderung. Sven sagte dazu: „Die Wut ist weg. Ich fühle mich wie ein berühmter Autorennfahrer."

Fünftes Feld: der Augenblick, in dem Sven besonders Hilfe braucht, der Pausenplatz in der Schule.

Sechstes Feld: das Zeichen des Dankes, ein Pokemonball, den er Picatchu geben will.

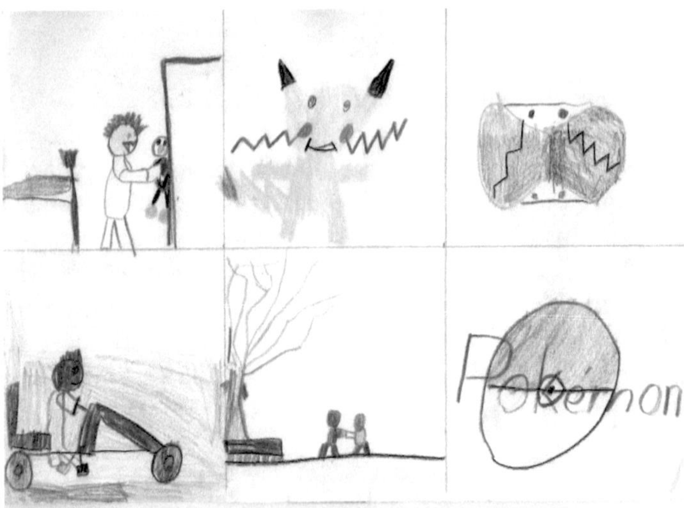


*Abbildung 1: Svens Cartoon, der den imaginierten Weg zur Lösung des Aggressionsproblems in der Schule abbildet*

Dieses Beispiel zeigt, auf welch wundervolle Weise Kinder zu einzigartigen Lösungen finden können. Natürlich würde Svens Idee, sich wie ein berühmter Autorennfahrer zu fühlen, eine großartige Wirkung auf den Jungen ausüben. Deshalb bat ich ihn, mir vorzuführen, wie er – wie sein Lieblingsrennfahrer Michael Schumacher – herumspazieren würde. Er sollte im Raum auf- und abgehen und – wie Schumacher – zum Abschied winken. Als Sven in der Rolle des berühmten und siegreichen Rennfahrers war, hielt er den Kopf hoch, schaute mit einem selbstsicheren Lächeln in die Runde und schüttelte mir zum Abschied kräftig die Hände.

### Interaktives Bildermalen: Instrument zur Kommunikation und Ermutigung

Das Malen eines Bildes kann für ein Kind, einen Jugendlichen und die Familie eine Form der Kommunikation sein oder für zwei und mehr Personen eine Möglichkeit darstellen, miteinander ins Gespräch zu kommen. Wir beschreiben nun mehrere solcher interaktiver Methoden, mit denen man ein Kind in das Gespräch mit dem Therapeuten, den Eltern und auch mit der ganzen Familie einbeziehen kann.

#### ‚Der Reihe nach'

Diese Methode eignet sich besonders für jüngere Kinder, weil hier beim gemeinsamen Bildermalen nur wenige Regeln zu beachten sind. Die Kleinen lieben diese einfache und spontane Beschäftigung, bei der man gleichzeitig Bilder malen und miteinander reden kann.

Das Vorgehen ist folgendermaßen:

1. Bieten Sie dem Kind zwei Größen von Zeichenpapier an, und lassen Sie es das gewünschte Format auswählen.
2. Erklären Sie dem Kind, dass es nur eine einzige Farbe auf einmal verwenden darf. Sobald eine weitere Farbe für das Bild notwendig ist, muss das Kind das Bild an seinen Partner (Therapeut, Vater, Mutter, Bruder, Schwester usw.) weitergeben.
3. Der Partner malt an diesem Bild so lange weiter, bis für das Bild eine dritte Farbe notwendig ist. Dann muss er das Bild an die erste Person zurückgeben.
4. So wird das Bild von beiden abwechslungsweise weitergemalt, bis das Kind und sein Partner sich einig sind, dass das Bild fertig ist.

5. Besprechen Sie mit dem Kind, wo das Bild am besten aufgehängt werden sollte, ob bei ihm zu Hause oder in Ihrer Praxis. Wenn das Kind das Bild mit nach Hause nehmen möchte, sollten Sie sich danach erkundigen, wo es das Bild dort aufhängen möchte.

**Die Familie malt ein Bild**

Hinter dieser Aufgabe steht der Gedanke, die Mitglieder der Familie gemeinsam in einen kreativen Prozess einzubinden. Während die Familie an diesem Projekt arbeitet, sollte man die Hilfeleistungen unter den Mitgliedern beobachten, z. B., ob sie die anderen an etwas teilhaben lassen, mit ihnen kooperieren, Spaß miteinander haben, höflich zueinander sind oder miteinander reden. Seine Beobachtungen muss man den Beteiligten auf jeden Fall mitteilen und ihnen ausführlich Rückmeldung darüber geben, wie und wann sie gut zusammengearbeitet haben.

Das Vorgehen ist folgendermaßen:

1. Fixieren Sie ein großes Stück Zeichenpapier auf dem Tisch, und legen Sie verschiedene Leuchtstifte, Buntstifte oder Bleistifte dazu. Wenn Sie mit Wasserfarben arbeiten wollen, können sie alte Eierkartons verwenden und jedes Eierfach mit einer anderen Farbe füllen.
2. Fordern Sie die Familienmitglieder auf, gemeinsam simultan ein Bild zu malen, d. h., dass jede Person gleichzeitig ihren Beitrag zum Bild leistet. Die Familie darf vorher kurz besprechen, was sie malen will und wer was malen soll.
3. Wenn Sie den Eindruck haben, dass diese Aufgabe für einige zu kompliziert sein könnte, bitten Sie die einzelnen Mitglieder, an einem bestimmten Punkt auf dem Papier zu beginnen (z. B. in der Mitte) und sich nach außen in die Ecken vorzuarbeiten. Man kann sie auch bitten, in der Ecke des Papiers zu beginnen und sich in die Mitte des Papiers vorzuarbeiten.
4. Teilen Sie der Familie mit, dass das fertige Bild für alle eine Überraschung sein wird.
5. Während die Familie das Bild malt, entspannen Sie sich und beobachten Sie die Familienmitglieder. Kommentieren Sie die respektvollen und kooperativen Verhaltensweisen, die Sie beobachten, und geben Sie der Familie Rückmeldung, z. B.

über ihre Bereitschaft, Dinge zu verändern bzw. anzupassen.
6. Erkundigen Sie sich, ob die Familie das Bild mit nach Hause nehmen will und, wenn ja, wo es dort aufgehängt werden sollte.

### Das Schnörkelspiel

D. W. Winnicott, der bekannte britische Kinderpsychiater, schreibt aus psychoanalytischer Perspektive ausführlich über den Gebrauch von Schnörkelspielen (1970, 1971). Dieses Spiel lässt sich dem lösungsorientierten Ansatz leicht anpassen. Die dem Schnörkelspiel zugrunde liegende Idee ist die, dass ein hingekritzelter Schnörkel den Malpartner zu spontanen und ungeplanten Reaktionen reizt. Das Ziel des Schnörkelspiels besteht nicht darin, ein Meisterwerk zu produzieren, sondern darin, mit Freude ein Bild zu malen und auf das Ergebnis gespannt zu sein. Kinder können sich bei Schnörkelspielen entspannen. Kinder sind oft überrascht von ihrer eigenen Kreativität und stolz auf ihr Können; und die Partnerschaft mit Erwachsenen erhöht ihr Selbstvertrauen. Für Winnicott ist das Schnörkelspiel zwar ein diagnostisches Werkzeug, das er gebraucht, um die unbewussten Prozesse eines Kindes zu verstehen, doch für uns ist diese Technik ein kindgerechtes Werkzeug der Kommunikation.

Das Schnörkelspiel funktioniert besser, wenn jeder Teilnehmer während des gesamten Spiels eine einzige Farbe benutzt. Das Kind nimmt z. B. Rot, der Therapeut vielleicht Schwarz. Beide Teilnehmer bleiben bis zum Spielende bei der Farbe ihrer Wahl.

Das Vorgehen ist folgendermaßen:

1. Bitten Sie das Kind, einen Schnörkel auf ein Blatt Papier zu kritzeln.
2. Anschließend gibt das Kind Ihnen das Blatt, und Sie ergänzen den Schnörkel zu einem einfachen Bild. Am Schluss schreiben Sie Ihren Namen in eine Ecke des Bildes.
3. Jetzt sind Sie an der Reihe, auf einem frischen Blatt Papier das Schnörkelspiel zu beginnen. Wenn Sie Ihren Schnörkel hingekritzelt haben, geben Sie das Blatt dem Kind.
4. Nun muss das Kind den Schnörkel zu einem Bild ergänzen.
5. Stellen Sie auf diese Weise fünf oder sechs Bilder her (oder so viele, wie Sie für hilfreich halten).

6. Legen Sie die einzelnen Bilder wie in einer kleinen Ausstellung aus.
7. Fragen Sie das Kind, welches Bild aus der Serie es am liebsten mag.
8. Fragen Sie das Kind, was es mit dem ausgewählten Bild vorhat. Sie können ihm vorschlagen, das Bild bei Ihnen in der Praxis aufzuhängen oder es mit nach Hause zu nehmen.

Viele Berufsanfänger im therapeutischen Bereich oder in der Arbeit mit Kindern noch unerfahrene Therapeuten wollen oft wissen, wie viele Malrunden die Teilnehmer bis zur Beendigung des Schnörkelspiels durchführen sollten. Eine bestimmte Anzahl von Malrunden ist nicht festzulegen. Gelegentlich kommt es vor, dass ein Kind sehr bedacht darauf ist, einen perfekten Schnörkel zu malen. In diesem Fall sollte man es anweisen, mit geschlossenen Augen den Schnörkel

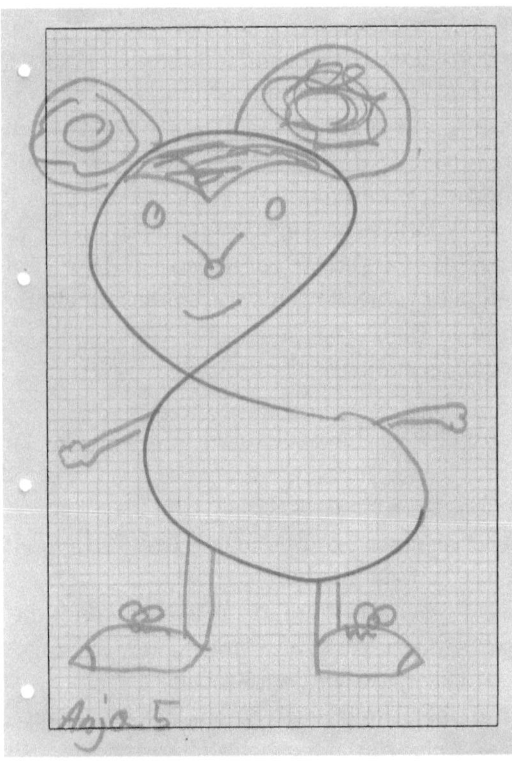


*Abbildung 2: Exemplarisches Schnörkelspiel, unterzeichnet von Anja*

auf das Papier zu kritzeln, und ihm so die Möglichkeit geben, spontan und unvollkommen sein zu dürfen. So kann man die Malaktion einfach halten und vor dem Scheitern bewahren.

Manche Kinder reden spontan über das eine oder andere so entstandene Bild. Sich auf das Kind einlassen ist zwar eine gute Angewohnheit, doch sollte man jeglicher Versuchung widerstehen, die hinter dem Schnörkelspiel stehende Bedeutung zu interpretieren oder zu analysieren. Mithilfe eines Schnörkelspiels kann man als Therapeut oftmals die kindlichen Stärken entdecken und nutzen. Gelegentlich kann man dem Kind z. B. vorsichtig mitteilen: „Es scheint nützlich zu sein, wenn du dir viel Zeit nimmst", oder: „Du scheinst viele gute Ideen zu haben." Manches Kind kommentiert das Spiel so, dass es nicht gewusst habe, was für ein guter „Maler" es sei.

### Das Schnörkelspiel als Ausgangspunkt für eine Geschichte

Wenn man es als hilfreich für die Kommunikation mit einem Kind ansieht, kann man es bitten, ein Bild aus der Serie der Schnörkelbilder auszuwählen, und dieses Bild als Ausgangspunkt für eine Geschichte nutzen, die man gemeinsam mit dem Kind komponiert. Die im Folgenden aufgeführten Leitlinien zeigen, wie man auf der Grundlage eines Schnörkelspiels eine Geschichte konstruiert.

1. Bitten Sie das Kind, ein Bild aus den verschiedenen Schnörkelbildern, die Sie gemeinsam angefertigt haben, auszuwählen. Legen Sie das Bild zwischen das Kind und sich.
2. Lassen Sie sich von dem Bild inspirieren, und beginnen Sie mit einer Geschichte, indem Sie den ersten Satz sagen (z. B. „Es war einmal ein zorniges Gesicht …").
3. Bitten Sie das Kind, den nächsten Satz hinzuzufügen.
4. Nehmen Sie den Faden des Kindes auf, und ergänzen Sie die Geschichte um einen weiteren Teil.
5. Setzen Sie diesen Prozess des alternierenden Erzählens so lange fort, bis Sie oder das Kind das Ende der Geschichte finden.

Genau wie das fertig gestellte Schnörkelbild ist auch die komponierte Geschichte ein Objekt, an dem man Freude haben kann und das eventuell eine Gelegenheit für ein weiteres Gespräch zwischen dem Therapeuten und dem Kind bietet.

Spielen und kreativ sein sind hilfreich, wenn die Kinder dabei ihre Fähigkeiten und Stärken erfahren können. Durch zahlreiche Spiele kann man dazu beitragen, dass ein Kind seine Fähigkeiten und Stärken erlebt. Diesem Zweck dienen viele Aktivitäten, doch es ist besonders nützlich, wenn dabei Fähigkeiten trainiert werden, die für das Erreichen des Ziels notwendig sind. Wir beschreiben nun einige hilfreiche Beschäftigungen sowie den Kontext, der den Bedürfnissen eines Kindes entspricht.

### Farben mischen

Bei diesem Spiel können die Kinder ihre Kreativität zeigen, indem sie viele verschiedene Farbtöne herstellen.

Nehmen Sie dazu einen Eierkarton, und füllen Sie in die einzelnen Eierfächer die Wasserfarben: Rot, Gelb, Weiß und Blau.

Gehen Sie folgendermaßen vor:

1. Lassen Sie das Kind zuerst raten, wie viele verschiedene Farben es aus diesen vier Farben herstellen kann.
2. Fordern Sie das Kind auf, möglichst viele verschiedene Farben aus den vier vorhandenen Farben Rot, Gelb, Weiß und Blau zu mischen.
3. Das Kind darf alle Farben – auch die durch Mischung entstandenen Farben – miteinander mischen.
4. Mit jeder Farbe malt das Kind einen Tupfer in Form eines Balls oder eines Eies.

### „Kräftige Hände"

Mit dieser Technik werden Kinder dazu ermuntert, über ihre Fähigkeiten und Stärken zu sprechen.

Bitten Sie das Kind, seine Hände auf ein recht großes Blatt Papier zu legen. Zeichnen Sie die Umrisse der kindlichen Hände nach.

Wenn die Umrisse der Hände nachgezeichnet sind, gehen Sie folgendermaßen vor:

1. Lassen Sie das Kind entscheiden, mit welchem Finger begonnen werden soll.
2. Das Kind nennt bei jedem Finger eine Sache, die es gut kann.

3. Nehmen Sie den „realen" Finger, den das Kind gewählt hat, z. B. den Daumen, und schütteln ihn ein bisschen und fragen: Was kann dein Daumen gut?
4. Nun soll das Kind die Beschäftigung nennen, z. B. Fußball spielen oder Seil springen.
5. Fragen Sie das Kind, welche Farbe zu der ausgewählten Beschäftigung (z. B. Fußball spielen) passt, und nun soll das Kind seinen „nachgezeichneten" Finger in der gewählten Farbe anmalen.
6. Je nach Alter kann das Kind auch das entsprechende Wort (z. B. „Fußball") auf seinen „Papierfinger" schreiben oder einen Fußball darauf malen.
7. Fordern Sie das Kind auf, alle zehn „Papierfinger" auf diese Weise zu bearbeiten.

Schließlich sind die zehn Finger des Kindes auf dem Papier, und jeder Finger hat eine andere Farbe und eine andere Stärke. Um dieses Spiel auf positive Weise abzuschließen, können Sie das Kind auffordern, die Finger seiner beiden Hände so gegeneinander zu halten, dass sie die Form eines Daches haben. Dann muss das Kind die Fingerspitzen zusammendrücken, und Sie sagen zu ihm mit weicher und beruhigender Stimme: „Du trägst immer ein kleines, starkes Dach mit dir herum, und wenn du Kraft brauchst, drückst du deine Finger so zusammen wie jetzt, und dann spürst du, wie stark du bist."

### „Dringend gesucht"

Die meisten Kinder im Alter zwischen acht und zwölf finden Geschichten über Räuber und Gendarm, über gute und böse Typen, über die Fahndungsliste von Interpol usw. spannend. Das Spiel beruht auf der Erfahrung, dass Kinder gerne so nach ihren Fähigkeiten fahnden und herausfinden wollen, wie es weitergehen soll.

Die erste Seite des „Steckbriefs" enthält:

1. Ein Foto des Kindes, das Sie z. B. in Ihrer Praxis mit der Sofortbildkamera gemacht haben.
2. Eine Beschreibung der Person: Augenfarbe, Haarfarbe, Größe, Gewicht, besondere Kennzeichen oder besondere Merkmale (z. B. Zahnspange, Rastalocken, Zöpfchen, besondere Kleidung oder Schuhe).

3. Geburtsdatum
4. Lieblingsbeschäftigungen
5. Lieblingsmusik
6. Lieblingsessen

Die erste Seite des „Steckbriefs" ist eine Personenbeschreibung. Kinder schreiben den Steckbrief gern in verschiedenen Farben, malen kleine Bilder dazu oder verzieren die erste Seite mit speziellen Aufklebern oder Markierungen.

Auf der zweiten Seite des „Steckbriefs" steht, was das Kind schon alles gelernt hat und kann. Diese Seite ist sehr hilfreich, weil sie die Fähigkeiten des Kindes klar hervorhebt:

1. Zuerst soll das Kind ganz einfache Dinge aufschreiben, die es schon kann, z. B. gehen, sich anziehen, das Bett machen, schwimmen, Basketball spielen, beim Abwasch helfen, auf Brüder oder Schwestern aufpassen.
2. Dann soll das Kind seine interaktionellen Fähigkeiten aufschreiben, z. B. Freunde kennen lernen; Freunde verteidigen, wenn diese ungerecht behandelt werden; jemanden einfach stehen lassen, wenn er das Kind beschimpft.
3. Anschließend soll das Kind seine Grundfertigkeiten aufschreiben, die es in der Schule gelernt hat, z. B. zählen, das Alphabet aufsagen, lesen oder singen; warten, bis es an der Reihe ist; höflich zu Erwachsenen sein, Musikinstrument spielen, Rad fahren.
4. Nun soll das Kind seine häuslichen Fertigkeiten aufschreiben, z. B. Toast zubereiten, Eier kochen, Schuhe putzen, Kleidung aufhängen oder zusammenfalten, Handtücher vom Boden aufheben, Geschirrspüler ausräumen, Tisch decken, Waschmaschine bedienen, Boden putzen, Schuhe vom Eingang wegräumen.

Auf diesem zweiten Blatt sollten zahlreiche Fertigkeiten und Fähigkeiten des Kindes klar und deutlich aufgeschrieben werden. Oftmals staunen die Kinder über die lange Liste von Dingen, die sie schon können. Vielleicht sprechen Sie mit dem Kind noch ein bisschen darüber, was es leicht gelernt hat, was schwieriger zu erlernen war und wie es sich seine besonderen Fertigkeiten erworben hat.

Auf der dritten Seite des „Steckbriefs“ steht, was das Kind gerne erreichen möchte und welche von den auf der zweiten Seite genannten Fähigkeiten hilfreich sind, um sich die neuen Fertigkeiten aneignen zu können. Fragen Sie das Kind, welche Fertigkeiten es z. B. in einer Woche, in einem Monat oder in zwei Monaten auf der zweiten Seite des „Steckbriefs“ gerne eintragen würde. Sie sollten dem Kind aufmerksam zuhören und es beobachten, damit Sie nicht über das Ziel hinausschießen und das Kind zu etwas anstacheln, was es nur schwierig erreichen kann. Fragen Sie es, wie die Eltern, der Lehrer oder andere Erwachsene ihm bei seinen Bestrebungen helfen können. Wenn Kinder diesen Prozess durchlaufen, entwickeln sie oft klare Vorstellungen davon, welchen Schritt sie als Nächstes tun müssen.

Die folgenden Abschnitte enthalten weitere Spiele, die in der therapeutischen Arbeit mit Kindern hilfreich sein können.

### „Heiß und kalt“ (Suche nach versteckten Objekten)

*Ziel:* Mit diesem Spiel sollen Kinder, die „schlechte Verlierer“ sind, und auch Kinder, die andere nicht um Hilfe bitten bzw. die Hilfe anderer nicht annehmen können, ganz allgemein gestärkt werden.

*Spielanleitung:* Wählen Sie einen kleinen Gegenstand, z. B. einen Ball, ein Spielzeug oder sonst etwas Kleines, und zeigen Sie ihn dem Kind. Lassen Sie das Kind entscheiden, wer als Erster den Gegenstand verstecken und wer ihn als Erster suchen soll. Sagen Sie dem Kind vor dem Spiel, dass der Suchende Hilfe bekommen kann, aber selbst entscheidet, wann er Hilfe haben will. Helfen heißt bei diesem Spiel, dass derjenige, der den Gegenstand versteckt hat, „Warm“ oder „Heiß“ sagt, wenn der Suchende dem versteckten Gegenstand nahe kommt, und „Kälter“ oder „Kalt“, wenn sich der Suchende von dem Gegenstand entfernt.

Therapeut und Kind müssen sich unbedingt abwechseln, weil es für das Kind ein erhebendes Gefühl ist, wenn es sieht, dass beide die gleiche Aufgabe haben und mit den gleichen Herausforderungen konfrontiert sind.

### „Simon befiehlt“ (Befehlsspiel)

*Ziel:* Mit diesem Spiel sollen Kinder lernen, gut zuzuhören, sich zu konzentrieren und aufmerksam zu sein.

*Spielanleitung:* Je nach Alter des Kindes können Sie zwischen drei und zehn Anweisungen geben. Das Kind muss die Befehle verstehen, und die Ausführung sollte möglichst Spaß machen. Am Ende bewertet das Kind seinen Erfolg. Eine Befehlsserie könnte z. B. lauten: „Samuel, du gehst jetzt zur Tür, machst sie leise auf und schließt sie leise wieder; dann stellst du dich auf den roten Stuhl und singst ein Lied; danach gehst du in den anderen Raum und wirfst drei Dartpfeile; dann kommst du zurück in den Therapieraum und malst ein Haus auf ein Blatt Papier." Wichtig ist, dass man als Therapeut mitspielt. Wenn das Kind die Anweisungen ausgeführt hat, gibt es seinerseits Anweisungen, die nun der Therapeut ausführt. Kindern kann es ziemlich schwer fallen, Anweisungen zu erteilen, weil sie das Erwachsenen gegenüber normalerweise nicht tun. Stattdessen erhalten immer nur *sie* Anweisungen. Deshalb tut es ihnen gut, wenn sie die Erfahrung machen dürfen, einem Erwachsenen „Befehle" zu erteilen.

### „Mit den Fingern schauen"

*Ziel:* Bei diesem Spiel lernt das Kind, behutsam zu agieren, seine Geschwindigkeit zu drosseln und sich sensibel und konzentriert einer Aufgabe zu nähern. Legen Sie – je nach Alter des Kindes – zehn bis 20 verschiedene Gegenstände (z. B. einen Stift, ein Holztier, eine Sicherheitsnadel, eine Muschel, einen Knopf, eine Fadenrolle, einen Flaschenöffner und viele andere kleine Dinge) in eine Tasche.

*Spielanleitung:* Verbinden Sie dem Kind die Augen mit einem weichen Tuch, einem großen Taschentuch oder einem Schal – wie beim Blindekuh-Spiel. Nehmen sie einen Gegenstand aus Ihrer Tasche, und legen Sie ihn in die Hände des Kindes. Nun soll das Kind den Gegenstand identifizieren, indem es ihn mit beiden Händen berührt. Legen Sie alle Gegenstände, die das Kind richtig identifiziert hat, nebeneinander. Wenn die Tasche leer ist, nimmt das Kind die Augenbinde ab und sieht, welche Gegenstände es allein durch Berührung bestimmt hat. Nun sind Sie an der Reihe, und das Kind legt einige Gegenstände in die Tasche, während Sie mit verbundenen Augen darauf warten, die einzelnen Gegenstände durch Berührung zu identifizieren. Am Schluss stellen Sie gemeinsam fest, welche Gegenstände identifiziert bzw. nicht identifiziert worden sind.

### „Berührungen entziffern"

*Ziel:* Mit diesem Spiel lernt das Kind, wie es durch taktile Empfindungen etwas herausfinden kann.

*Spielanleitung:* Das Kind sitzt mit dem Rücken zu Ihnen und schaut die Wand an. Sie benutzen den Rücken des Kindes als Schreibtisch, Bildschirm oder Tafel. Zuerst bewegen Sie die Hände auf dem Rücken des Kindes so, als ob sie eine Tafel oder einen Bildschirm putzen. Geben Sie dem Kind zu verstehen, wo oben und wo unten ist (oben ist Richtung Hals und unten ist Richtung Taille).

Machen Sie es vom Alter des Kindes abhängig, wie kompliziert Ihr mit dem Fingern gezeichnetes Bild werden soll. Bei jüngeren Kindern malt man ein Haus, die Sonne, eine Blume oder ein Männchen. Anschließend soll das Kind erraten, was Sie ihm auf den Rücken gezeichnet haben. Wenn es schon das Alphabet kennt, können Sie ein Wort schreiben, und das Kind soll herausfinden, was Sie geschrieben haben.

### Backgammon

Mithilfe dieses Brettspiels kann man Kindern Verhaltensweisen vermitteln, die sie zu ihrer Sicherheit brauchen. Judith beispielsweise wurde zur Therapie gebracht, weil sie von einem Fremden in einem Park belästigt worden war. Aufgrund ihrer leichten geistigen Behinderung konnte sie manche Dinge nicht differenzieren und sich deshalb auch nicht schützen. Das Backgammonspiel gab mir (T. S.) die Gelegenheit, mit dem Kind intensiv über Sicherheit zu reden, ohne aufdringlich zu werden. Eine Grundregel von Backgammon ist die, dass allein stehende Steine leicht vom Gegner geschlagen werden können. Nachdem ich mit Judith dieses Spiel mehrere Male gespielt hatte, verstand sie allmählich, was Schutz bedeutet, und damit ließ sich das Sicherheitskonzept, ihre Interaktionen mit Fremden eingeschlossen, viel leichter in ihr Alltagsleben übersetzen.

### Das Brettspiel Abalone

Kaspar war in vielerlei Hinsicht ein kluger Junge, doch sein Organisationstalent war schwach, und ständig wurde er wegen seines chaotischen Verhaltens kritisiert. Visualisierungen mithilfe von Stofftieren oder Handpuppen funktionierten bei dem Jungen nicht, weil er keine bildhaften Vorstellungen davon finden konnte, was er in seinem Leben gerne anders gehabt hätte. Dann fiel mir (T. S.) ein, dass

Kaspar mir erzählt hatte, wie gut er das Strategiespiel Abalone spielen könne. Also spielte ich Abalone mit ihm, und während des Spiels musste er mir erklären, wie er die einzelnen Spielzüge planen würde. Ähnlich wie Schach erfordert Abalone einige wichtige Fertigkeiten, z. B. den Überblick haben, Entscheidungsfähigkeit und Vorausplanung. Es war offenkundig, dass er immer den nächsten Spielzug plante und „vorausdachte". Erst beim Abalonespiel realisierte Kaspar, dass er all die nützlichen Fertigkeiten schon hatte, die er für die Schule brauchte. Nur der Kontext war ein anderer. Es ging nun darum, die vorhandenen Fähigkeiten in der Schule zu nutzen. In allen sechs Sitzungen spielten wir Abalone. Natürlich war er jedes Mal Sieger, und von Mal zu Mal wurde seine Arbeit in der Schule systematischer.

## Skalierungstechnik

Wir haben zwar schon im 3. Kapitel darüber diskutiert, wie nützlich die Skalierungstechnik bei Kindern ist und wie sie angewendet wird, doch im Folgenden stellen wir noch weitere hilfreiche Werkzeuge in diesem Bereich vor.

Kinder wollen aktiv sein, Gegenstände in die Hand nehmen und sich körperlich bewegen. Diese Tatsachen muss man bedenken und die Skalierungsfragen in kleine Aktionen umwandeln. Der Kreativität sind keine Grenzen gesetzt.

Für Kinder, die noch nicht zählen können, sind die folgenden Spiele hilfreich.

### „Der Erfolgsturm"

Nehmen Sie eine Kiste mit Holzklötzen in verschiedenen Farben und Größen, und setzen Sie sich mit dem Kind hin. (Mit jüngeren Kindern setzt man sich am besten auf den Boden.) Nun fragen Sie das Kind, was ihm seit der letzten Therapiesitzung gelungen ist. Für jedes Ereignis darf es ein Klötzchen auswählen und mit diesen Klötzchen einen „Erfolgsturm" bauen. Fragen Sie auch die Mutter und den Vater, falls diese anwesend sind, was das Kind ihrer Ansicht nach gut gemacht hat. Wenn dem Kind bzw. den Eltern keine weiteren Ereignisse mehr einfallen, können Sie noch einmal mit dem Kind wiederholen, welches Klötzchen für welchen Erfolg steht. Lassen Sie das

Kind von seinem Erfolgsturm mit der Sofortkamera ein Bild machen und besprechen Sie mit ihm, wem es das Bild zeigen will. Manche Kinder mögen diese Art der Fortschrittsmessung und wollen die Erfolgsbilder unbedingt sammeln.

### Luftballons

Mithilfe von Luftballons kann man Veränderungen aller Art sehr gut visualisieren, z. B. ob der Mut größer geworden ist, das Kind besser auf die Mutter hört, es sein Zimmer aufräumt, seine Wutausbrüche besser unter Kontrolle hat usw. Lassen Sie das Kind den Ballon mehrere Male aufblasen, um so den Fortschritt deutlich werden zu lassen.

*Fallbeispiel: Weniger Angst*

Der sechseinhalb Jahre alte Nathan hatte so große Angst, meine (T. S.) Praxis zu betreten, dass er sich am Türrahmen festklammerte und nicht weiterging. Beim Anblick des ängstlichen Kindes holte ich einen leuchtend roten Luftballon und fing an, ihn aufzublasen. Nathan war über dieses unerwartete Ereignis so überrascht, dass er den Türrahmen losließ und zuschaute, wie ich den Ballon aufblies. Ich zeigte auf den aufgeblasenen Ballon und sagte: „Nathan, mir scheint, deine Angst, zu mir zu kommen und mit mir zu reden, ist so groß wie dieser Ballon. Stimmt das?" Nathan nickte. „Zeig einmal, um wie viel kleiner müsste die Angst sein, damit du mit Mama hier eintreten kannst?" Ich reichte Nathan den Ballon, er ließ beträchtlich viel Luft heraus, bis das Volumen nur noch ca. halb so groß war. Ich ließ Nathan diese Angstreduktion mehrere Male mit dem Ballon visualisieren und erlebbar machen. Danach war er bereit, meine Praxis zu betreten.

### Am Seil langgehen

Legen Sie ein Seil auf den Boden Ihres Therapieraumes, und bestimmen Sie gemeinsam mit dem Kind, welches Seilende dafür steht, wie schlimm das Problem war, als die Mutter oder der Vater einen Termin für die erste Therapiesitzung ausmachte. Das andere Seilende steht für den Tag, an dem das Kind die Therapie beenden wird. Nun soll das Kind auf einem Bein an dem Seil entlanghüpfen (oder sich auf eine andere spielerische Weise am Seil entlangbewegen), bis es den Punkt erreicht hat, an dem sich sein Zustand gegenwärtig befindet. Legen Sie an der Stelle, an der das Kind Halt macht, eine Markierung hin. Erkunden Sie gemeinsam mit dem Kind, wie es so weit gekommen ist, und sprechen Sie über alle seine hilfreichen Schritte und Verhaltensweisen.

### Die Hand malen

Dies ist besonders geeignet für kleinere Kinder und Kinder, bei denen die Zuwendung über Körperkontakt wichtig scheint. Zeigen Sie dem Kind fünf Bilder, auf denen fünf verschiedene Gesichter abgebildet sind, deren Ausdruck von Wut bis zum Lächeln reicht. Nun soll das Kind ein Gesicht auswählen, das seiner gegenwärtigen Stimmung am ehesten entspricht. Malen Sie dieses Gesicht mit Wasserfarben auf einen Handrücken des Kindes. Dann fragen Sie das Kind, welche positiven und schönen Dinge es getan hat. Für jede Tat, die das Kind erwähnt, malen Sie einen seiner Finger in einer bestimmten Farbe und mit einem bestimmten Muster an. Nun soll das Kind die bearbeitete Hand auf den Tisch legen (vorzugsweise auf einen weißen Untergrund), damit Sie ein Foto machen können. Die bemalten Finger sehen wie bunte Haare aus.

### „Himmel und Hölle" (Hüpfspiel)

Da es in fast jeder Kultur Hüpfspiele gibt, dürften die meisten Kinder mit solchen Spielen vertraut sein, was besonders bei aktiven Kindern hilfreich ist. Am unteren Teil des aufgemalten Hüpfspiels ist die Hölle (sie steht dafür, wie schlimm das Problem war, als die Eltern oder der Lehrer des Kindes einen Sitzungstermin ausmachten), und am oberen Teil ist der Himmel (er steht für den Tag nach dem Wunder). Nun soll das Kind auf dem Weg zum „Himmel" bis zu der Stelle hüpfen, an der sich sein Zustand gegenwärtig befindet. Sie können das Spiel am Anfang jeder Therapiesitzung wiederholen.

### Erfolgsbild

Fragen Sie das Kind nach den hilfreichen Dingen, die sich seit der letzten Sitzung ereignet haben, und bitten Sie es, auf einem Flipchart kleine Bilder davon zu malen. Sie können auch die anwesenden Erwachsenen bitten, die Erfolge des Kindes seit der letzten Sitzung zu beschreiben oder aufzumalen. Das Kind kann dann das Bild mit nach Hause nehmen, und Sie können noch fragen, wo das Bild daheim aufgehängt werden soll.

### Die Zahlen entlanghüpfen

Für Kinder, die schon zählen können, ist dieses Skalierungsspiel hilfreich. Kinder, die schon die Zahlen von 1–10 kennen, kann man bitten, auf je ein separates Blatt die Ziffern 1–10 zu schreiben. Diese Blätter werden im Raum ausgelegt. Nun soll das Kind, wie beim Seil, auf die Zahl hüpfen, die seiner Meinung nach seinem gegenwärtigen Zustand entspricht. Bitten Sie das Kind, auf die nächsthöhere Zahl zu hüpfen, und fragen Sie es dann, wie es dies schaffen wird und was die Konsequenzen einer solchen Verbesserung sein werden: „Was wird deine Mami (oder dein Papa) dazu sagen?“ – „Was wird dein Lehrer dazu sagen?“

## Experimente

Wir werden oft gefragt, ob man einem Kind ein Experiment vorschlagen soll. Unserer Ansicht nach sind derlei Vorschläge bei Kindern genauso hilfreich wie in der Therapie von Erwachsenen, weil sie den Klienten aus dem Therapieraum hinaus in sein reales Leben führen. Mit anderen Worten: Experimente werden zur Verlängerung dessen, was sich in der Therapiesitzung ereignet hat.

Im Folgenden formulieren wir einige Leitlinien und Prinzipien, die ganz allgemein einem Experiment zugrunde liegen und die sich auch in der Arbeit mit Jugendlichen und Erwachsenen bewährt haben.

- Das Experiment muss in Zusammenhang stehen mit dem, was man mit dem Klienten in der Therapiesitzung besprochen hat.
- Das Experiment muss durchführbar sein und sollte einen kleinen Schritt zum Ziel des Klienten darstellen.
- Experimente allein führen selten zu entscheidenden Veränderungen; was nachhaltig wirkt, ist, *wie andere auf das Experiment des Kindes reagieren*. Die Reaktionen von wichtigen Bezugspersonen auf das Experiment helfen, das neue Verhalten zu verankern, und sind daher in Folgesitzungen zu erfragen.
- Wenn Ihnen kein passendes Experiment einfällt, sollten Sie es sein lassen: Oft reicht schon ein Lob an den Klienten aus, damit er sein Verhalten ändern kann.
- Die meisten Experimente gehören in die Kategorie: Der Klient „tut mehr von den Dingen“, die funktionieren.
- Die Experimente, die das Kind auffordern, „etwas anderes zu tun“, sollten die Ausnahme sein. Solche Übungen sind hilfreich, wenn ein chronisches Verhaltensmuster durchbrochen werden soll, von dem alle Beteiligten frustriert sind.

### Münzen werfen

Die meisten Kinder (und Jugendlichen) tun dies gern. Bei diesem Experiment wirft das Kind morgens nach dem Aufstehen eine Münze. Zeigt der Kopf nach oben, führt es z. B. heimlich eine neue Aktivität aus, die die Eltern überrascht; ist die Zahl oben, verhält es sich wie immer. Die Eltern müssen täglich raten, welche Seite der Münze oben war; und das Kind soll keine Auskunft darüber geben.

Kinder lieben es, ihre Eltern zu überraschen. Deshalb überlegt man gemeinsam mit dem betreffenden Kind, was seine Eltern wirklich überraschen würde (z. B. wenn es das Frühstück richtet, freiwillig sein Zimmer aufräumt, die Schuhe putzt, den Hund ausführt). Wichtig ist, dass es seine geheime Überraschung selbstständig ausführen kann, ohne dass die Eltern diese überwachen oder dazu anspornen müssen. Dadurch erhöht sich die Chance, dass das Kind tatsächlich eine neue Verhaltensweise zeigt, die ihrerseits neue Reaktionsweisen der Eltern evoziert. Fordern Sie das Kind auf, gut auf Reaktionen seiner Eltern zu achten, z. B. darauf, was die Mutter für ein Gesicht macht, was der Vater sagt oder was beide Eltern anders machen.

### „Als ob ein Wunder geschehen wäre …"

Eine Abwandlung des „Münzenwerfens" ist das Spiel „Als ob ein Wunder geschehen wäre …". Von diesem Experiment sind Kinder wie Erwachsene überrascht. Nachdem Sie die Einzelheiten des Wunders mit dem Kind besprochen haben, soll es einen Tag wählen, an dem das Wunder geschehen soll. An diesem „Wundertag" tut das Kind so, als ob sein Problem verschwunden sei. Lassen Sie das Kind genau beobachten, wie die anderen auf das neue Verhalten am Wundertag reagieren. Mithilfe dieses Experiments „Als ob ein Wunder geschehen wäre" kann das Kind seine eigenen Lösungsideen testen. Statt darauf zu warten, dass das Wunder geschieht, kann es „schnuppern", wie die Dinge sein können, wenn sein Problem gelöst ist.

### Selektiv beobachten

Positive Verhaltensweisen eines Kindes werden generell dadurch geformt und verstärkt, dass Erwachsene die wünschenswerten Verhaltensweisen selektiv wahrnehmen, darüber sprechen und diesen ihre Aufmerksamkeit schenken. Unerwünschte Verhaltensweisen des Kindes werden ignoriert. Je stärker sich die Eltern auf die negativen Verhaltensweisen ihres Kindes konzentrieren, desto mehr werden diese verstärkt. Es ist hilfreich, den Eltern und auch den Kindern Vorschläge zu machen, was sie beobachten sollen, damit sie die positiven Veränderungen realisieren können. Einem Kind könnte man z. B. folgende Beobachtungsaufgabe stellen: „Bis zur nächsten Sitzung beobachtest du aufmerksam, was für ein Gesicht deine Mama macht und was sie tut, wenn du unaufgefordert deine Hausaufgaben machst."

#### Die Hitliste

Die Eltern können zu Hause eine Liste führen und darauf vermerken, wo, wann und wie sich ihr Kind in der gewünschten Weise verhalten hat. Auch das Kind kann seine Beobachtungen notieren, wenn die Eltern z. B. Dinge tun, die ihm helfen.

#### Das hast du gut gemacht

Jedes Mal, wenn das Kind auf die Eltern hört und ihre Anweisungen befolgt, wird eine Murmel in ein Glas gelegt. Am Abend vor dem Schlafengehen können die Eltern mit dem Kind darüber sprechen, wofür die einzelnen Murmeln stehen und über welche Verhaltensweisen des Kindes sie sich am Tag gefreut haben. Wenn das Glas voll ist, bekommt das Kind eine Belohnung. Wie die Belohnung aussehen soll, klären die Eltern mit dem Kind am besten im Voraus. Besonders effizient ist es, wenn die Eltern mit dem Kind zur Belohnung etwas unternehmen, z. B. miteinander in den Park gehen, angeln gehen, nachts im Wald mit der Taschenlampe spazieren gehen usw.

### Etwas völlig anderes tun

Wenn Kinder notorisch Anweisungen missachten und z. B. ihre Mithilfe im Haushalt immer vergessen, sollten sich Eltern etwas Neues und Fantasievolles einfallen lassen. Statt vom Kind frustriert zu sein, denken erfinderische Eltern daran, dass Kinder Überraschungen lieben, und suchen kreative Möglichkeiten, wie sie ihr Kind an seine Verantwortung erinnern können. Kinder ignorieren gern wiederholte Ermahnungen und bezeichnen ihre Eltern als „nörglerisch". Um effektiv zu sein und die Aufmerksamkeit des Kindes zu gewinnen, kann ein Befehl gesungen werden, die elterliche Botschaft wird auf einen Zettel geschrieben und dem Kind wortlos vorgelegt, oder ein Hinweis wird ins Ohr geflüstert, als ob er ein Geheimnis wäre. Eltern können ihr Kind auch ohne Worte an die Hand nehmen und es dahin führen, wo es seine Aufgabe erfüllen muss. Eltern, die angeben, sie hätten bereits alles versucht, jedoch ohne Erfolg, kann man bitten, zu überlegen, welche Reaktion das Kind auf ein bestimmtes Fehlverhalten von ihnen am wenigsten erwarten würde. Reagieren nämlich Eltern immer gleich, z. B. mit Ermahnungen, Beschimpfungen oder Resignation, führt dies in eine Sackgasse. Eltern finden oft sehr nützliche Reaktionen, die das alte Muster durchbrechen, wie z. B. ein Schokoladenherz mitten im unaufgeräumten Zimmer mit dem Zettel: „Deine Unordnung stört mich, und jedes Mal, wenn ich über etwas stolpere, ärgere ich mich. Deine Unordnung hasse ich, dich, David, habe ich sehr gern."

### Die magischen fünf Minuten

Tragen Sie den Eltern auf, sich jeden Tag fünf Minuten ihrem Kind zu widmen, und zwar unabhängig davon, wie gut oder schlecht der Tag gewesen ist. In diesen fünf Minuten sollen sich Eltern und Kind weder durch Telefon, Türklingel noch Fernseher unterbrechen lassen. Am besten fragen die Eltern das Kind, wie sie diese fünf Minuten miteinander verbringen sollen. Manche Kinder wollen gestreichelt werden, Witze erzählen, ein Bild malen, Karten spielen.

### Die Kräfte messen

Der Vater oder auch die Mutter kann jeden Tag ein kleines spielerisches Kräftemessen mit dem Kind veranstalten, z. B. in Form von Kissenschlachten, Armdrücken oder Basketball. Dabei ist nicht wichtig, wer das Spiel gewinnt; wichtig ist, dass der „Kampf" stattfindet und kontrolliert werden kann. Das Kind kann die Eieruhr stellen, damit es weiß, wann das Spiel beendet ist.

### Verantwortung übernehmen

Empfehlen Sie den Eltern, ihrem Kind eine „große" Verantwortung zu übertragen. Oft hören wir von Eltern: „Wir verlangen von unserem Kind nur kleine Dinge, aber selbst die erledigt es nicht." Vielleicht ist genau das der Punkt. Kinder wollen wichtige Dinge tun, z. B. Essen kochen, einkaufen gehen, Wände streichen, sich um ein kleines Geschwister kümmern. Wenn ein Kind hin und wieder „große" Aufgaben übernimmt, fühlt es sich wichtig und zuständig dafür, einen Beitrag zur Familie zu leisten.

#### Die Überraschung aus der Wundertüte

Bei dieser Übung schreiben das Kind und die Eltern fünf Wünsche auf getrennte Zettel. Danach legen sie die Zettel in „Wundertüten" und tauschen die Tüten aus. Jede Partei nimmt wöchentlich einen Wunsch aus der Tüte; und sowohl das Kind als auch die Eltern haben eine Woche Zeit, den Wunsch zu erfüllen. Erinnern Sie die Eltern und das Kind daran, dass sie Wünsche und keine Befehle aufschreiben.

### Mehr von den Dingen tun, die funktionieren

Die Kategorie „Mehr von den Dingen tun, die funktionieren", ist sehr umfangreich. Statt das Rad neu zu erfinden, sollte man mit den Eltern das herausarbeiten, was zwischen ihnen und ihrem Kind funktioniert, und dann die Eltern dazu ermuntern, „mehr von den Dingen zu tun", die in ihrer Familie funktionieren. Belastete Eltern realisieren oft gar nicht mehr, wie vieles in der Familie – und besonders zwischen ihnen und dem schwierigen Kind – noch gut läuft.

#### Anker setzen

Bei dieser Übung verankern Sie Situationen, in denen das Kind sich selbstbewusst, stark und erfolgreich fühlt, z. B. wenn es singt, vor der Klasse etwas vorträgt, jemandem hilft oder Fußball spielt. Bitten Sie das Kind, sich ganz in die Situation hineinzudenken – sich die damit verbundenen Farben, Geräusche, Gerüche, Körperempfindungen, Stimmlagen vorzustellen – und dieser Situation einen Namen zu geben.

Bitten Sie das Kind, sein Handgelenk berühren zu dürfen, und fordern Sie es auf, die Augen zu schließen. Während Sie die Hand des Kindes halten, führen Sie es mit folgenden Worten durch die Situation, über die Sie gerade gesprochen haben: „Stell dir nun die Situation [hier verwenden Sie den Namen, den das Kind der Situation gegeben hat] genau vor, und während du siehst, wie du hinter dem Fußball herrennst, hörst du all die Geräusche um dich herum; und während du dich inmitten all dieser Geräusche befindest, konzentrierst du dich darauf, was du innerlich zu dir sagst, und du kannst jetzt alle diese Gedanken und Gefühle erfahren und spüren, die du in einer erfolgreichen Situation hast."

Tragen Sie dem Kind auf, bis zur nächsten Sitzung hin und wieder sein Handgelenk zu umfassen, damit es seine positiven und erfolgreichen Gefühle wieder evozieren kann, wann immer es nötig ist.

### Ein sicherer Ort

Manchmal erzählt ein Kind, dass es sich am Tag nach dem „Wunder" ruhig und sicher gefühlt hat. In einem solchen Fall können Sie es auffordern, sich den sicheren Ort in allen Einzelheiten vorzustellen. Geleiten Sie das Kind auf seiner Suche nach dem sicheren Ort, indem Sie sagen: „Schließ deine Augen, und lass dich von den Bildern überraschen, die vor dir auftauchen. Vielleicht entdeckst du einen Ort, den du kennst, z. B. in der Natur oder in einem Haus, das du kennst. Vielleicht entdeckst du einen Ort, an dem du noch nie warst, der aber in deiner Fantasie entsteht und für dich sehr bedeutsam werden kann. Lass dich einfach von den entstehenden Bildern überraschen. Wenn du meinst, dass eins der Bilder stimmig ist, kannst du es mir beschreiben." Bitten Sie das Kind, auf die Farben, Geräusche, Gerüche und die taktilen Erfahrungen zu achten; denn es sollte eine detaillierte Beschreibung des sicheren Ortes geben können. Diese Genauigkeit im Detail hilft ihm später, die ruhigen und sicheren Gefühle zu erleben, sobald es sich diesen sicheren Ort wieder intensiv vorstellt.

# 7. Die Behandlung von Kindern und Jugendlichen mit besonderen Bedürfnissen

Wir versuchen grundsätzlich, die Fähigkeiten und Stärken jedes Individuums zu nutzen. Wir sind auch bemüht, für jedes Kind und jeden Jugendlichen einen individuellen Ansatz zum Lösen von Schwierigkeiten zu finden. Ungeachtet der vielen Ressourcen, die Menschen haben, gibt es aber Klienten, die besondere Hilfeleistungen brauchen, um Produktivität und Zufriedenheit im Leben zu erreichen. Gewisse Hilfestellungen müssen unter Umständen ein Leben lang gewährleistet sein. Wir denken dabei an hilfreiche Medikamente, besondere Institutionen, Beschäftigungsprogramme und andere stützende Maßnahmen.

Wir stellen in einem eigenen Kapitel solche Kinder „mit ungewöhnlichen Bedürfnissen" und ihre Eltern vor, die alle große Hindernisse überwunden und gelernt haben, sich trotz Behinderung weiterzuentwickeln.

Im Kontakt mit einem behinderten oder traumatisierten Kind und seinen Eltern muss man sich immer vor Augen führen, mit welch tapferer Hingabe und Entschlossenheit sie tagtäglich die enormen Herausforderungen annehmen. Würde und Humor dieser Familienmitglieder sind uns allen Lektion und Inspiration.

Wir formulieren im Folgenden einige Leitlinien für die Behandlung behinderter oder traumatisierter Kinder. Genauso wie man schwierige Kinder nicht nach dem Ansatz der SFBT diagnostisch kategorisiert oder auf ihre Probleme fokussiert, sollte man dies bei behinderten oder traumatisierten Kindern auch nicht tun.

1. Begegnen Sie dem Kind zunächst als Mensch und nicht als behindertes Wesen. Fragen Sie es nach seinen Lieblingsbe-

schäftigungen, guten Freunden, danach, was es gut kann, und so weiter.
2. Finden Sie heraus, welche Ressourcen das Kind bzw. seine Eltern und sein Umfeld haben, z. B. welche Dinge das Kind bewerkstelligen kann, was es in der Schule besonders gut fertig bringt und so weiter.
3. Überlegen Sie, welchen „guten Grund" das Kind für sein spezielles Verhalten hat.
4. Suchen Sie neue Wege, auf dem die Bedürfnisse des Kindes befriedigt werden können, damit es ein störendes Verhalten ablegen kann.

Dieses Vorgehen ist in fast allen Situationen möglich. Es ist das Finden individuell zugeschnittener Lösungen, das dem Therapeuten besonders viel Kreativität abverlangt.

## Die Beurteilung eines Kindes mit besonderen Bedürfnissen

Ein behindertes Kind kann nicht genau in der gleichen Art beurteilt und erfasst werden wie ein Kind, das eine durchschnittliche Verhaltensauffälligkeit zeigt. Aber auch hier ist es wichtig, auf vorhandene Fähigkeiten und Ressourcen zu fokussieren. Beim Erfassen von dem, was möglich ist, erhalten wir natürlich auch Kenntnis von den vorhandenen Defiziten.

Die therapeutische Beurteilung eines Kindes ist unseres Erachtens keine objektive, unvoreingenommene, wissenschaftliche Faktenstudie, sondern ein höchst interaktiver Vorgang. Wenn man mit einer Haltung der Akzeptanz und der Ermutigung auf das Kind zugeht und sich überraschen lässt von dem, was das Kind alles kann, sichert man sich nicht nur leichter seine Kooperation, sondern es entfaltet häufig auch seine optimalen Leistungen.

Weil bei behinderten Kindern die Stärken oft nicht sofort zutage treten, muss man das Kind in verschiedenen Kontexten beobachten, unter anderem auch ohne die engste Bezugsperson. Man darf aus einer einzigen Sitzung keine allgemeinen Schlüsse ziehen.

Bei der Beurteilung eines Kindes sollte man unter anderem auf die folgenden Aspekte achten:

- grob- und feinmotorische Fertigkeiten
- visuelle Fertigkeiten: visuelle Wahrnehmung, Erkennung und Wiedergabe
- visuell-motorische Koordination: Koordination zwischen Hand und Auge
- Hörfähigkeit: Erkennung von Tönen, Wiedergabe von Tönen; akustische Merkfähigkeit
- Aufmerksamkeitsspanne
- psychische Fähigkeiten: Strategien des Umgangs mit einem neuen Raum, einer neuen Person, mit neuen Spielsachen; Reaktionen auf Erfolg, Frustration; Fähigkeit, ein bestimmtes Anstrengungsniveau zu halten; Interaktion mit Eltern, Therapeut und Geschwistern
- kognitiv-intellektuelle Fertigkeiten: Sprachverständnis, Vorstellung von Kontext und Wissen
- Planung von Handlungen: Fähigkeit, wichtige Handlungssequenzen durchzuführen.

### Auf die Fähigkeiten eines Kindes fokussieren und nicht nur auf seine Behinderung

Da wir über dieses Thema schon mehrfach gesprochen haben, veranschaulichen wir es im Folgenden anhand eines Fallbeispiels. Markus' Fall zeigt, was sich verändern kann, wenn man die Fähigkeiten des Kindes nutzt, statt auf seine Behinderungen zu fokussieren.

*Fallbeispiel: Markus war schneller als das Tiefbauamt*

Markus wurde zur Therapie überwiesen, weil er kurz zuvor gewalttätig geworden war und seinen Lehrer tätlich angegriffen hatte. Der Kinderarzt, der Markus schon viele Jahre lang behandelte, hatte bei dem 14-jährigen Jungen die Diagnose Prader-Willi-Syndrom (PWS) gestellt. Ausgeprägte Merkmale dieser Krankheit sind: Hypotonie; extreme Gewichtszunahme nach dem ersten Lebensjahr; zwanghafte Nahrungsaufnahme; typische Gesichtszüge; und milde bis moderate geistige Entwicklungsverzögerung. Weniger ausgeprägte Merkmale sind: Verhaltensprobleme; Gewalttätigkeit; obsessives und zwanghaftes Verhalten; Streitsucht, Störrigkeit und Hartleibigkeit; stehlen und lügen; Schlafstörungen; sprachliche Artikulationsstörungen; sich die Haut aufkratzen. Ich (T. S.) war sehr überrascht, als ich Markus zum ersten Mal sah: Er war normalgewichtig, was ich als besondere Leistung und als Hinweis auf seine Ressourcen und die seiner Umwelt deutete. Ich fragte mich, wie er bei großem Drang nach übermäßigem Essen sein Gewicht halten konnte. Markus war in der Altersgruppe 14 bis 18 einer der wenigen normalgewichtigen PWS-Patienten in Europa. Ich erfuhr, dass sämtliche Lebensmittel vor ihm weggeschlossen wurden – daheim verwaltete die Mutter das Essen, und in der Schule spielte der Lehrer diese Rolle. Markus war anscheinend so diszipliniert, dass er diese Einschränkung der Nahrungsmittel akzeptierte, obwohl seine Geschwister und Schulkameraden nach Herzenslust essen durften. Ich war voller Bewunderung über die Vorstellung, wie schwer sich Markus und seine Familie eine derartige Disziplin und Kontrolle erarbeitet haben mussten; denn PWS-Patienten spüren kein Gefühl der Sättigung, sondern sind immer hungrig.

In der ersten Sitzung erfuhr ich, dass Markus gerne ritt, eine Sonderschule für lernbehinderte Schüler besuchte und in Mathematik der Beste in seiner Klasse war. Ferner wollte er später mal Landwirt werden. Seine Antwort auf die Wunderfrage lautete unter anderem: „Andere gehen mir nicht auf die Nerven, ich habe weniger Wutausbrüche und halte mein Gewicht." In einem längeren Gespräch mit ihm kam ich zu dem Schluss, dass er das geistige Niveau eines achtjährigen Kindes hatte. Also konnte ich ohne weiteres Stofftiere oder Handpuppen verwenden, damit er seine Wünsche bildhaft darstellen konnte; denn die verbale Ausdrucksfähigkeit war begrenzt. Ich fragte Markus, welches Tier seiner Ansicht nach sich nicht ärgern würde, wenn die anderen ihm auf die Nerven gehen wollten. Seine Antwort war: „Ein Pferd." Wir waren uns einig, dass er ein Fell so dick wie das eines Pferdes bräuchte. Ich gab ihm eine Decke, und diese Decke sollte sein „Pferdefell" sein. Er genoss es, im „Pferdefell" zu spielen, und wollte die Decke bis zum Ende der Sitzung über sich haben.

Markus' Mutter, das erkannte ich in der ersten Sitzung, war eine sehr konsequente Person, die den Jungen offenkundig großartig erzogen hatte. Nun aber hatte sie das Gefühl, mit ihrem Latein am Ende zu sein und mit dem Leben nicht mehr zurechtzukommen. Die Situation wurde allmählich zu viel für sie. Auf die Wunderfrage gab sie zur Antwort, dass sie gerne jemanden hätte, mit dem sie über ihre Sorgen und andere Möglichkeiten des Umgangs mit Markus reden könnte. Sie wünschte sich auch, dass Markus mit jemandem reden könne, wenn sie selbst dazu nicht in der Lage sei, damit sie nicht die ganze Last allein tragen müsse, sondern sie mit einer Therapeutin oder einem Therapeuten teilen könne.

Ein Jahr lang kamen Markus und seine Mutter alle zwei Wochen zu mir. (Noch jetzt, während der Arbeit an diesem Buch, kommen die beiden zu Therapiesitzungen.) Im ersten halben Jahr konzentrierten wir uns in den jeweiligen Sitzungen auf den Bau eines „Erfolgsturmes", der jeweils die Errungenschaften der vorhergehenden zwei Wochen abbildete. Am Ende der Sitzungen wollte Markus immer ein Foto von sich und dem Erfolgsturm haben.

Seit einiger Zeit fokussieren wir auf folgende Fragen: (1) In welchen besonders günstigen Situationen hat Markus das Gefühl, sich beherrschen zu können? (2) Was kann Markus tun, damit erfolgreiche Situationen wahrscheinlicher werden? (3) Was können andere Menschen in seinem Leben tun, um ihm zu helfen?

Dazu ein Beispiel aus der Schule: Der Lehrer erfuhr, was der Begriff „Pferdefell" für Markus bedeutete, und machte dieses Wort zu einem Geheimcode, der viel besser zu funktionieren schien, als wenn der Lehrer Markus ermahnte, sich zu beruhigen oder seine Wut zu zügeln. Die Ermahnung „Beruhige dich doch!" hatte für Markus die Bedeutung, als ob der Lehrer ihn ausschimpfte, und dies hatte immer dazu geführt, dass er noch zorniger wurde, statt sich zu beruhigen. Im vergangenen Jahr hatte Markus – unter anderem wegen des Codeworts - keine Wutausbrüche und war auch nicht aggressiv gegen andere.

Markus' Angewohnheit, sich die Haut aufzukratzen, war eine Weile ziemlich schlimm und führte zu Infektionen. Dann kam er auf die Idee, dass er die „Schlaglöcher" auf seinem Körper reduzieren wollte, und deshalb veranstaltete er einen Wettbewerb zwischen sich und dem städtischen Tiefbauamt von Zürich, das für die Reparatur der Straßen zuständig ist. Für Markus war die Frage, wer zuerst die Schlaglöcher beseitigt haben werde: er oder die Straßenarbeiter. Als die wunden Stellen auf seiner Haut allmählich weniger wurden, veränderte er sein Ziel und wollte nun am ganzen Körper eine „glatte Haut" haben, bevor die städtischen Arbeiter die Straßen repariert hätten. Er war schneller als das Tiefbauamt! Zum ersten Mal nach langer Zeit hatte er am ganzen Körper wieder eine glatte Haut, die er bei warmem Wetter gerne zeigte. Einige Zeit später fing er wieder an, sich die Haut aufzukratzen. Da er aber dieses Mal wusste, dass er schon einmal damit aufhören konnte, war die Sache für ihn jetzt vollkommen anders.

## Lösungen für schwierige Situationen

Wir werden oft gefragt, ob und wie wir den Eltern eine schlechte Nachricht über ihr Kind mitteilen. In vielen Fällen wird unsere Vorgehensweise missverstanden, weil man annimmt, dass wir die präsentierten Probleme nicht betonen, um den Umgang mit einem Problem gänzlich zu vermeiden oder um uns vor schlechten Mitteilungen zu drücken, weil wir die Eltern nicht deprimieren wollten. Mit der Präsentation zahlreicher Fallbeispiele, in denen wir mit schwierigen Problemen konfrontiert sind, können wir hoffentlich deutlich machen, dass solche Missverständnisse damit zusammenhängen, dass wir schwerpunktmäßig an Lösungen interessiert sind. Wir leugnen die Probleme nicht und „tun auch nicht so, als ob das Problem nicht existierte". Mit den Eltern sprechen wir immer offen über ihr Kind, selbst wenn wir eine „unerwünschte" oder „schlechte" Nachricht mitteilen müssen.

Im folgenden Fallbeispiel wollen wir zeigen, wie man ein Kind beurteilt, das anscheinend ernste Probleme hat, und wie man sich den Eltern nähert, wenn man ihnen eine schlechte Nachricht mitteilen oder ihnen möglicherweise eine beschwerliche Behandlungsweise vorschlagen muss.

*Fallbeispiel: Ist unser Kind „zurückgeblieben"?*

Milena, ein fünfjähriges Energiebündel, wurde von den Eltern zur Therapie gebracht, um eine sehr ernste Frage zu klären: Ist Milena zurückgeblieben? Hat sie vielleicht eine Aufmerksamkeitsstörung mit Hyperaktivität (ADHD), und wenn ja, welcher Kindergarten ist für sie geeignet? Was stimmt mit dem Kind nicht? Kann man auf Besserung hoffen?

Die erste Sitzung fand gemeinsam mit Milena und ihren Eltern statt. Noch bevor das Kind meinen (T. S.) Therapieraum betreten hatte, war klar, dass es äußerst aktiv war: Milena schaute sich im Wartezimmer die Kinderbücher an, begrüßte mich hastig und ging allein in den Therapieraum. Sie ging von einem Gegenstand zum anderen und fasste alles an, was sie sah. Ich hatte den Eindruck, als ob sie sich damit beruhigen wollte.

Ich bat Milena, sich zu setzen, und erklärte mein Vorhaben. Sie hörte mir zwar zu, aber ich spürte, dass meine Worte für sie keine große Bedeutung hatten, und es deutete auch nichts darauf hin, dass sie mich verstanden hatte. Ich stellte ihr ein paar Fragen, doch sie hatte Schwierigkeiten, meine einfachen und dem Alter des Kindes entsprechenden Fragen zu verstehen oder zu beantworten. Ich erkannte schnell, dass sie vielleicht besser auf Aktivitäten reagierte als auf Worte. Ich bat die Eltern, eine Zeit lang mit Milena spielen zu dürfen, damit ich mich auf sie einstellen könne, und forderte die beiden auf, sich ein bisschen entfernt von uns zu setzen und zu beobachten.

Milena interessierte sich für den Korb mit den Holzklötzchen. Wir setzten uns zusammen auf den Boden, und sie nahm alle Klötzchen aus dem Korb. Sie tat dies sehr schnell, und nachdem sie die Klötzchen auf den Boden gelegt hatte, wurde ihre Aufmerksamkeit auf die Holztiere im Regal gelenkt. Ich blieb bei den Holzklötzchen und gab ihr ein paar Anweisungen, um zu beobachten, wie sie reagieren würde. Ich bat sie, mir ein Holzklötzchen zu geben und dann noch eins usw., und fing an, einen Turm zu bauen. Ich stellte fest, dass das Kind sich an einer einfachen Aktivität beteiligen und über einen kurzen Zeitraum mit mir interagieren konnte. Als Milena den Turm weiterbaute, beobachtete ich sorgfältig ihre feinmotorischen Fertigkeiten und ihre Koordination zwischen Augen und Händen. Ich fragte sie, welche Farbe das Klötzchen haben sollte, das sie als Nächstes für ihren Turm bräuchte, und sie sagte, ein rotes; als ich ihr das rote Klötzchen reichte, akzeptierte sie es problemlos. Dies zeigte mir, dass sie eine farbliche Vorstellung hatte. Dann fragte ich sie, wie die anderen Farben hießen, die sie brauchte. Einmal gab ich ihr absichtlich ein Klötzchen in der falschen Farbe. Dies monierte sie nicht. Allerdings hieß das nicht unbedingt, dass sie die Farbe nicht erkannt hatte. Aber für mich war es ein Hinweis darauf, dass ich mit Milena noch einmal den Farbentest in einem anderen Kontext durchführen musste.

Nach etwa fünf Minuten beendete ich meine Beschäftigung mit Milena. Ich hatte den Eindruck, dass sie ziemlich stark in ihrer eigenen Welt lebte. Ich setzte mich zu ihren Eltern, und während wir redeten, schien sie die Anwesenheit der Erwachsenen im Raum überhaupt nicht wahrzunehmen und wanderte einfach von einem Gegenstand zum anderen, ohne mit einem davon zu spielen.

Von den Eltern erfuhr ich, dass Milena die zweite Tochter war und dass Schwangerschaft und Geburt normal verlaufen waren. Doch nach der Geburt entdeckten die Kinderärzte, dass das Kind einen Herzfehler hatte, und im Alter von zwei Jahren wurde Milena am offenen Herzen operiert. Schon vor der Operation bemerkten die Eltern, dass Milena sich nicht wie ihre erste Tochter normal entwickelte und dass irgendetwas nicht stimmte. Nun wollten die Eltern herausfinden, was mit ihr nicht in Ordnung war, und eine geeignete Schule für sie finden.

Nach einer kurzen Denkpause beendete ich die erste Stunde, indem ich die Eltern für ihre gute Beobachtungsgabe lobte und ihnen mitteilte, dass der Zeitpunkt, Milena von mir beurteilen zu lassen, ausgezeichnet gewählt sei. Ich bat die Eltern, Milenas Stärken und Bedürfnisse in zwei oder drei weiteren Sitzungen beurteilen zu dürfen. In diesen Sitzungen würde ich mit ihr allein arbeiten.

In den nächsten beiden jeweils einstündigen Sitzungen führte ich die folgenden Beurteilungsschritte durch:

1. Ich gab Milena drei Bücher und bat sie, eins auszuwählen. Sie wählte eins aus. Wir setzten uns zusammen auf das Bett, und ich gab ihr das Buch, das sie ausgewählt hatte. Sie schaute das Buch nicht an, was mich auf die Idee brachte, dass sie vielleicht mehr Anleitung und Führung brauchte. Ich las ihr die Geschichte vor und konnte dabei das Niveau ihres Sprachverständnisses erkunden. Durch die Geschichte fühlte sie sich ermuntert, auf 10 zu zählen; eine Vorstellung von Quantität hatte sie aber noch nicht entwickelt.
2. Ferner wollte ich herausfinden, ob das Kind auch Farben in anderen Kontexten voneinander unterscheiden konnte.
3. Wir machten ein Malspiel, und ich beobachtete, wie Milena den Stift hielt und welche Gestalten oder Formen sie malen konnte. Danach beobachtete ich ihren Umgang mit der Schere.
4. Wir setzten Puzzles zusammen. Ich beobachtete Milena, wie sie mit den Puzzleteilen umging, und gewann dadurch Informationen über ihr Wahrnehmungs- und Erkennungsvermögen.
5. Wir spielten mit einem Ball, und Milena sollte mich nachahmen. Dabei beobachtete ich, ob sie imstande war, bestimmte Bewegungen zu imitieren und Ideen für das weitere Spiel zu entwickeln.
6. Ich versuchte, ein Rollenspiel zu initiieren.
7. Ich wollte auch herausfinden, welche auditiven Fertigkeiten das Kind hat. Dazu benutzte ich ein Xylophon.
8. Ferner musste ich in Erfahrung bringen, ob sich das Kind gerne anfassen ließ und, wenn ja, welche Art von taktilen Empfindungen es am

liebsten hatte. Ich musste herausfinden, ob seine Aufmerksamkeitsspanne mit der Zeit größer wurde und welche Aktivitäten am nützlichsten und hilfreichsten waren.

Nach der ersten Sitzung mit Milena ohne die Eltern hielt ich alle meine Beobachtungen schriftlich fest und notierte anschließend, welche weiteren Informationen ich brauchte, um mir ein umfassendes und abgerundetes Bild von ihren Fähigkeiten und Bedürfnissen machen zu können. Nach zwei weiteren Sitzungen lautete meine Beurteilung des Kindes folgendermaßen.

- Milena zeigt gute visuelle Fähigkeiten.
- Sie hat eine fröhliche Grundstimmung.
- Sie liebt es, aktiv zu sein und sich zu bewegen.
- Ihre auditiven Fähigkeiten sind schwach.
- Ihr Verständnis für alltägliche Ereignisse und die Fähigkeit, Zusammenhänge herzustellen, entsprechen nicht dem Alter.
- Rollenspiele sind noch nicht möglich.
- Die Aufmerksamkeitsspanne ist sehr klein.
- Die Sprache wird noch kaum benutzt, um Interaktionen zu gestalten.

Verglichen mit anderen fünfjährigen Kindern, ist Milena in ihrer Entwicklung um etwa zwei Jahre zurück.

Bei der vierten Sitzung waren nur die Eltern anwesend. Ich hatte mich darauf vorbereitet, ihnen eine „schlechte" Nachricht mitzuteilen. Ich füllte ein Glas halb voll mit blau gefärbtem Wasser. Mit einfachen Worten erklärte ich Milenas Eltern, dass das Kind als geistig zurückgeblieben betrachtet werden müsse. Ich berichtete davon, wie ich es wahrgenommen hatte und welche Aktivitäten Milena und ich gemeinsam durchgeführt hatten, und ich erzählte ausführlich von meinen Beobachtungen. Dann zeigte ich auf das halb volle Glas mit blauem Wasser und auf die beiden Teile: den vollen blauen Teil und den leeren Teil. Die geistigen Entwicklungsverzögerungen verband ich mit dem leeren Teil. Der blaue Teil stehe für das, was Milena sich schon erworben habe (Ressourcen wie z. B. ihre angenehme Persönlichkeit, ihre starke visuelle Fähigkeit, ihr hohes Energieniveau und ihre Vorliebe, berührt zu werden). Wir sprachen darüber, wie Milena ihre Fertigkeiten steigern und ihre vorhandenen Fähigkeiten weiterentwickeln und dadurch den blauen Anteil vergrößern könne.

*Diskussion:* Mir (T. S.) gefällt vor allem, dass den Eltern die „schlechte" Nachricht über ihr Kind in einer ausgewogenen Art und Weise mitgeteilt wird. Es werden sowohl Fähigkeiten als auch die Einschränkungen aufgezeigt. Außerdem wird darauf fokussiert, vorhandene Stärken zu fördern und auszubauen. Die elterliche Fähigkeit und Bereitschaft, neue Informationen über ihr Kind zu hören und zu akzeptieren, ist individuell sehr unterschiedlich. Sehr wichtig ist es daher, dass man als Therapeut sensibel auf individuelle Variationen reagiert.

Die Beurteilung eines Problems betrachtet man im Allgemeinen als Vorbedingung der Behandlung – d. h., solange der Klient nicht beurteilt (bzw. diagnostiziert) ist, kann der Behandlungsprozess nicht beginnen. Da sind wir anderer Meinung. Wir halten es für ziemlich unwahrscheinlich, dass die Wahrnehmung der Klienten nicht durch die Fragen beeinflusst wird, die wir den Eltern über ihre Kinder und über ihre Beweggründe für eine Therapie stellen. Allen unseren Fragen werden – abhängig vom Kontext, in dem sie gestellt werden – bestimmte Bedeutungen zugemessen. Diese Bedeutungen können unter den Beteiligten des Gesprächs sehr unterschiedlich sein. Vielleicht hört ein Kind aus der harmlosen Frage nach dem Alter der Eltern heraus, dass zwischen dem Alter der Mutter und dem Problem ein gewisser Zusammenhang besteht.

Durch genaues Nachfragen kann man die Situation im größeren Kontext verstehen und hilft oft den Beteiligten, genauere Vorstellungen zu entwickeln. Einige nützliche Fragen sind die folgenden:

- Bitte erklären Sie mir, inwieweit diese Störung (Aufmerksamkeitsstörung mit Hyperaktivität [ADHS], posttraumatische Belastungsstörung [PTSD], Persönlichkeitsstörung, Trauma, Depression, Bindungsstörung) ein Problem für Sie und Ihr Kind darstellt?
- Weshalb hat Ihrer Ansicht nach Ihr Kind dieses Problem?
- Wie erklären Sie dieses Problem sich selbst, Ihrem Kind oder anderen?
- Was hat man Ihnen über solche Probleme schon gesagt (was haben Sie darüber gelesen, erfahren usw.)?
- Wäre es hilfreich für Ihr Kind, wenn es mir sagen könnte, was geschehen ist oder wodurch dieses Problem verursacht worden ist?
- Sie kennen Ihr Kind am besten und können am ehesten sagen, woran Sie merken, dass sich der Zustand Ihres Kindes ein bisschen gebessert hat.
- Was würde sich zwischen Ihnen und Ihrem Kind ändern, wenn sich die Situation ein bisschen bessern würde? Was würde sich dadurch zwischen Ihrem Kind und anderen Kindern z. B. in der Schule, in Bezug auf die Lehrer oder andere Erwachsene ändern?

Wenn wir bei der Behandlung eines Kindes auf seine Eltern fokussieren, respektieren wir nicht nur die elterlichen Wünsche, sondern akzeptieren auch, dass sie die Experten hinsichtlich ihres Kindes sind. Im Rahmen der Beurteilung des Kindes ist es hilfreich, wenn man die Beobachtungsgabe der Eltern, ihre Bemühungen und Bereitschaft zur Veränderung lobt. Am Ende des Gesprächs sollte man zusammenfassen, was die Eltern für ihr Kind wollen, und ihnen zu verstehen geben, dass ihre Wünsche und Bitten gehört worden sind.

## Häufig gestellte Fragen

Im Folgenden beantworten wir einige Fragen, die uns über die Behandlung behinderter, traumatisierter oder „schwieriger" Kinder immer wieder gestellt werden.

### „Empfehlen Sie eine medikamentöse Behandlung der Kinder?"

Die SFBT beruht zwar primär auf dem helfenden Dialog, in dem die inneren und äußeren Ressourcen des Klienten genutzt werden, aber in bestimmten Situationen ist eine Medikation sinnvoll. Generell halten wir die medikamentöse Behandlung *nicht* für die vorrangige Lösung, doch gibt es natürlich Situationen, in denen eine Medikation angezeigt ist, um die Lebensqualität des Kindes und der Eltern zu verbessern. Beim lösungsorientierten Ansatz überprüft man zuerst einmal, wie das betreffende Kind in den unterschiedlichsten Kontexten „funktioniert", und überlegt dann, wie eine Medikation zu diesem Gesamtbild passen würde. Mit anderen Worten: Wir sehen die Medikation als etwas, das in die Gesamtlösung *passen muss*, und nicht als *die* Lösung. Wir sind darauf bedacht, während einer medikamentösen Behandlung hilfreiche andere Maßnahmen nicht aus den Augen zu verlieren.

Es kommt nicht so häufig vor, dass eine medikamentöse Behandlung gewünscht wird. Wir achten jedenfalls sehr darauf, dass Medikamente nicht so wahrgenommen werden, als hätten sie magische Eigenschaften und müssten nur eingenommen werden, damit sich – ohne Zutun der Betroffenen – effektiv etwas verändert.

Häufiger begegnen wir jedoch Situationen, in denen sich Eltern oder Betreuer heftig gegen eine langfristige medikamentöse Behandlung des Kindes wehren, weil sie glauben, dass Medikamente seine Persönlichkeit verändern. Eine Mutter z. B. widersetzte sich hartnäckig der Forderung der Schule, ihrem Sohn Walter regelmäßig Ritalin zu geben, um seine schulische Leistung zu steigern. Sie war fest davon überzeugt, dass Walter „nicht mehr Walter sein wird, wenn er Medikamente nimmt!". Viele Eltern und auch Jugendliche haben Angst, dass ihre Kinder bzw. sie selbst aufgrund der Medikamenteneinnahme dann nicht mehr so sind wie die anderen und vielleicht für „verrückt" gehalten werden. Wir nehmen diese Sorgen ernst (siehe dazu auch S. 172 ff.). Wenn man den Eltern respektvoll begegnet und sie fragt, wie sich Medikamente ihrer Vorstellung nach auf die Persönlichkeit ihres Kindes auswirken bzw. welche speziellen Erfahrungen sie mit einer medikamentösen Behandlung ihres Kindes gemacht haben, kann geklärt werden, was für ein „Verhältnis" das Kind oder die Eltern generell zu einer Medikation haben; denn diese Einstellung wird sich darauf auswirken, wie Kind oder Eltern mit einer medikamentösen Behandlung umgehen.

Wir legen Wert darauf, dass der Klient sich überlegt, wie er die Wirkung des Medikaments nutzen will, und dass er dafür die Verantwortung übernimmt und nicht als passiver Empfänger darauf wartet, was Medikamente mit ihm machen werden. Wenn wir mit den Eltern zum ersten Mal über das Thema Medikation sprechen, beginnen wir normalerweise mit Fragen, die auf Ressourcen abzielen:

- Hat Ihnen jemand (Kinderarzt, Krankenschwester, Lehrer, Nachbar, Angehöriger) nahe gelegt, dass Medikamente hilfreich sein könnten?
- Welche Vorstellung haben Sie davon, wie ein Medikament wie dieses (Name des Medikaments benennen) Ihrem Kind helfen kann?
- Hat Ihr Kind schon einmal Medikamente genommen, die ihm geholfen haben?
- Haben Sie sich schon Gedanken darüber gemacht, wie Medikamente Ihrem Kind helfen werden?
- Angenommen, dieses Medikament würde Ihrem Kind helfen. Wie würde sich Ihr Kind verändern, sodass Sie sagen könnten, dass das Medikament ihm hilft?
- Was könnten Sie selbst tun, damit die Medikamente Ihrem Kind helfen?

- Woran würden Sie bei Ihrem Kind erkennen, dass es keine Medikamente mehr braucht?

### „Wie sagen wir dem Kind, dass es Medikamente nehmen muss?"

Man kann Kindern plausibel erklären, dass sie Medikamente nehmen müssen. Wenn ich (T. S.) mit jüngeren Kindern über die Notwendigkeit einer Medikation spreche, benutze ich am liebsten und ganz pragmatisch die Autometapher, mit der alle Kinder etwas anfangen können.

Zunächst formuliere ich das Thema: Was ist notwendig, damit ein Auto problemlos läuft und von einem Punkt zum anderen fährt? Wir beginnen mit den ganz offenkundigen Dingen, die ein Auto zum Fahren braucht: Räder und Reifen, Motor, Lenkrad, Windschutzscheibe, Benzin, Öl und so weiter. Dabei überlasse ich dem Kind die „Führung". Anschließend fordere ich es auf, über die weniger offenkundigen Dinge nachzudenken, die das Auto braucht – Blinkleuchten, Ölwechsel, Scheibenwischer und so weiter. Danach sprechen wir darüber, was geschieht, wenn diese Autoteile nicht richtig funktionieren oder fehlen. Im Allgemeinen kommen die Kinder schnell auf die Idee, dass das Auto zwar eine Zeit lang fahren kann, aber am Ende doch ein Problem entsteht – vielleicht verliert das Auto an Kraft, fährt nicht mehr so schnell wie früher oder springt nicht mehr an. An diesem Punkt schlage ich die Brücke zur medikamentösen Behandlung und dem „optimalen Funktionieren" des Kindes. Ritalin beispielsweise ist wie das Öl im Motor, mit dem das Auto problemlos fährt und seine Kraft behält. Ich füge hinzu, dass das Wichtigste beim Auto natürlich der aufmerksame Fahrer ist, der Richtung und Route kennt und so den gewünschten Zielpunkt erreichen kann.

Wenn man diese Metapher auf das Leben des Kindes überträgt, heißt das, dass es mithilfe von Ritalin weniger mit anderen Kindern streitet, im Unterricht aufmerksamer mitmacht und die Dinge mit größerer Sorgfalt erledigt. Doch letztlich hängt alles von der Entscheidung des Kindes und seinen Interaktionen mit seinem Umfeld ab. Das Kind muss – bildlich – auf dem Fahrersitz Platz nehmen! Wenn man dem Kind hilft, eine sehr individuelle und persönliche Einstellung zu Medikamenten zu gewinnen, wächst seine Bereitschaft zur Kooperation, und es fühlt sich verantwortlich für das Gelingen. Wenn es akzeptiert hat, dass es Medikamente nehmen muss, unterstützen wir das Kind, auch in allen übrigen Belangen Verantwortung zu übernehmen und so dem Ziel näher zu kommen. Wir schildern nun Heinrichs Fall und zeigen daran, wie eine solche Zusammenarbeit mit dem Kind erreicht werden kann.

*Fallbeispiel: Ritalin*

Als der zwölfjährige Heinrich zum ersten Mal zu mir (T. S.) kam, war er bereits seit einem Jahr auf Ritalin. Seine Mutter hatte festgestellt, dass der Junge seit einiger Zeit in der Schule und zu Hause nicht mehr gut zurechtkam: Es gab Streitereien mit den Geschwistern und den Schulkameraden und insbesondere Ärger im Mathematikunterricht. Die Mutter hatte herausgefunden, dass Heinrich seine Medikamente nicht regelmäßig einnahm, was zu seinen momentanen Problemen beitrug. Frustriert und zornig rief mich die aufgeregte Mutter an und bat um den schnellstmöglichen Sitzungstermin. Die letzte Sitzung mit Heinrich hatte vier Monaten zuvor stattgefunden.

Ich fragte ihn, was geschehen sei, und ließ ihn wissen, dass er „gute Gründe" haben müsse, das Ritalin nicht mehr zu nehmen. Er erzählte, dass er es so leid sei, jeden Morgen daran erinnert zu werden, Ritalin zu schlucken und damit auch zu erfahren, dass er anders als andere Kinder sei. Außerdem habe er sich in ein Mädchen verliebt und sei überzeugt, dass die Freundin an ihm nur Interesse habe, wenn er normal sei. Darüber hinaus helfe Ritalin ihm nicht mehr, vor allem nicht im Mathematikunterricht, wo er seiner Ansicht nach am dringendsten gute Konzentration bräuchte. Er erzählte ferner, dass er so tue, als ob er die Tabletten schluckte, spucke sie aber später wieder aus.

Seine Erklärung war sinnvoll und erschien vernünftig. Deshalb stellte ich Heinrich ein paar Fragen über die Freundin – die zu der Zeit eine wichtige Person in Heinrichs Leben war. Was mochte sie gerne an ihm? Weshalb glaubte sie, dass er anders sei als die anderen Jungen? Was mochte er an ihr am liebsten?

Dann sprach ich mit ihm über Ritalin SR, eine langsamer wirkende Ritalinform. Physiologisch gesehen, wirkt Ritalin SR langsamer, dafür aber länger als das normale Ritalin. Ich erkundigte mich auch nach der Schule und erfuhr, dass der Mathematikunterricht seit neuestem um 9 Uhr begann und nicht mehr um 11 Uhr. Da fiel mir ein, dass das Ritalin SR noch gar nicht seine volle Wirkung in Heinrichs Körper entfalten konnte, wenn der Junge die Tablette kurz vor Schulbeginn einnahm. Ein Grund mehr, Heinrichs Klagen ernst zu nehmen. Ich lobte ihn für seine guten Beobachtungen und schlug ihm vor, morgens das normale Ritalin zu nehmen und Ritalin SR zum Mittagessen.

Eine Woche später rief Heinrich an und war sehr erfreut darüber, wie die Dinge liefen. Er war überzeugt, dass das Ritalin – so verteilt – ihm wieder half.

**„Wie sieht die Arbeit mit Kindern aus, die einen Missbrauch erleben?"**
Fragen, die zu diesem Thema häufig gestellt werden, sind die folgenden:

- Wie kann ich ein Kind vor weiterem Missbrauch schützen?
- Was kann ich tun, wenn ein Kind aus welchen Gründen auch immer nicht über die Misshandlung oder den Missbrauch sprechen will?
- Kann man auf besondere Weise mit diesen Kindern reden, ohne ihnen noch mehr Schmerz zuzufügen?
- Muss ich das Kind sofort schützen, wenn eine Misshandlung oder ein Missbrauch aufgedeckt wird?
- Wie gehe ich mit dem Erwachsenen oder Elternteil um, der das Kind misshandelt oder missbraucht hat?

Viele therapeutische Novizen und auch erfahrene Therapeuten stellen solche oder ähnliche Fragen, weil sie sicher sein wollen, dass sie die Lage des Kindes nicht noch schlimmer machen. Wir möchten daran erinnern, dass Kinder oft eine erstaunlich gute Resistenz haben. Wenn es sich nicht um eine sehr grausame und ungewöhnlich schwere Form von Misshandlung oder Missbrauch handelt – bei dem sofortige Schritte unternommen werden müssen –, zeigen Kinder, die einen Missbrauch erleiden oder erlitten haben, ähnlich wie andere Kinder individuelle, spezifische Wünsche. Misshandelten oder missbrauchten Kindern hilft es am ehesten, wenn man respektvoll mit ihnen arbeitet und ihre Wünsche und Vorstellungen berücksichtigt und auf ihre individuellen Eigenschaften eingeht. Auf keinen Fall darf man alle traumatisierten Kinder therapeutisch unter eine Kategorie subsumieren. Mit misshandelten oder missbrauchten Kindern geht man genauso um wie mit allen anderen Kindern auch, d. h., man hört ihnen aufmerksam zu und achtet auf Fertigkeiten und Kenntnisse, die sie gut beherrschen.

Wir sind der festen Überzeugung:

1. Auch traumatisierte Kinder, wie schlimm die Misshandlung oder der Missbrauch gegen sie auch war, sind in vielen Bereichen voll funktionsfähig.
2. Auch die Behandlung traumatisierter Kinder knüpft an ihre gesunden und unbeschädigten Seiten an.

3. Es ist wichtig herauszufinden, wie diese Kinder sich ihr Leben bzw. ihre Situation vorstellen, damit das Leben für sie etwas besser wird. Oft haben sie, wie alle anderen Kinder auch, eine Vorstellung davon, wie ihr Leben aussehen sollte, damit sie es ein bisschen einfacher haben und sie sich etwas sicherer fühlen können.

Wie wir in diesem Buch und auch andernorts (Berg a. Kelly 2000) zeigen, hat bereits ein kleines Kind eine Vorstellung davon, was sein Leben etwas erleichtern kann, z. B.: „Ich möchte mehr Freunde haben", „Ich will keine Angst vor anderen Kindern haben", „Ich möchte bei meinem Papi wohnen", „Ich hätte gerne, dass meine Mama stolz auf mich ist" und „Ich will zu meiner Mama". Wenn man einem Kind respektvoll begegnen will, muss man – was auch immer vorliegt – seine Wünsche ernst nehmen und auf seine Anliegen eingehen.

Wir sind besorgt darüber, dass man ein Kind, das als „traumatisiert" bezeichnet wird, sofort anders wahrnimmt, und zwar meist als hilfloses Opfer, das ununterbrochen geschützt werden muss. Wenn wir die Kinder als so fragile Wesen behandeln, sind wir geneigt, alles über ihre Köpfe hinweg zu entscheiden und sie nicht in den Prozess mit einzubinden.

Selbst wenn ein Erwachsener das Kind z. B. im Zusammenhang mit einer vermuteten Misshandlung in die therapeutische Praxis bringt – vielleicht sind Prellungen oder blaue Flecken an Armen und Beinen und Kratzspuren aufgefallen –, kann man im ersten Kontakt die Beziehung zu dem Kind dadurch aufnehmen, dass man sich nach seiner Lieblingsbeschäftigung oder seinem Lieblingscartoon erkundigt. Diese Art der Interaktion fördert die gesündere und unbeschädigte, die „normale" Seite des Kindes zutage. Wir wollen solchen Kindern zu verstehen geben, dass ihr Lebens trotz schwer wiegender Probleme größtenteils genauso ist wie das Leben anderer Kinder. Wir lassen sie auch wissen, dass sie in ihrer Persönlichkeit einzigartig sind, und versuchen herauszufinden, worin die Einzigartigkeit besteht. So gewinnen wir Informationen über seine unmittelbaren Anliegen und Bedürfnisse und stärken das Selbstbewusstsein. Wenn man auf diese Anliegen und Bedürfnisse eingeht, ist das eine besonders respektvolle Art der Interaktion mit dem Kind. Es ist uns ein Anliegen, immer zuerst das Kind zu sehen und erst in zweiter Linie den Missbrauch oder das Trauma.

Damit man das betroffene Kind aus der traumatisierenden Situation herausholen kann, müssen bestimmte Voraussetzungen erfüllt sein. In gewissen Ländern muss eine richterliche Verfügung oder ein Gerichtsbeschluss vorliegen. Berg und Kelly (2000) haben ausführlich beschrieben, wie nach dem Ansatz der SFBT mit misshandelten oder missbrauchten Kindern und ihren Eltern gearbeitet werden kann.

*Fallbeispiel: „Ein guter Grund, von zu Hause wegzulaufen"*

Als Denise, 13-jährige Schülerin einer Realschule, zum ersten Mal bei mir (I. K. B) war, konnte ich ihr Gesicht kaum sehen, weil sie den Kopf so weit nach unten hängen ließ und ihr hübsches Gesicht wegen ihrer langen, widerspenstigen Haare nur schwer erkennbar war. Höflich beantwortete sie alle meine Fragen, allerdings mit murmelnder Stimme, sodass ich mich zu ihr beugen musste, um sie nicht ständig um die Wiederholung ihrer Antworten bitten zu müssen. Die Sozialarbeiterin der Schule, die das Mädchen zur Beratung geschickt hatte, war sehr besorgt, weil es wiederholt von zu Hause weggelaufen war. Jedes Mal, wenn Denise „auf der Flucht war" – was normalerweise zwei bis drei Tage dauerte –, kam sie auch nicht zum Unterricht. Der Sozialarbeiterin war aufgefallen, dass die Mutter des Mädchens noch nie Kontakt mit der Schule aufgenommen hatte, um Denise entweder als vermisst zu melden oder um nachzuforschen, ob ihre Tochter in der Schule war. Die Lehrer hielten Denise zwar nicht für dumm, doch ihr Benehmen war auffällig, und sie selbst bezeichnete sich wiederholt als blöd.

Als ich mit Denise ins Gespräch kommen und ein bisschen mehr über sie erfahren wollte, reagierte sie kaum. Nur sehr zögernd erzählte sie mir, dass sie blöd sei, nicht viel über die Arbeit in der Schule sagen könne, aber trotzdem den Schulabschluss machen wolle, um Friseurin zu werden. Auf meine Frage, weshalb sie gerade Friseurin werden wolle, erzählte sie stockend, dass andere frisieren das Einzige sei, was sie könne. Wie hatte Denise herausgefunden, dass sie andere gut frisieren konnte? Ihre Freundinnen, so sagte sie, wollten immer von ihr frisiert werden, und diese sagten, dass sie ihre Sache gut mache. Sie fügte hinzu, dass sie sogar den Müttern ihrer Freundinnen die Haare mache und dafür manchmal ein bisschen Geld bekomme.

Da Denise nur widerstrebend über sich Auskunft gab, erzählte ich ihr, dass die Sozialarbeiterin der Schule wegen ihres ständigen Ausreißens und Schuleschwänzens sehr besorgt sei, und fragte sie, ob ich ihr zu dieser Gewohnheit ein paar Fragen stellen dürfe. Sofort ließ Denise den Kopf noch tiefer hängen, und ihr Rücken wurde ganz rund. Dies schien ein sehr schwieriges Thema für das Mädchen zu sein. Da ich diese ernste Sache aber ansprechen musste, wollte ich ihr einen möglichst positiven Rahmen geben. An Stelle von weiteren Ermahnungen, weshalb sie nicht von Zuhause weglaufen und die Schule schwänzen sollte, hatte ich mit Denise den folgenden Dialog:

Therapeutin (T): Ich bin sicher, dass du einen sehr guten Grund hast, von daheim wegzulaufen und die Schule zu schwänzen.

Die Augen von Denise füllten sich sofort mit Tränen, und leise weinte sie ein paar Minuten vor sich hin. Ich spürte, dass ich einen wunden Punkt bei ihr getroffen hatte, wusste aber nicht genau, welchen. Als Erstes fielen mir Probleme ein, die mit ihrer Sicherheit zu tun hatten: dass sie von Männern aufgelesen wurde, die ihr Hilfe anboten und sie dann vielleicht zur Prostitution zwangen oder sie als Drogenkurier benutzten. Ich musste also das Thema Sicherheit ansprechen.

T: Ich weiß, dass du von zu Hause ausreißt und dann immer eine Weile wegbleibst, und du scheinst ein Mädchen zu sein, das so etwas nicht ohne guten Grund tut. Kannst du mir sagen, was so ein „guter Grund" ist?

Denise (D): Ich muss von zu Hause weglaufen wegen meinem Bruder.

Sofort dachte ich daran, dass sie vielleicht von ihrem Bruder sexuell missbraucht wird, und wartete auf weitere Informationen. Doch Denise sagte eine ganze Weile nichts.

T: Das verstehe ich nicht ganz. Was hat das denn alles mit deinem Bruder zu tun?

D: Ich laufe hauptsächlich deshalb von zu Hause weg, weil mein Bruder mich schlägt, und ich bleibe weg, bis er sich wieder beruhigt hat, und dann gehe ich wieder nach Hause.

T: Jetzt verstehe ich. Also hast du tatsächlich einen guten Grund wegzulaufen. Damit du in Sicherheit bist und nicht geschlagen wirst?!

D: Ja.

T: Das klingt plausibel. Du musst weglaufen, damit du in Sicherheit bist. Und was macht deine Mutter, wenn dein Bruder dich schlägt?

D: Sie macht überhaupt nichts und sagt auch nichts zu meinem Bruder.

T: Du meinst, dass deine Mutter im Bilde darüber ist, dass dein Bruder dich schlägt, und unternimmt nichts dagegen?

D: Nein, und ich glaube, sie hat auch Angst vor ihm

T: Und was macht dein Vater, wenn dein Bruder dich schlägt?

D: Mein Vater ist vor zwei Jahren gestorben, und deshalb sagt mein Bruder, dass er der Chef im Hause ist.

Da Denise tatsächlich einen guten Grund hatte wegzulaufen, fokussierte ich als Nächstes auf ihre Sicherheit, wenn sie unterwegs war.

T: Erzähle mir doch noch, wie du es geschafft hast, dass dir bis jetzt unterwegs nichts passiert ist. Wie machst du das, dass dir nichts geschieht? Den Mädchen, die von zu Hause weglaufen, können viele schlimme Dinge passieren.

D: Ich weiß, ich höre das auch oft. Wir, das heißt die anderen Mädchen und ich, also wir legen unser ganzes Geld zusammen und mieten uns ein Zimmer in einem Motel, und dort bleiben wir die ganze Nacht zusammen. Es gibt ein paar nette Mädchen, die sorgen für mich und kümmern sich darum, dass ich etwas zu essen habe und solche Dinge. Meistens bleiben wir zusammen und unternehmen tagsüber etwas miteinander.

T: Und woran kannst du erkennen, dass die Lage für dich daheim wieder sicher ist?

D: Manchmal gehe ich wieder nach Hause, wenn ich weiß, dass mein Bruder gerade in der Schule ist, und ich spreche mit meiner Mutter, und sie sagt mir, wann ich nach Hause kommen kann.

An diesem Punkt wurde mir klar, dass das Gespräch mit Denise über ihre Ausreißtouren nicht das Wichtigste war. Eine wirksame Intervention konnte nur darin bestehen, dass man der Mutter half, innerlich so stark zu werden, dass sie ihre Kinder – den Sohn eingeschlossen – so versorgen konnte, wie sie es brauchten. Wenn man einem 17-jährigen Jungen erlaubt, seine Schwester und seine Mutter durch Gewalt einzuschüchtern, tut man ihm bestimmt keinen Gefallen. Er muss lernen, sich wie ein Junge seines Alters zu benehmen und sich um altersentsprechende Dinge zu kümmern, und wie andere Jugendliche neue Fertigkeiten und Kenntnisse erwerben. Der Bruder von Denise wie Denise selbst brauchten eine starke elterliche Hand, die ihnen Richtungen vorgab und Grenzen setzte.

Die Sozialarbeiterin der Schule erkannte, dass sie die Probleme des Mädchens in einem größeren sozialen Kontext betrachten musste. Sie sah ein, dass ihre Sicht der Dinge zu eng war. Denise konnte ihr Problem ohne die Intervention der Mutter nicht lösen. Das Jugendamt, mit dem die Familie noch nie Kontakt gehabt hatte, wurde hinzugezogen und unterstützte die Mutter, ihre mütterliche Kompetenz so weit zu entwickeln, wie sie für die beiden Kinder notwendig war.

Die Mutter war sich nicht bewusst, dass sie gegen das Gesetz verstieß, als sie Denise nicht vor der Misshandlung durch den älteren Bruder schützte. Sie war erschüttert, dass die Kinder wegen der Trauer über den Verlust ihres Mannes Schaden genommen hatten. Erst als man sie darauf hinwies, dass ihr das Sorgerecht für Denise entzogen werden könnte, wurde sie aktiv. Es stellte sich heraus, dass die Mutter in ihrer 18-jährigen Ehe körperlich häufig misshandelt worden war und vor der Außenwelt große Angst hatte; denn während ihrer Ehe war sie sozial und sogar von ihrer eigenen Familie isoliert gewesen. Die Sozialarbeiterin des Jugendamtes nahm die Arbeit mit der Mutter auf, und schon bald lief Denise nicht mehr von daheim weg.

### „Was tun Sie als Therapeutin, wenn ein Kind sexuell missbraucht wird?“

Natürlich sollten alle Kinder in einer sicheren und liebevollen Umgebung aufwachsen dürfen, und die Erfüllung dieser Bedingungen hat absolute Priorität. Der Missbrauch Minderjähriger ist nicht nur strafbar, sondern die meisten Gesellschaften unserer Erde verfügen auch über kulturelle, ethische und moralische Sanktionen gegen den Missbrauch von Kindern. Es ist so leicht, den Moralapostel zu spielen und rasch zu dem Schluss zu kommen, dass Kinderschänder Ungeheuer sind und lebenslang im Gefängnis verwahrt werden müssen – zumindest hätte man dabei ein besseres Gefühl, wenn man bedenkt, welches Leid solche Menschen hilflosen Kindern zufügen. Doch die Sache ist weitaus komplexer. Viele Kinder werden von den eigenen Eltern oder Angehörigen missbraucht. Sie alle hegen, unabhängig davon, ob sie körperlich misshandelt oder sexuell missbraucht werden, gemischte Gefühle gegenüber ihrem Schänder, vor allem wenn es ein Elternteil oder ein Familienangehöriger ist. Abgesehen von extrem grausamen und abscheulichen Fällen von Missbrauch, sind die meisten Opfer-Täter-Beziehungen nach unserer therapeutischen Erfahrung äußerst komplex, und es ist nicht leicht, Lösungen zu finden, die nachhaltig gut sind.

Gerne würde man die einfachste Lösung darin sehen, dass das misshandelte Kind möglichst schnell aus der traumatisierenden Situation entfernt wird. Doch für ein Kind kann das wiederum ein Trauma bedeuten. Oftmals wird ein Problem nur durch ein anderes ersetzt, wenn das Kind abrupt von seinen Freunden, Nachbarn und Lehrern getrennt wird.

In Krisensituationen vergisst man leicht, dass die Kinder selbst auch eine Vorstellung davon haben, was das Beste für sie ist. Der respektvollste Umgang mit den betroffenen Kindern besteht darin, dass man sie nach ihrer Meinung fragt - einer Meinung, die von ihren Peinigern missachtet worden ist -, und mit der Berücksichtigung ihrer Wünsche bringt man ihnen das liebevollste Verhalten entgegen, das man ihnen als Therapeut zeigen kann. Das folgende Fallbeispiel veranschaulicht, wie man diese Einstellung zu Kindern ausdrücken kann, die misshandelt oder sexuell missbraucht worden sind.

*Fallbeispiel: Heilung auf ihre Weise*

Christa, 16 Jahre alt, kam auf Initiative ihrer Mutter zu mir (T. S.). Das Mädchen war in einem Sommerlager von einem jungen Mann vergewaltigt worden, und die Familie war über diesen Vorfall so aufgebracht, dass Christas Bruder, der in der Armee diente, sogar Urlaub nahm und sofort nach Hause kam, um der Schwester und der Familie beizustehen. Die Familie hatte eine ganze Reihe von Problemen zu bewältigen – Krankheit, Arbeitsplatzverlust und finanzielle Schwierigkeiten –, und dieser Vorfall war eine weitere Belastung für sie.

Christa, ein attraktives und kluges Mädchen, erklärte voller Ungeduld, dass sie sich selbst verteidigen könne und keine Hilfe brauche. Sie habe den Vorfall zwar nicht verhindern können, könne aber allein mit dem Problem umgehen, und sie betonte immer wieder, wie stolz sie darauf sei, sich so gut verteidigt zu haben. Christa sagte wiederholt: „Ich wusste gar nicht, wie stark und klug ich sein kann." Obwohl sie nach dem Vorfall ängstlicher sei, allein wegzugehen, fühle sie sich gut, und sie beklagte sich, dass ihre Familie, vor allem aber die Mutter, sie jetzt zu sehr beschütze. Am Ende der ersten Sitzung hatte Christa einen Plan, wie sie ihre Mutter von ihrer Stärke überzeugen konnte. Doch die Mutter war nicht davon überzeugt, dass es Christa gut gehe, und beharrte auf ihrer Meinung, dass das Mädchen sich ihrer traumatischen Erfahrung nicht richtig bewusst sei. Deshalb bat sie um weitere Therapiesitzungen.

In der zweiten und dritten Sitzung sprachen Christa und ich darüber, wie es in der Schule lief, wie sie weiterhin so klug und stark bleiben und ihr altes Selbstvertrauen zurückgewinnen könne. Sie erzählte, dass sie wieder der Klassenclown sei und diese Rolle gern habe. Gegen Ende der dritten Sitzung teilte sie mir mit, dass sie mir etwas erzählen wolle, was sie bis dahin noch niemandem erzählt habe und was auch ihre Mutter nicht erfahren solle. Schließlich erzählte sie mir von Geruchserinnerungen an den sexuellen Missbrauch; der junge Mann habe während der Vergewaltigung stark geschwitzt, und jedes Mal, wenn sie jetzt Schweiß rieche, werde sie von der traumatischen Erinnerung überrollt. In solchen Situationen könne sie kaum atmen und habe Angst, die Kontrolle über sich zu verlieren.

Ich zeigte ihr einige Atem- und Konzentrationstechniken, die ihr helfen sollten, die Kontrolle über sich zu behalten. Schließlich erklärte sie, dass es gut für sie sei, an einem Selbstverteidigungskurs für Frauen teilzunehmen. In den folgenden zwei Sitzungen sprachen wir ausführlich über Christas Angst und ihren Mut. Und wir diskutierten, wie wichtig diese beiden Seiten für das Mädchen sind, dass sie nebeneinander bestehen können und dass manchmal die eine Seite und manchmal die andere Seite hilfreich ist. Christa wählte einen Stoffigel, der die Angst repräsentierte, und einen Hund, der den Mut repräsentierte, und spielte mit den beiden Stofftieren einige Situationen durch, in denen ihr einmal das eine Tier und dann wieder das andere Tier zu Hilfe kam. Nach einer Sitzung mit der gesamten Familie, in der über Nähe und Unabhängigkeit gesprochen wurde, beschloss Christa, dass sie keine weiteren Therapiesitzungen mehr benötige.

Zweieinhalb Jahre später rief Christas Mutter an und teilte mit, dass ihre Tochter jetzt unter Essstörungen leide, eine gründliche medizinische Untersuchung aber keine körperlichen Probleme ergeben habe. Die Mutter war überzeugt, dass Christas Essprobleme und ihr deprimiertes Verhalten irgendwie mit ihrer Vergewaltigung vor zweieinhalb Jahren zusammenhängen müssten. Christa kam allein zur Sitzung und sprach über ihre Ausbildung zur Erzieherin und darüber, wie gern sie mit kleinen Kindern arbeite. Offenkundig machte sie ihre Arbeit sehr gerne und schien sie auch gut zu machen. Sie hielt ihr „Essproblem" für nichts weiter als eine Art Darmgrippe, derentwegen sie kürzlich im Bett liegen musste und von der sie sich bestimmt gut erholen werde. Dann erzählte sie noch, dass sie einige Monate lang einen Freund gehabt und ihre Mutter sie gedrängt habe, ihm von ihrer Vergewaltigung im Alter von 16 zu erzählen, obwohl Christa selbst dies nicht für klug gehalten habe. Seit dieser Zeit sei die Beziehung abgekühlt und der Junge zu ihr auf Distanz gegangen.

Auf die Wunderfrage (siehe Kap. 3) antwortete sie: „Ich werde in meinem Beruf als Erzieherin gut sein, und meine Mutter würde sich weniger in mein Privatleben einmischen, und ich könnte das von meiner Mutter verlangen, ohne sie zu beleidigen." Wir sprachen darüber, woran sie erkennen würde, dass sich die Mutter weniger in ihr Privatleben einmische, und was Christa ihrerseits tun könne, damit die Mutter beruhigt wäre und ihrer Tochter mehr Raum lassen und sich weniger sorgen würde. Dazu hatte Christa viele Ideen, z. B., wie sie auf die Fragen der Mutter nach ihrem Privatleben reagieren kann und dass sie nach der Ausbildung zu Hause ausziehen und ihr eigenes Geld verdienen will.

In zwei Sitzungen sprach ich mit Christas Mutter, und wir besprachen die Sorgen um ihre Tochter. Ob Christa eine Therapie brauche wegen ihrer Essprobleme, die vielleicht mit dem Trauma der Vergewaltigung zusammenhingen? Ob sie, die Mutter, mit Christas Freund reden und ihm ein paar Tipps geben solle, wie er mit seiner früher einmal vergewaltigten Freundin umgehen solle? Die Mutter wollte, dass ihre Tochter eine unabhängige und selbstbewusste junge Frau werde, und mithilfe der Wunderfragen kam sie zu dem Schluss, ihren Aufmerksamkeitsfokus mehr auf sich selbst, ihre Arbeit und ihre anderen Kinder zu lenken.

### „Wie gehen Sie mit Eltern um, die ihr Kind misshandeln oder missbrauchen?"

Sicherheit und Geborgenheit sind unter allen kulturellen, sozialen und wirtschaftlichen Gegebenheiten Voraussetzungen für die positive Entwicklung eines Kindes. Jeder Fall von Kindesmisshandlung oder -missbrauch – ob verbaler, physischer oder psychischer Art – ist ein Fall zu viel und sollte von keiner Gesellschaft toleriert werden.

Doch extrem brutale Kinderschändungen, wie sie von den Massenmedien immer groß herausgebracht werden, kommen weniger häufig vor, als dies sensationsgierige Berichterstatter glauben machen (Berg a. Kelly 2000). Im therapeutischen Bereich wie auch in der Öffentlichkeit gibt es viele falsche Vorstellungen von Eltern, die ihre Kinder misshandeln oder missbrauchen. Tendenziell geht man davon aus, dass Eltern, die ihr Kind oder ihre Kinder malträtieren, dies mit Lust tun, dass sie Ungeheuer und Scheusale sind, die mit Genuss hilflose Kinder quälen, dass sie bestraft werden müssen und die Elternschaft nicht verdienen. Natürlich gibt es solche Eltern, aber sie sind zum Glück nicht in der Überzahl.

Eltern, die ihre Kinder malträtieren, werden unserer therapeutischen Erfahrung nach häufig von äußerst schwierigen Lebensumständen erdrückt, sind sozial isoliert und nicht imstande, die vielen Belastungsfaktoren in ihrem Leben zu bewältigen, und sie haben oft kaum finanzielle, emotionale und soziale Unterstützung. Viele dieser Eltern haben oftmals kräftezehrende emotionale, psychische oder physische Behinderungen, sind drogenabhängig oder haben sonstige Schwierigkeiten. Die meisten dieser Eltern sind selbst als Kinder physisch, verbal, sexuell oder emotional missbraucht worden, und für viele von ihnen ist dieser Zustand ein Teil ihres Lebens. Diese Lebensumstände sind keine Entschuldigung für Vernachlässigung und Missbrauch; es ist jedoch evident, dass zuerst diese Eltern Hilfe brauchen, um sie in die Lage zu versetzen, gut für ihre Kinder zu sorgen.

Wir unterscheiden hier zwischen den in der Rechtsprechung verwendeten Begriffen *Misshandlung* bzw. *Missbrauch* und *Vernachlässigung*. Viele Therapeuten halten Fälle von Kindesvernachlässigung für schwieriger zu behandeln, weil sich der Zustand der fehlenden emotionalen Zuwendung viel schwerer nachweisen und stoppen lässt als körperliche Gewaltanwendung. Es schadet Kindern sehr und verwirrt sie, wenn die Eltern sie als Luft behandeln und ihnen keine Gefühle entgegenbringen oder nicht mit ihnen interagieren. Dies untergräbt ernsthaft die kindliche Fähigkeit, den eigenen emotionalen Reaktionen, Wahrnehmungen und Urteilen zu vertrauen. Es ist, als ob das Kind ohne sensorische, intellektuelle oder emotionale Stimulation aufwachsen würde. Solche Formen der Misshandlung sind für außen Stehende der Familie aber oft nicht bemerkbar und können über lange Zeiträume hinweg bestehen, ohne dass die Vernachlässigung entdeckt und etwas dagegen unternommen werden kann. Viele Eltern, die ihre Kinder vernachlässigen, sind selbst in Familien aufgewachsen, in denen ein gesundes Maß an Zuwendung eher Luxusgut war als Selbstverständlichkeit, und können sich ein anderes Leben gar nicht vorstellen. Manche dieser Eltern halten die emotional gesunde Familieninteraktion, die sie in den Medien sehen, für unerreichbar und haben vielleicht auch nicht die Vorstellung, dass sie selbst oder ihre Kinder jemals ein gutes Leben führen könnten.

In Fällen physischer oder verbaler Misshandlung besteht dagegen zumindest eine intensive emotionale Hinwendung zum Kind. Wenn man diese emotionale Hinwendung als eine Art Ressource der

Eltern betrachtet, kann man sich vorstellen, was therapeutisch als Erstes zu tun ist. Misshandelnde Eltern reagieren auf die starken Gefühle, die das Kind in ihnen weckt, und diese Gefühle können „korrigiert“ werden, weil die elterliche (wenn auch negative) Hinwendung zum Kind darauf hindeutet, dass Veränderung möglich ist. Man kann starken Hass auf ein Kind als „fehlgeleitete Energie“ der Eltern sehen und ihnen Hilfe anbieten, damit sie ihrer Energie die richtige Richtung geben können. Doch in Fällen von Vernachlässigung gibt es oft lange keine Hinweise darauf, was das Kind erduldet, und die Eltern-Kind-Beziehung ist kaum existent. Die therapeutische Arbeit gestaltet sich hier besonders schwierig.

*Bewältigungsfragen* helfen dabei, die Ressourcen der Eltern und ihre Strategien herauszufinden, die die Eltern bis jetzt daran gehindert haben, dem Kind noch mehr Schaden zuzufügen, als bereits geschehen ist. Mit Bewältigungsfragen findet man trotz allem verborgene Stärken und die Fähigkeit, „dranzubleiben, auch wenn aufgeben leichter wäre“. Man würdigt selbst die kleinsten Erfolge, z. B., dass die Eltern morgens aufgestanden sind.

Mithilfe von *Beziehungsfragen* können die Eltern die Beziehung zu ihrem Kind aus seiner Perspektive sehen. Es ist etwas anderes, ob Sie fragen: „Was würde Ihre Tochter auf die Frage antworten, was sie am liebsten mag, wenn Sie nüchtern sind?“ oder ob Sie fragen: „Was würde Ihre Tochter auf die Frage antworten, was sie am meisten hasst, wenn Sie betrunken sind?“) Man sollte Verständnis für die Frustration der Eltern aufbringen und gemeinsam überlegen, was sie in ihrem Leben und mit ihrem Kind gerne anders hätten. Auf respektvolle Art sollte man auch herausfinden, welche Art von Hilfe die Eltern in diesem Prozess vom Therapeuten erhoffen oder erwarten.

Wenn Eltern sehen, dass man sie wegen ihrer Verhaltensweisen nicht ermahnt oder ausschimpft, sondern Wege sucht, wie sie potenziell gefährliche Situationen meistern können, werden sie viel offener und geben bereitwillig Auskunft. Ist diese Offenheit erreicht, schildern sie meistens ihre Anliegen und Wünsche. Wenn sie an therapeutischer Hilfe interessiert sind, kann man weitergehen und sie nach Ausnahmen fragen, danach, wie sie es ab und zu schaffen, ihr Kind *nicht* zu misshandeln, und welche Bedingungen erforderlich sind, damit sie diesen kleinen Erfolg wiederholen können.

### „Wie arbeiten Sie mit Eltern, die ihren Kindern extrem negativ gegenüberstehen?“

In Ausbildung, Training, Beratung und Supervision berichten die Teilnehmer manchmal von Eltern, die den Kindern gegenüber extrem negativ eingestellt sind. Manchmal wird sogar angenommen, dass Eltern die Therapie ihres Kindes „sabotieren“ wollten. Als Therapeut hat man auf jeden Fall ein unbehagliches Gefühl, wenn die Eltern sich extrem negativ über ihre Kinder äußern, und oftmals möchte man solche Eltern für ihre negative Einstellung tadeln. Doch Negativität mit Negativität zu bekämpfen ist nicht die Lösung, sondern kann für die Kinder sogar eine noch schlimmere Situation heraufbeschwören. Wenn Eltern sich gekränkt oder erniedrigt fühlen, lassen sie dies vielleicht an den Kindern aus, statt sich an die Person zu wenden, die sie gekränkt hat.

Je länger man solche Zuschreibungen verfolgt, desto eher will man seine Wahrnehmung bestätigt wissen, und noch ehe man sich diesen Prozess bewusst macht, verhält man sich so, als ob diese unausgesprochenen Zuschreibungen den Tatsachen entsprächen. De facto sind es aber lediglich eigene Vermutungen, diese Eindrücke sollte man am besten im Gespräch mit den Eltern überprüfen. Dazu folgende Vorschläge.

- Wenn Eltern eine extrem negative Haltung zu ihrem Kind einnehmen, hängt das oft damit zusammen, dass sie meinen, als Eltern versagt zu haben. Deshalb muss man sich als Therapeut ausreichend Zeit dafür nehmen, über das Bild der Eltern von sich selbst und ihrem Kind zu sprechen. Natürlich sollten Eltern nicht zu ihrem Kind sagen: „Ich wünschte, du wärst nie geboren worden“, „Du hast mein Leben ruiniert!“, „Du bist ein Teufel von einem Kind!“ Üben Sie sich darin, derlei Tiraden mit anderen Ohren zu hören und als deutlichen Hinweis zu verstehen, die Situation in allen Details aus der Perspektive der Eltern zu erfassen. Vergessen Sie für kurze Zeit den Standpunkt des Kindes und explorieren Sie genau die Ansichten der Eltern.
- Suchen Sie die verborgenen Motive hinter der elterlichen Wut und Frustration. Vergessen Sie nicht: Hinter jedem Vorwurf steckt ein Wunsch!
- Geben Sie den präsentierten Problemen einen neuen Rahmen: Jede Beschreibung impliziert mindestens zwei Weisen der In-

terpretation. Dem Wort „faul" kann man z. B. die Bedeutung geben: „sich zurücklehnen", „imstande sein, das Tempo selbst zu bestimmen" oder „die Dinge etwas langsamer angehen". Das Konzept der Umdeutung *(reframing)* ist deshalb so hilfreich, weil es neue Perspektiven eröffnet und die Eltern dadurch ermutigt werden.

### „Wie gehen Sie mit Kindern um, die ein Trauma erlebt haben?"

Wie ein Mensch ein Trauma erlebt, ist subjektiv und individuell verschieden. Jedes Kind und jeder Erwachsene erfährt den Tod eines geliebten Menschen oder auch eines Haustieres, eine Verletzung, eine Naturkatastrophe oder einen Krieg auf seine ganz spezifische Weise. Was für den einen eine unerträgliche traumatische Erfahrung ist, muss für einen anderen nicht unbedingt eine ähnliche Katastrophe sein. Auch der Weg, auf dem der Betroffene Heilung findet, ist individuell sehr unterschiedlich. Deshalb muss man als Therapeut erspüren, wie man mit dem Klienten respektvoll umgeht, damit man ihn unterstützen kann, nach seinem Rhythmus und auf seine Weise Heilung zu finden.

Unabhängig vom jeweiligen Problem fragen wir: Was für ein Mensch ist der Klient? Welche Emotionen bewegen ihn? Welche Wertvorstellungen hat er? Und – vor allem – welche Vorstellung hat er davon, wie wir ihm helfen können? Wir gehen nicht mit einer einheitlichen, vorgefertigten Schablone an einen Fall heran. Der folgende Fall zeigt, wie alle vier Familienmitglieder, die den traumatisierenden Tod des Vaters und Ehemanns gemeinsam erlebt haben, ihre jeweiligen Ängste, Sorgen und Wünsche unterschiedlich ausdrücken.

Entgegen der allgemeinen Auffassung von der Phasierung des Trauerprozesses meinen wir, dass der Zeitpunkt, zu dem sich der Betroffene – ob Erwachsener oder Kind – mit dem Trauma befassen soll, höchst individuell ist. Deshalb muss man in der Arbeit mit Menschen, die ein Trauma erlitten haben, besonders sorgfältig vorgehen, ohne in sie einzudringen oder ihnen seine eigenen Vorstellungen aufzunötigen. Ein Mensch weiß, wann er zum Sprechen bereit ist, und diese intuitive Selbstkenntnis sollte man akzeptieren und respektieren. Im Trauerprozess gibt es keine allgemein gültige Zeitlinie; manchmal vergehen Monate oder Jahre, bis jemand über das Trauma sprechen kann. Oft fehlt während langer Zeit die emotionale Kraft, sich mit dem Vorfall zu befassen.

Jedes traumatische Ereignis verändert das Leben eines Menschen, und ein Zurück in die Zeit *vor* dem Ereignis ist unmöglich. Ebenso verändern wir uns tagein, tagaus auf unscheinbare Weise. Als Therapeut muss man dem Klienten helfen, das traumatische Ereignis zu akzeptieren und dennoch weiterzumachen, indem er sein Leben so umorganisiert und umstrukturiert, dass er einen Sinn im Leben finden und sowohl Freude als auch Traurigkeit in seinem veränderten Leben erfahren kann.

*Fallbeispiel: Tod auf der Bergwanderung*

Eine Mutter von drei Kindern (neun, sieben und fünf Jahre alt) rief mich (T. S.) an, um einen Termin zu vereinbaren. Ihr Mann und der Vater der Kinder war gestorben, als die Familie in den Bergen eine Wanderung unternommen hatte. Die Umstände waren für die ganze Familie höchst traumatisch und dramatisch; denn die Mutter musste weg, um Hilfe zu holen, während die drei Kinder allein bei ihrem Vater blieben, der einen Herzinfarkt erlitt und später auf dem Weg ins Krankenhaus starb. Man hatte der Mutter und ihren drei Kindern psychologische Hilfe empfohlen, damit sie dieses Trauma mit Unterstützung verarbeiten könnten. Im Folgenden beschreiben wir ausführlich, auch mithilfe von Gesprächsauszügen, den Behandlungsprozess, um zu veranschaulichen, wie aus der Sicht der SFBT diese Situation angegangen wird.

Therapeutin (T): Was muss in dieser Sitzung heute geschehen, damit Sie sagen können, dass sie hilfreich gewesen ist?

Mutter (M): Man hat mir gesagt, dass meine Kinder professionelle Hilfe brauchen, aber zuerst möchte *ich* mit Ihnen sprechen, und deshalb bin ich heute allein gekommen. Doch jetzt will ich Ihnen erst einmal erzählen, was geschehen ist.

T: In Ordnung … und damit ich Ihren Bericht gut verstehen und Ihnen helfen kann, sollten Sie mir noch sagen, was *für Sie* hilfreich ist, wenn Sie mir den Vorfall schildern.

M (fängt an zu weinen): Wie Sie wissen, sollten meine Kinder über alles sprechen, was sie gesehen haben; man sollte ihnen helfen, dass sie ihre Gefühle ausdrücken können. Wenn ich Ihnen erzähle, was geschehen ist, dann können Sie – so hoffe ich – entscheiden, ob diese Therapie notwendig ist oder nicht; denn keines meiner Kinder möchte darüber sprechen, und sie wollen auch nicht zu Ihnen in die Praxis kommen.

T: Sie nehmen das sehr ernst, was man Ihnen gesagt hat, und gleichzeitig registrieren Sie sensibel die Wünsche der Kinder. Bevor Sie mir erzählen, was geschehen ist, wüsste ich noch gerne – denn Sie kennen Ihre Kinder am besten –, was sich für die drei ändern würde, wenn sie zu mir kämen und über ihre Erfahrungen mit mir sprechen würden.

M: Ich habe Angst, dass sie das alles noch einmal durchleben müssen und dann nicht mehr schlafen können. Gerade sind sie wieder so weit, dass sie nachts schlafen können. Bis vor kurzem hat nämlich keines meiner Kinder länger als zwei Stunden am Stück geschlafen, und das war sehr schwer zu ertragen.

T: Da scheint bei den Schlafproblemen eine kleine Entspannung eingetreten zu sein. Was hat Ihrer Ansicht nach bewirkt, dass diese Besserung möglich geworden ist?

M: Irgendwann nach dem Vorfall schliefen wir alle miteinander in einem Zimmer, obwohl man mir gesagt hat, dass ich das nicht allzu oft zulassen sollte. Und ich fing damit an, dass wir etwas gemeinsam tun: Jeder von uns erzählt eine unterhaltende oder lustige Geschichte, einen Witz, etwas Nettes, das wir am Tag gesehen oder erlebt haben; etwas Lustiges und solche Dinge.

T: Erstaunlich! Und das funktioniert?

M: Sie schlafen noch nicht so gut wie früher, aber ihr Schlaf ist bestimmt besser geworden.

T: Wie kamen Sie darauf, dass Ihre Idee hilfreich sein könnte?

M: Wissen Sie, ich glaube, ich bin ein Mensch mit Intuition, und manchmal habe ich zwar absonderliche Ideen, aber sie haben immer funktioniert. Ich war schon immer so.

T: Ich bin beeindruckt. Ihre Intuition scheint sich auch dieses Mal als wertvoll zu erweisen. Was wäre für die Kinder darüber hinaus noch hilfreich, wenn sie zu mir in die Praxis kämen?

M: Nun, es könnte für mein jüngstes und für das älteste Kind hilfreich sein, aber beim mittleren Kind bin ich mir nicht so sicher.

T: Inwieweit könnte es für diese beiden Kinder hilfreich sein?

M: Ich weiß nicht, aber das älteste Kind, ein Mädchen, macht sich große Sorgen, seit der Vater gestorben ist, und ist sehr ängstlich geworden. Ich glaube, das Kind hat Angst, dass ich auch plötzlich sterben könnte. Das Mädchen ist so ernst geworden, und ich hätte es so gerne, dass es wieder lachen kann.

T: Ich verstehe. Also wenn Sie erleben würden, dass Ihre Tochter wieder lacht, wäre das für Sie ein Zeichen, dass sich die Situation allmählich bessert? Gibt es eigentlich Augenblicke, in denen das Mädchen wieder lacht?

M: Ja, kürzlich haben wir einen Spaziergang gemacht, und dabei haben wir uns weiter als bisher von unserem Haus entfernt. Eine ganze Weile haben wir nämlich unser Haus überhaupt nicht mehr verlassen. Nachdem wir aber diesen längeren Spaziergang in unserer Umgebung gemacht haben, scheint sie wieder etwas heiterer zu sein und lacht sogar manchmal.

T: Da entwickeln sich bei Ihnen anscheinend positive Dinge, und genau das gibt Ihren Kindern eine gewisse Beruhigung und macht die Situation auch ein bisschen einfacher. Wie geht es Ihrem jüngsten Kind?

M: Seit dem Vorfall mit dem Vater scheint der Junge alles zu vergessen. Er weiß den Weg zum Kindergarten nicht mehr. Er fängt bei jeder Kleinigkeit an zu weinen und wird manchmal sehr zornig. Nachts hat er sehr schlimme Träume und schreit dann. Ich glaube, er hat die Hilfe am nötigsten. Also das, was geschah, war wirklich entsetzlich für ihn.

Die Mutter fing wieder an zu weinen und erzählte mir die Geschehnisse im Einzelnen. Ihre qualvolle Geschichte ging mir unter die Haut, und ich hatte großen Respekt vor dieser Mutter, die eine solch schwierige Situation souverän gemeistert hatte. Doch ich brauchte von ihr noch klarere Informationen darüber, was sie sich erhoffte, wenn sie ihre beiden Kinder zu mir in Therapie bringen würde.

T: Was würde sich für Sie verändern, wenn Sie mit Ihrem jüngsten Kind zu mir kämen?

M: Ich wäre mir sicher, dass es meinen Kindern gut geht. Dass ich so viele Entscheidungen allein treffen muss, das ist neu für mich, und im Hinblick auf meine Kinder möchte ich nichts versäumen, wenn ich etwas tun kann, was ihnen hilft.

Nach der Denkpause lobte ich die Mutter für ihre Intuition und den Mut, mitten in Aufruhr und Veränderung auf ihre Eingebung zu vertrauen. Ich sagte ihr, dass ich ihr schrittweises Vorgehen für vollkommen richtig hielte. Das jüngste Kind würde vermutlich am meisten von therapeutischen Sitzungen bei mir profitieren, und die Mutter könne gerne mit dem Jungen zu mir kommen. Sie könne auch jederzeit für die anderen beiden Kinder einen Termin machen, wenn sie es für nötig halte. Sie war damit einverstanden.

In der ersten Sitzung mit dem Jungen und der Mutter fragte ich das Kind zunächst, was es gerne tue, was es gut könne und so weiter. Dann stellten wir all die hilfreichen Dinge, die nach Meinung des Jungen und der Mutter „sein Herz ein bisschen leichter" gemacht hatten, bildhaft dar und listeten alles auf, was der Junge bis jetzt als hilfreich empfunden hatte. Die Mutter staunte über all die Dinge, die er aufzählte, weil sie nicht realisiert hatte, dass sie hilfreich waren. Wir sprachen auch darüber, was das Kind besonders gern mit seinem Vater unternommen hatte, und spielten gemeinsam ein Bildermalspiel.

Nach der Denkpause lobte ich den Jungen für sein malerisches Geschick. Ich sagte ihm auch, dass seine Wünsche, die er in Bezug auf den Vater geäußert hatte, etwas ganz Normales seien; und auch sein Wunsch, sterben zu dürfen, damit er nicht an die schrecklichen Geschehnisse denken müsse, sei verständlich. Außerdem drückte ich meine Bewunderung darüber aus, wie viele hilfreiche Dinge sie herausgefunden hätten. Die Mutter freute sich über das Lob, dass ihre Bemühungen dem Kind halfen, und über meine Ansicht, dass sie auf dem richtigen Weg sei.

In der zweiten Sitzung sprachen wir über weitere nützliche Dinge, die dem Jungen das „Herz leichter" machen konnten. Die nächste Sitzung hielt ich mit der Mutter allein ab. Im Gespräch über ihre Bewältigungsstrategien stellte sie fest, dass sie an den Tagen, die gut liefen, immer Zeit für sich hatte und eine langsamere Gangart oder eine Pause einlegte. Sie realisierte auch, dass sie sich zu sehr anstrengte, ihren Kindern den Vater zu ersetzen, und dass dies zur Erschöpfung führte. Sie musste nach eigenen Aussagen zusehen, dass sie sich mit der zusätzlichen Verantwortung nicht zu sehr belastete, und kam zu dem Schluss, dass zwei Fragen ihr dabei helfen würden: „Welche Erwartungen *muss* ich erfüllen, und welche Erwartungen *will* ich erfüllen?"

Die dritte Sitzung fand drei Monate später mit der Mutter allein statt und fokussierte auf die Frage, ob sie auf dem richtigen Weg sei. Sie wollte vor allen Dingen wissen, ob sie darauf warten sollte, bis die Kinder zu Veränderungen im Alltagsleben bereit waren, oder ob sie den ersten Schritt tun und die Kinder zu etwas Neuem anregen sollte. Sie überlegte sich z. B., ob sie auf ein Signal ihrer Kinder warten sollte, dass sie damit einverstanden wären, wenn sie einmal die Woche eine Stunde lang abends ausginge, oder ob sie einfach handeln sollte. Die Mutter kam zu dem Schluss, dass sie den ersten Schritt tun musste und die Kinder diesen Schritt zu akzeptieren hätten.

Fünf Monate nach dem Tod des Vaters rief die Mutter an, um einen Termin für die neun Jahre alte Tochter Marianne, das älteste der drei Kinder, zu vereinbaren. Zwei Wochen vor diesem Anruf war die Mutter sehr krank geworden, und Marianne hatte große Angst, dass ihre Mutter auch sterben würde.

Marianne war sechs Sitzungen lang bei mir in Behandlung. Die Mutter war meistens gegen Ende der Sitzungen anwesend. In der ersten Sitzung antwortete Marianne auf die Wunderfrage: dass ihr Vater wieder am Leben wäre, dass sie ihre Wünsche und Vorstellungen anderen gegenüber verteidigen würde und dass sie weniger zornig wäre.

In der zweiten Sitzung beschrieb Marianne detailliert, wie sie ihre Wünsche und Vorstellungen „verteidigen" würde: Sie würde sich von einer Schildkröte in ein Schwein verwandeln. Am Ende der Sitzung malte sie ein riesiges Zorngesicht. In der dritten Sitzung berichtete sie, dass sie häufiger als früher mit ihrem Bruder gestritten habe. Sie malte das Gesicht ihres Kunstlehrers, auf den sie sehr zornig war und gebrauchte einige Kraftwörter.

In der vierten Sitzung machten wir einen Wettbewerb, wer am meisten Kraftwörter sagen und gleichzeitig zornige wie auch traurige Grimassen vor dem Spiegel schneiden konnte. Marianne sprach über ihre Gefühle der Trauer und über ihre Ängste. Ich las eine mit Bildern illustrierte Geschichte vor, in der eine Dame, die sich wegen allem und jedem Sorgen macht, einem ängstlichen Vögelchen das Fliegen beibringt. Die Moral von der Geschichte ist, dass die Dame, die sich zuvor wegen allem Sorgen gemacht und aus Angst nichts Neues oder Fremdes ausprobiert hatte, am Ende selbst fliegen lernt.

In der fünften Sitzung malte Marianne ein Bild von ihrem Angstmonster, das sie ab und zu heimsuchte. Sie stapelte Dosen aufeinander und stellte das Bild des Angstmonsters vor den Dosenstapel. Mit einem Tennisball zielte sie auf das Monsterbild und warf mit voller Wucht den Tennisball auf den Dosenstapel. Dies wiederholte sie mehrere Male. In der sechsten Sitzung berichtete Marianne, dass sie mit anderen Mädchen im benachbarten Wald Versteck gespielt habe. Als sie im hohen Gras nach einem Versteck suchte, fand sie einen alten Mann bewusstlos auf dem Boden liegen und musste einen Erwachsenen suchen, der den Notarzt verständigte. Selbst in dieser schrecklichen Situation sprang das Angstmonster nicht auf Mariannes Schulter! Ich schlug ihr vor, dass sie in ihrem Tagebuch vermerken sollte, wie sie ihre Wünsche und Vorstellungen verteidigt habe. Sie freute sich, dass sie schon so viel gelernt hatte, und war voller Optimismus, dass sie dies in der Zukunft fortsetzen könne. Dies war die letzte Sitzung mit Marianne.

Das folgende Fallbeispiel zeigt, dass Eltern manchmal überhaupt nicht wissen, wie viel sie vor dem ersten Sitzungstermin selbst schon geleistet haben. In solchen Situationen muss man die Klienten bestätigen, unterstützen und dazu ermutigen, den eingeschlagenen Kurs zu halten, auch wenn man ursprünglich die Behandlung ausführlicher gestalten wollte.

*Fallbeispiel: Die zufällige Schusswunde*

An einem Montagmorgen rief Frau Campbell in gepresstem Ton an und erklärte, dass sie noch am selben Tag zu mir (I. K. B.) kommen müsse, weil ihr elfjähriger Junge in „schlechter Verfassung" sei. Weil die Sache zu drängen schien und während des Telefonats das Wort „Schusswunde" fiel, bestellte ich Frau Campbell für den frühen Nachmittag zu mir. Als sie etwa zwei Stunden nach ihrem Anruf eintraf, war sie noch völlig außer sich, und es war klar, dass sie etwas Schreckliches erlebt hatte. Ich bat sie, etwas langsamer und deutlicher zu sprechen, damit ich sie verstehen und die Details ihrer Geschichte begreifen konnte.

Folgendes war geschehen: Frau Campbells elfjähriger Sohn Corey war vor vier Tagen zum Spielen bei seinem besten Freund gewesen, dem 14-jährigen Curtis, der für Corey wie ein älterer Bruder war. Während die Mütter beider Jungen bei der Arbeit waren, spielten die Freunde im Wohnzimmer.

Frau Campbell sah das Geschehen folgendermaßen: Während die Jungen „Räuber und Gendarm" spielten, fanden sie ein Gewehr, das dem Onkel von Curtis gehörte, der dafür einen Waffenschein hatte. Ohne zu bemerken, dass das Gewehr geladen war, nahmen sie es und „alberten damit herum", spielten „Räuber und Gendarm". Corey zielte mit dem Gewehr auf Curtis und tat so, als ob er schießen würde. Zu seinem Entsetzen ging das Gewehr los und streifte das rechte Auge von Curtis. Curtis fiel zu Boden. Zuerst dachte Corey, dass Curtis übertreibe, und dann sah er Blut an dessen Kopf herunterlaufen. Corey wählte die Nummer des Rettungsdienstes, damit Curtis sofort ins Krankenhaus gebracht werden konnte. In der ersten Sitzung mit Frau Campbell erzählte sie mir, dass die Polizei auf das Ergebnis von Curtis' Behandlung warte und derzeit noch ermittle, ob Corey diese Tat in verbrecherischer Absicht begangen habe oder ob es sich um einen Unfall handle.

Dann erzählte sie eine höchst ungewöhnliche Geschichte. Sie und Curtis' Mutter Beverly seien seit vielen Jahren befreundet und fast wie

Schwestern zueinander. Nach dem Vorfall hätten sich die beiden Frauen im Krankenhaus an Curtis' Bett getroffen und beschlossen, dass sie – unabhängig davon, ob die Polizei das Geschehnis als verbrecherische Tat oder als Unfall behandelte, und auch unabhängig vom Behandlungsergebnis – Freundinnen und die beiden Familien befreundet bleiben würden; denn in ihrem Innersten wüssten beide Mütter, das es ein Unfall gewesen sei.

Frau Campbell beschrieb, wie sehr Corey wegen dieser Episode litt. Er könne nicht mehr schlafen, klebe regelrecht an ihr, habe Angst, aus dem Haus zu gehen, und sei nicht mehr zur Schule gegangen. Er habe generell große Angst, springe auf, sobald das Telefon klingle, und habe keinen Appetit. Ferner würden andere Kinder in der Nachbarschaft schon „Mörder" rufen, sobald Corey aus dem Haus gehe, und dann von ihm weglaufen. Dies sei traumatisch für das Kind.

Ich fragte weiter, wie sie in den vergangenen vier Tagen mit der Sache fertig geworden sei. Sie erklärte, dass sie wegen der Vorgänge wirklich beunruhigt sei und sich wegen Corey große Sorgen mache. Corey sei überzeugt gewesen, dass Curtis „tot" sei, weil er den Freund seit dem Unfall nicht mehr gesehen hatte und weil das Gerücht umgehe, er sei ein „Mörder". Am Tag vor unserer Sitzung hatte Frau Campbell beschlossen, Corey zu beweisen, dass er seinen Freund nicht getötet hatte, wie es die Kinder in der Nachbarschaft ihm vorwarfen.

Als Frau Campbell mit Corey an der Hand das Krankenhaus betrat, wurden sie vom Klinikpersonal aufgehalten und belehrt, dass Kinder nicht auf die Station dürften und sie selbst die Besuchszeiten einhalten müsse. Frau Campbell ignorierte die Worte und Gesten der Klinikmitarbeiter. Sie fasste Coreys Hand fester und erzwang sich den Weg zu Curtis' Zimmer. Curtis und seine Mutter, die gerade ihren Sohn besuchte, waren ziemlich überrascht, als Frau Campbell und Corey im Zimmer standen. Mit entgeistertem Gesichtsausdruck, aber mit einem Lächeln sagte Curtis: „Hey, Mann, wie geht's?" Dies sei seit Tagen das erste Mal gewesen, dass sie ihren Sohn habe lächeln sehen. Corey habe Curtis geantwortet: „Hey, Mann, wie geht's?" Beide Jungen seien so froh gewesen, sich wiederzusehen.

Frau Campbell berichtete, dass Corey in dieser Nacht ein bisschen ruhiger geschlafen habe und seine Stimmung besser sei. Ich war sprachlos und erstaunt darüber, wie gut diese Mutter intuitiv wusste, was ihr Kind brauchte, und dass sie den Mut hatte, ihren Plan in die Tat umzusetzen. Mir blieb nur noch, sie zu bewundern und ihr das zu sagen. Auf meine Frage, welcher nächste kleine Schritt Corey helfen würde, antwortete Frau Campbell, dass der Junge wieder zur Schule gehen und ein „normales Kind" sein müsse. Dann stand sie auf und sagte zu mir, dass sie mich anrufen würde, wenn sie wieder mit mir reden müsse. Ein paar Tage später rief sie an und teilte mir mit, dass sie keine Sitzung mehr brauche, und dankte mir dafür, dass sie so schnell einen Sitzungstermin bekommen hatte. Frau Campbell hat übrigens nie mehr bei mir angerufen.

Diese Beispiel ist zwar nicht typisch, und doch auch nicht so ungewöhnlich, dass ein Klient nur kurz zur Behandlung kommt (eine Sitzung lang), um sein Leben wieder in Ordnung zu bringen. Es ist auch nicht ungewöhnlich, dass man ein Kind behandelt, das man persönlich nie kennen gelernt hat. Wenn man als Therapeut sensibel auf die Hinweise der Eltern achtet und ihnen aufmerksam zuhört, wenn sie über die Bedürfnisse ihres Kindes und über ihre eigenen Wünsche für das Kind reden, kann man sie in ihren elterlichen Pflichten unterstützen und ihnen ermöglichen, dass sie ihr Kind weiterhin versorgen können. Es gibt keine generelle Formel, wie Kinder mit traumatischen Erfahrungen und ihre Eltern zu behandeln sind. Sehr wichtig ist die individuell zugeschnittene Behandlung. Selbst wenn Corey wegen des geschilderten Vorfalls nach Jahren eine Therapie bräuchte, könnte er eine lange Liste positiver Dinge aufzählen, die er und seine Mutter bis dahin durchgeführt haben, um ihr Leben trotz des schockierenden Ereignisses zu bewältigen. Diese lange Liste wäre dann die Basis für Coreys nächsten Schritt in seiner Entwicklung.

### Zur Arbeit mit Kindern, die an einer Aufmerksamkeitsstörung mit oder ohne begleitende Hyperaktivität leiden (ADD/ADHS)[1]

Berichte über Diagnose und Therapie des ADD/ADHD sind sehr zahlreich. Es ist dies zurzeit eines der meist diskutierten Syndrome im Bereiche der Pädiatrie und Kinderpsychiatrie. Dabei gehen die Meinungen zum Teil weit auseinander, sowohl was die Ätiologie, die Häufigkeit der Diagnosestellung als auch die Art der Therapie betrifft.

Eltern informieren sich im Internet, lesen eine der vielen Publikationen in Familien- oder Erziehungszeitschriften oder werden von Lehrkräften auf das eventuelle Vorhandensein eines ADD/ADHS bei ihrem Kinde aufmerksam gemacht.

Die häufigsten Fragen, die uns in diesem Zusammenhang gestellt werden, sind die folgenden:

- Hat mein Kind ein ADD/ADHS?
- Falls ja, wird mein Kind dadurch sein Leben lang beeinträchtigt sein?

1 Anm. d. Übers.: Dieser Abschnitt wurde gegenüber der Originalausgabe durch die Autorinnen hinzugefügt.

- Ist eine Therapie mit Ritalin (Methylphenidat) oder einem ähnlichen Medikament notwendig?
- Wird das Kind bei Einnahme von Methylphenidat abhängig von dieser Substanz?
- Entsteht allgemein eine erhöhte Gefahr zur Drogenabhängigkeit?
- Welche anderen Therapien sind empfehlenswert beim Vorliegen eines ADD / ADHS?
- Was können wir als Eltern tun?
- Welche Stellung hat die Schule? Darf sie auf der Einnahme von Medikamenten bestehen?
- Wie können wir den Dialog mit der Schule verbessern?

Wenn Eltern mit einem solchen Katalog von Fragen bei uns erscheinen, ist es uns wichtig, sie ernst zu nehmen und gleichzeitig zu erfahren, welcher Unterschied durch die Beantwortung der aufgeworfenen Fragen für sie und das Kind entstehen wird.

Dies gibt uns die Möglichkeit zu erfassen, wie die Dinge konzeptualisiert werden, und es hilft uns, mit den Eltern Lösungsschritte zu konstruieren.

Dabei helfen Fragen wie:

- Wie kommt es, dass Sie gerade zum jetzigen Zeitpunkt die Frage aufwerfen, ob Ihr Kind ein ADD / ADHS hat?
- Angenommen, Sie hören vom Facharzt, dass Ihr Kind an einem ADHS leidet, welchen Unterschied wird dies für Sie machen?
- Angenommen, Sie als Eltern werden entscheiden, ob Sie Ritalin einsetzen möchten oder nicht, wie werden Sie diese Entscheidung fällen?
- Was ist für Sie wichtig?

Alle Antworten auf diese Fragen geben uns zusätzliche Informationen und helfen uns, die Ressourcen der Eltern zu nutzen.

Um die Frage zu beantworten, ob ein ADD / ADHS im medizinischen Sinn vorliegt, braucht es eine neuropsychologische Abklärung durch eine Fachperson. Diese Abklärung ist oft aus versicherungstechnischen Gründen sehr wichtig. In der Schweiz zum Beispiel muss das früher als POS bekannte Syndrom vor dem neunten Lebensjahr diagnostiziert werden, um eine Anmeldung bei der Invalidenversicherung machen zu können. Eine solche Abklärung im lösungsorientierten Setting wird selbstverständlich nicht nur die Defizite und Abweichungen erfassen, sondern sich von Anfang an auch auf die vorhanden Stärken und Ressourcen konzentrieren. Bei der Besprechung der erhobenen Befunde mit den Eltern und dem Kind kommen dann neben allfälligen Defiziten bereits die vorhandenen Ressourcen zur Sprache, die genutzt werden können.

Das Entwickeln eines Therapieplans geschieht in Zusammenarbeit mit den Eltern und dem Kind. Dabei ist es wichtig, die erwünschten Ziele im Detail zu explorieren. Mit Skalenfragen kann der momentane Stand in Bezug auf das angestrebte Ziel eruiert werden, um dann, ausgehend davon, nächste kleine Schritte zu erarbeiten.

Es ist unsere Aufgabe, Informationen zu geben und Vor- und Nachteile verschiedener Therapien zu beleuchten. Es scheint uns jedoch äußerst wichtig, die Entscheidungskompetenz bei den Eltern zu lassen. Wie in allen anderen Fällen sind wir überzeugt, dass die Klienten für ihr eigenes Leben die Experten sind. Mit anderen Worten, wir sind der Überzeugung, dass es nicht die richtige Art gibt, ein ADD / ADHS zu therapieren. Diese Haltung haben wir auch in Bezug auf Medikamente.

Wir fragen im Detail nach, was von der Wirkung des Medikamentes erhofft wird, ob Alternativen denkbar wären, und überlassen dann den Eltern die Entscheidung. Diese Haltung hilft den Eltern, mit ihrem Kind ihren eigenen Weg zu gehen. Nicht selten habe ich (T. S.) erlebt, dass Eltern verschiedene Mittel ausprobieren wollen, zum Beispiel Ernährungsumstellung, Phytotherapie, Homöopathie und anderes mehr. Erst wenn diese Maßnahmen nicht den erwünschten Erfolg zeigten, entschlossen sie sich, ihrem Kind Methylphenidat zu verabreichen.

Falls die Wahl auf die Medikation mit Methylphenidat fällt, ist es mir (T. S.) wichtig, mittels Fragebogen, die sowohl das Kind und die Eltern wie auch die Lehrkräfte ausfüllen, zu erfassen, ob die erwünschte Veränderung eintritt. Die Fragebogen lasse ich jeweils vor dem Beginn der Medikation ausfüllen und dann nach Erlangen einer gewünschten Dosierung mindestens zweimal in Abständen von zirka drei Wochen. Das Auswerten der Fragebogen geschieht im Beisein der Eltern und des Kindes.

Das Kind verspürt bei der Einnahme von Methylphenidat oft einen unmittelbaren Effekt. Für das Kind kann der Schluss nahe liegen:

Wenn es schwierig wird, kann ich ein Medikament einnehmen, und dann läuft es wie am Schnürchen. Dies scheint uns die größte Gefahr darzustellen im Zusammenhang mit der Frage nach Abhängigkeit. Unseres Erachtens ist es nicht die Substanz als solche, über die wir uns viele Gedanken machen müssen, sondern eher über das, was das Kind erfährt im Zusammenhang mit der Einnahme von Methlyphenidat. Um dieser Tatsache Rechnung zu tragen, gestalte ich (T. S.) mit jedem Kind, das mit Methlyphenidat behandelt wird, vor der ersten Einnahme eine besondere Sitzung. Wichtig scheinen mir Fragen wie: Was kannst du tun, damit dir die Pille hilft? Worauf willst du achten, damit sie dir so nützlich sein kann wie möglich? Ziel ist es, dem Kind zu vermitteln, dass seine Führung und Kontrolle notwendig sind.

Oft suche ich mit dem Kind eine geeignete Metapher für das Medikament und lasse davon auch eine Zeichnung machen. Zum Beispiel ist ein Automobil eine sehr geeignete Metapher. Damit ein Auto fährt, braucht es einen klugen Fahrer, der weiß, wohin die Fahrt gehen soll, es braucht Benzin und hie und da auch Motorenöl, damit alles rund läuft. Das Kind steht dann natürlich für den klugen Fahrer, das Motorenöl für die Funktion des Methylphenidats. Aus seinem Erleben hatte ein Mädchen einmal die folgende Idee: „Ich weiß genau, wenn ich einen Kuchen backen will, muss ich alles vorbereiten, abwägen und zusammenrühren. Dann gebe ich den Teig in die Form und backe das Ganze bei der richtigen Temperatur. Damit der Kuchen sich gut aus der Form lösen kann, fette ich sie ein. Wenn ich ab nun Ritalin einnehme, ist dies wie das Einfetten meiner Kuchenform. Der Kuchen löst sich wunderbar, aber wie der Kuchen schmeckt, hängt von mir ab."

Die therapeutische Begleitung eines Kindes mit ADD/ADHS kann sich über längere Zeit, oft über Jahre hinwegstrecken. Dabei verändert sich die Intensität der Kontakte je nach Bedarf. Meist kommt es zu Beginn zu häufigeren Kontakten, oft auch mit den Eltern alleine. Es scheint uns hilfreich, zusammen mit den Eltern herauszufinden, was alles wichtig ist, dass ihr Kind und auch das Familienleben sich positiv entwickeln können. Nicht selten gibt es Zeiten, in denen der Kontakt zu den Eltern wichtiger ist als der zum Kind. Immer wieder soll aber auch das Kind als Experte seines Lebens angesprochen werden. Vergessen wir nicht: Jeder Mensch hat seine Einzigartigkeit; in den besprochenen Fällen kommt dazu noch die Auffälligkeit eines ADD oder ADHS.

Robert wurde zwei Wochen vor seinem neunten Geburtstag vom Hausarzt an mich überwiesen, um abklären zu lassen, ob er an ADHD litt. Der Auslöser für diesen Schritt war ein Vorfall gewesen, bei dem Robert seine Lehrerin sowie Klassenkameraden tätlich angegriffen hatte. Robert war schon des Öfteren wegen ungehörigen Verhaltens einen halben bis ganzen Tag lang vom Unterricht ausgeschlossen worden. Für die Eltern war er ein Junge mit sehr vielen Problemen: kurze Aufmerksamkeitsspanne, Wutanfälle und Ungeschicklichkeit. Er brauchte sehr viel Schlaf.

Auf die Wunderfrage antwortete Robert: „Ich dürfte in der Schule bleiben und würde nicht immer vom Unterricht ausgeschlossen. Ich würde besser mit anderen Kindern zurechtkommen und hätte weniger Wutanfälle. Ich würde schneller schreiben, und die anderen würden sehen, dass ich nicht nur aggressiv bin, sondern dass ich klug bin." Die Eltern antworteten auf die Wunderfrage: „Robert würde in der Schule anständig behandelt und nicht immer nach Hause geschickt werden. Die Lehrer würden Robert respektieren und ihn so disziplinieren, dass er sich nicht vor der ganzen Klasse bloßgestellt und peinlich berührt fühlen muss. Er würde uns besser gehorchen, unsere Vorschläge annehmen, aber vor allem wäre er zufriedener."

Ich (T. S.) hielt mit Robert drei Sitzungen ab, um seine Ressourcen, Fertigkeiten und Bedürfnisse kennen zu lernen. Ferner musste ich mit ihm einige Tests durchführen, weil seine Krankenversicherung bestimmte Informationen verlangte. Auf der Basis dieser Tests, meiner Beobachtungen und der elterlichen Schilderungen stellte ich die Diagnose ADHD. Die Eltern konnten die Diagnose problemlos akzeptieren, weil sie schon lange den Eindruck hatten, dass Robert anders war als andere Kinder. Ich sprach wiederholt mit Roberts Lehrerin und realisierte, dass die Eltern und die Lehrerin nicht gut aufeinander zu sprechen waren und sich gegenseitig die Schuld an Roberts schwierigem Verhalten zuschoben. Aus diesem Grunde wollte ich ihn während des Unterrichts beobachten, um gemeinsam mit der Lehrerin einen Veränderungsprozess einzuleiten. Wir vereinbarten einen Termin für meinen Unterrichtsbesuch. Als ich ihn während des Unterrichts beobachtete, konnte ich verstehen, wie schwierig es für die Lehrerin war, einen Schüler wie Robert in der Klasse zu haben.

Nach meinem Besuch war die Lehrerin viel geneigter, nach hilfreichen Möglichkeiten für Robert zu suchen. Eine von Roberts Antworten auf die Wunderfrage war gewesen, dass er auf einer Computertastatur statt mit der Hand schreiben dürfte. Die Lehrerin war einverstanden, dass Robert einen Computer benutzte. Doch trotz aller Fortschritte blieben die Fächer Musik, Kunst und Werken die schwierigsten Situationen für die Lehrerin. Wir suchten nach Ausnahmen von diesen schwierigen Situationen und beschlossen, dass Robert eine Pause machen durfte, sobald die Lehrerin Frustrationen in ihm aufkommen spürte. Dieses Vorgehen stellte sich als ziemlich praktikabel heraus. Die Lehrerin und ich vereinbarten, dass wir uns einmal pro Monat telefonisch über Roberts Fortschritte austauschten.

Außerdem bat ich sie, ihn kurz vor seiner monatlichen Sitzung bei mir an all die Dinge zu erinnern, die sich ihrer Meinung nach gebessert hatten. Diese kleinen Fortschritte waren die Bausteine seines Erfolgs.

Robert und seine Eltern kamen weiterhin einmal pro Monat zur Sitzung, in der wir jeweils über die Verbesserungen sprachen. Die Eltern informierten sich über ADHD und hatten in den Sitzungen oft viele Fragen.

Etwa ein halbes Jahr lang lief alles gut. Dann gab es einen Vorfall, bei dem Robert aggressiv auf seine Lehrerin reagierte. Dies war kurz vor einem Lehrerwechsel, der Robert außerordentlich beunruhigte. Man weiß, dass Kinder mit ADHD vor tief greifenden Veränderungen oft Angst haben. Roberts Eltern machten sich zu Recht große Sorgen, und auch die Schulleitung überlegte, was getan werden könnte. Zu diesem Zeitpunkt wollten die Eltern es bei Robert mit Ritalin versuchen, doch der Junge wehrte sich dagegen. Ein Gespräch mit dem zukünftigen Lehrer beruhigte Robert.

Ferner respektierten Roberts Eltern die Ansicht ihres Kindes, dass dies nicht der Zeitpunkt für eine medikamentöse Behandlung sei. In dieser Zeit sprach ich mit Robert lange darüber, woran er erkennen würde, dass Medikamente helfen könnten, und woher er wissen würde, wann er mit Medikamenten beginnen müsse. Davon hatte er eine sehr klare Vorstellung: „Nach den Sommerferien werde ich neue und schwierigere Fächer haben und neue Kinder kennen lernen. Ob ich Ritalin brauche, werde ich daran erkennen, dass ich wieder so schnell zornig werde wie früher, bevor ich zum ersten Mal hierher kam. Dann wird es Zeit, Ritalin zu nehmen." Robert fing das neue Schuljahr gut an, aber offenkundig erschöpften ihn die vielen gleichzeitig auftretenden Veränderungen sehr. An Wochenenden wollte er nichts unternehmen, und die meiste Zeit war er sehr angespannt und unzufrieden.

In der ersten Sitzung nach den Sommerferien erzählte er sehr stolz, dass er sich beherrscht und keine Wutanfälle bekommen habe. Ich lobte ihn dafür, und wir unterhielten uns ausführlich darüber, wie er dies geschafft hatte. Am Ende der Sitzung sagte er: „Jetzt weiß ich, dass ich das kann, aber es kostet mich zu viel Kraft und dauert einfach zu lang." Er wollte es nun mit Ritalin probieren.

Robert nahm sehr diszipliniert sein Medikament ein, obwohl er mit Nebenwirkungen wie Appetitlosigkeit zu kämpfen hatte. Er war überzeugt, dass Ritalin ihm half.

Weil er sich in der Schule extrem gut entwickelte, rückte er in Mathematik in den Fortgeschrittenenkurs auf. Der Junge spürte allmählich, dass die anderen ihn für klug hielten. In einem Jahr steht in der Schule eine weitere Veränderung an, doch es besteht kein Zweifel, dass Robert sich weiterhin gut entwickeln wird, solange Eltern, Lehrkräfte und Therapeuten gemeinsam mit Robert gut zusammenarbeiten.

Der Schlüssel zum Erfolg in der Arbeit mit einem Kind wie Robert liegt darin, dass man seine Wünsche und Vorstellungen respektiert und ihm zur rechten Zeit die richtigen Fragen stellt. Koordination und Kooperation zwischen den „Experten" und den Eltern entscheiden immer wieder darüber, ob die Situation erfolgreich bewältigt werden kann.

### „Wie gehen Sie mit Schulphobie (Schulverweigerung) um?"

Die häufigsten Fragen und Anliegen, die sich mit diesen Problemen befassen, sind folgende:

1. Sollte man das Kind zwingen, zur Schule zu gehen?
2. Könnte dem Kind ein Schulwechsel helfen?
3. Weist die Schulverweigerung des Kindes auf Schwierigkeiten im Familiensystem hin, und ist deshalb vielleicht eine Familientherapie angezeigt?

Diese Fragen können den Eindruck erwecken, dass es sich bei Schulverweigerung um ein Phänomen handelt, das sich unabhängig vom betroffenen Kind auf bestimmte Weise behandeln lässt. Wir sind jedoch der Meinung, dass der einzige gemeinsame Nenner in diesen Fällen die Tatsache ist, dass das Kind nicht mehr in die Schule gehen will - nicht mehr und nicht weniger. Lösungsorientiert arbeiten heißt auch hier, herausfinden, welche kleinen – seltener sind es auch große – Schritte notwendig sind, damit das Kind den Unterricht wieder besuchen kann.

*Fallbeispiel: Vom Dinosaurier zur Pizza*

Frau Blume rief auf Anraten der Lehrerin ihres zehnjährigen Sohnes Fabio an, weil der Junge in den letzten drei Tagen nicht zur Schule gehen wollte und dies damit erkläre, dass seine Klassenkameraden über ihn lachten. Fabio hatte schon wiederholt Probleme gehabt, zur Schule zu gehen. Frau Blume erzählte, dass die Lehrerin ihr dieses Mal wärmstens empfohlen habe, Fabio unbedingt zu zwingen, die Schule zu besuchen, auch wenn sie ihn dorthin zerren müsse. Sie war jedoch der Meinung, dass sie das allein nicht schaffen könne, weil der Junge zu stark sei. Der Vater arbeite unter der Woche auswärts und komme nur an den Wochenenden nach Hause.

Fabio und seine Mutter kamen am Tag nach dem Anruf zur Sitzung. Frau Blume schilderte, wie schwierig es für sie gewesen sei, Fabio zu mir (T. S.) zu bringen. Der Junge fing sofort an zu weinen und musste von seiner Mutter am Weglaufen gehindert werden. Ich sagte zu Fabio, dass er in einer sehr schwierigen Situation zu sein scheine und dass er gute Gründe haben müsse, weshalb er nicht zu mir in die Praxis habe kommen wollen.

Fabio: Natürlich, weil du willst, dass ich wieder zur Schule gehe, und das werde ich nie mehr im Leben tun.

Therapeutin (T): Was würdest du denn stattdessen gerne tun?

Fabio: Ich will weg, auf der Stelle.

T: Und was willst du tun? Was würdest du z. B. in zehn Jahren gerne tun?

Fabio (schaut seine Mutter an): Ich weiß nicht.

Mutter (M): Er will Paläontologe werden.

T: Stimmt das? Woher weißt du, dass du diesen Beruf lernen willst?

Fabio: Ich weiß nicht. Ich will jetzt gehen.

T: Natürlich, ich habe nur gefragt, weil ich noch nie einen Jungen getroffen habe, der sich für so etwas interessiert. Es ist schon erstaunlich. [zur Mutter] Es ist wirklich erstaunlich. Sie haben einen interessierten Jungen!

M: Nun, er liest viel und weiß natürlich alles über Dinosaurier. Ich glaube, in diesem Zusammenhang ist er auf die Idee gekommen, Paläontologe zu werden. Er hat *Jurassic Park 1* und 2 gesehen und weiß natürlich, welche Tiere gut gemacht sind und welche nur schlechte Imitationen sind.

T: Viele Kinder interessieren sich für Dinosaurier, doch im Allgemeinen wissen sie nicht so viel darüber, wie Fabio zu wissen scheint.

Fabio und seine Mutter hatten inzwischen den Therapieraum betreten, und wir konnten das Gespräch dort fortsetzen.

T: Da ich nun weiß, was für ein kluger Junge du bist, möchte ich dir gerne eine Frage stellen, für die du ein bisschen Fantasie brauchst.

Fabio antwortete unverzüglich auf die Wunderfrage, dass er erwachsen wäre und als Paläontologe und Experte arbeiten würde. Er würde auf der ganzen Welt nach Spuren und Fußabdrücken von Dinosauriern forschen. Er würde berühmt werden, und andere würden ihm zuhören, weil er ein guter Beobachter wäre und schlaue Schlussfolgerungen aus seinen Beobachtungen ziehen würde. Außerdem müsste er nicht mehr am Sport- und Musikunterricht teilnehmen, und andere Kinder würden ihn nicht mehr auslachen, und auf dem Schulweg gäbe es keine Streitereien mehr. Die Mutter antwortete auf die Wunderfrage, dass Fabio so zufrieden wäre, wie wenn er von Dinosauriern erzählt; dass er morgens problemlos aufstehen, unter der Dusche vielleicht sogar singen und natürlich ohne Aufheben zur Schule gehen würde. Sein Vater würde daran merken, dass ein Wunder geschehen sei, wenn er, Fabio, sich für Fußball interessieren würde.

Ich fasste Fabios Antworten so zusammen, dass andere Kinder ihm zuhören würden und er häufiger mit anderen Jungen spielen würde. Auf meine Frage, wann er zum letzten Mal mit anderen Jungen gespielt habe, gab er zur Antwort, dass dies in der vierten Klasse gewesen sei und seine

Freunde sich damals noch für Dinosaurier interessiert hätten. Jetzt seien sie nicht mehr an Dinosauriern interessiert, und niemand wolle sich mehr mit ihm unterhalten.

T: Nun, Fabio, stell dir mal vor, du wolltest andere Kinder überraschen, ich meine, so richtig toll überraschen, worüber müsstest du dann reden?

Fabio: Ich weiß nicht … [lange Pause]. Vielleicht darüber, dass ich für die ganze Klasse Pizza backen würde. Aber ich glaube nicht, dass sie mich für einen guten Koch halten.

T: Hui, was noch?

Fabio: Ich weiß nicht.

Ich breitete vor Fabio die Handpuppen aus und forderte ihn auf, ein Tier auszuwählen, das zu seiner momentanen Situation und eines, das zu der Situation nach dem Wunder passt. Fabio wählte eine Schildkröte für die momentane Situation und einen Delfin für die Situation nach dem Wunder. (Einen Stoffdinosaurier hatte ich nicht.) Zuerst sprach ich mit der Schildkröte darüber, wie schön und sicher es unter dem schützenden Panzer sein müsse. Als Nächstes sprach ich mit dem Delfin darüber, dass er sehr flexibel sei und sicher viel Spaß habe. Die Unterhaltung drehte sich am Ende um die Tatsache, dass es schön ist, gleichzeitig geschützt zu sein und in der Gruppe Spaß zu haben. Beide Seiten seien nötig: das Gefühl des Geschütztseins wie auch Spaß haben zu dürfen.

Fabio antwortete auf meine Skalierungsfrage, dass er heute auf der 2 sei (0 stand für „Ich kann nie wieder zur Schule gehen", 10 stand für „Ich kann ungehindert zur Schule gehen"). Auf meine Frage, was ihn bis zur 2 gebracht habe, antwortete er, dass dies durch das Gespräch über seine Dinosaurier gekommen sei. Fabio hatte die Idee, dass er sich mit drei oder vier Kindern regelmäßig über Dinosaurier unterhalten müsse, damit er es wieder wagte, zur Schule zu gehen. Auf meine Frage, welche Kinder sich am ehesten mit ihm unterhalten würden, nannte er drei Namen.

Nach einer Denkpause lobte ich Fabio für sein ernsthaftes Interesse an Dinosauriern und dafür, wie gut er die Schwierigkeiten mit den anderen Kindern in der Schule beschrieben habe. Dass er nicht zur Schule gehen wollte, war vollkommen verständlich; denn jeder möchte jemanden haben, mit dem er sich unterhalten und Spaß haben kann. Fabios Idee, für die ganze Klasse Pizza zu backen, kam mir sehr interessant vor. Ich lobte Fabios Mutter dafür, dass sie ihren Sohn zur Therapie gebracht habe und so ruhig mit Fabios Weigerung, an der Sitzung teilzunehmen, umgegangen sei. Ganz offensichtlich hatte sie eine sehr liebevolle und enge Beziehung zu ihm.

Ich bat sie, mit dem Vater des Jungen reden zu dürfen, weil ich herausfinden wollte, welche nützlichen Dinge sie als Eltern ihrem Kind bis dahin beigebracht hatten. Ferner solle Fabios Mutter mit der Lehrerin sprechen und ihr sagen, dass Fabio in Therapie sei. Sie könne der Lehrerin von der Skala erzählen und ihr berichten, wie die Familie mithelfe, dass der Junge sich auf der Skala nach oben bewege. Die Lehrerin könne mich jederzeit anrufen, wenn sie mehr Informationen über Fabio brauche.

Die Lehrerin rief tatsächlich an. Sie war sehr offen und wollte alles tun, um Fabio zu helfen. Sie fügte hinzu, dass Fabio ein sehr intelligenter, aber sehr scheuer Junge sei, dessen soziale Kompetenzen etwas begrenzt seien und der zu sehr an der Mutter hänge. Ich erzählte ihr von der Skala und auch von den drei Namen, die Fabio genannt hatte. Die Lehrerin hatte sogleich die Idee, die vier Kinder in einer Gruppe zusammenzubringen, denn sie lasse die Kinder im Unterricht oft in Gruppen arbeiten.

*Zweite Sitzung:* Fabio berichtete sehr stolz, dass er mit der Hilfe von Jack, einem der von ihm genannten Jungen, Pizza für seine Klasse gebacken habe. Seine Mutter habe bei der Organisation geholfen und die notwendigen Telefonate erledigt; denn er selbst hätte nicht den Mut gehabt, Jack anzurufen. Seine Mutter habe auch die Lehrerin angerufen und mit ihr ausgemacht, wann die Pizzen in die Klasse gebracht werden sollten. Die Mutter spielte zwar eine wichtige Rolle, ging aber nicht mit ins Klassenzimmer, als Fabio die Pizzen brachte. Stattdessen beauftragte die Lehrerin ein paar Jungen aus der Klasse, in der letzten Unterrichtsstunde die Pizzen ins Klassenzimmer zu tragen. Fabio schaffte es, diese Stunde in der Klasse zu bleiben.

Die Lehrerin erzählte Fabio, was sie mit der Klasse am nächsten Tag in der letzten Unterrichtsstunde plane, und Fabio war der Ansicht, dass er an diesem Unterricht teilnehmen könne. Also sollte er am nächsten Tag nur die letzte Unterrichtsstunde mitmachen. Zwischen der ersten und zweiten Therapiesitzung war Fabio insgesamt dreimal in der Schule gewesen – ein großer Erfolg für ihn. Natürlich wollte ich unbedingt wissen, was ihm half, wenn er das Schulgebäude betrat. Er erzählte, dass er zwei Plastiktiere in seiner Jackentasche gehabt habe: eine Schildkröte und einen Delfin. Er habe den Delfin in seiner rechten Tasche zusammengedrückt und gesagt „Du bist jetzt ein flexibler Delfin", als er das Schulgebäude betreten habe. Er habe die Schildkröte zusammengedrückt und gesagt „Ich kann wie eine Schildkröte sein, wenn es zu schwierig wird."

In der nächsten Sitzung war Fabio auf der Skala bei 4. Auf meine Frage, woran er erkennen würde, dass er die 5 auf der Skala erreicht habe, antwortete er, dass er vier Unterrichtsstunden hintereinander durchhalten würde. Im Gespräch darüber, wie er die 5 erreichen könne, sagte er, dass er sich in seiner Klasse umschauen und mit seinen Klassenkameraden reden würde, er aber nicht wisse, wie er dies lernen könne. Fabios Mutter berichtete, dass er schon immer ein besonderes Kind und anders als ihre beiden älteren Kinder gewesen sei und dass sich ihre Beziehung zu dem Jungen intensiviert habe, insbesondere seit ihr Mann die Woche über in einer anderen Stadt arbeite und sie mehr Zeit habe. Sie realisierte, dass Fabios soziale Fertigkeiten entwickelt werden mussten, damit er zu anderen Kindern eine Beziehung aufbauen konnte. Das war auch meine Meinung.

Nach einer kurzen Denkpause lobte ich Fabio für all die Schritte, die er seit der letzten Sitzung getan hatte. Ich zeigte mich beeindruckt von seinem Wunsch, neue Aktivitäten mit anderen Kindern in seiner Klasse auszuprobieren. Auf meine Frage, wie viele Sitzungen er seiner Ansicht nach noch brauche, um solche neuen Dinge zu lernen, nannte er vier Sitzungen. Also vereinbarten wir vier weitere Sitzungen mit ihm allein. Ich beauftragte ihn, sorgfältig darauf zu achten, was und wie die anderen Kinder miteinander redeten und an welchen Themen sie interessiert sind. Die Mutter bekam ein Lob dafür, dass sie Fabio bei der Pizzaaktion genau im richtigen Umfang geholfen hatte.

Fabio kam die restlichen vier Sitzungen allein. Unser Fokus lag in dieser Zeit primär auf der Selbstwahrnehmung des Jungen. Eine Übung bestand darin, dass ich Videoaufnahmen von ihm machte, als er verschiedene Stimmungen ausagierte, z. B. Freude, Traurigkeit, Wut und Zögern, und wie er verschiedene Charaktere (Filmstar, Professor, Dieb, Kapitän einer Fußballmannschaft) spielte. Bei dieser Technik ist es wichtig, dass auch der Therapeut mitmacht und verschiedene Emotionen und Charaktere durchspielt. Als wir später die Videoaufnahmen anschauten, hatten wir viel Spaß.

Häufig sprachen wir über das Thema Aggression. In diesem Zusammenhang simulierten wir auch Boxkämpfe, bei denen Fabio lernen musste, seinen Gegner anzuschauen. Er beschloss, sich zu einem Karatekurs anzumelden. Mehrere Male spielten wir Schnörkelspiele, die immer damit beendet wurden, dass wir auf der Basis von Fabios Bildern eine Geschichte erfanden. Die Inhalte dieser Geschichten wurden immer kühner, und Fabio wurde zunehmend selbstsicherer. In jeder Sitzung stuften wir seine Fortschritte auf der Skala ein und suchten nach Zeichen der Verbesserung. Er machte es sich ferner zur Routine, das Verhalten anderer Kinder zu beobachten. Ich war richtig beeindruckt von seiner Beobachtungsgabe und davon, mit welcher Sicherheit er auswählte, welches beobachtete Verhalten er für sich übernehmen wollte und welches nicht.

In unseren Sitzungen erwähnte er immer wieder den Namen Andy, und ich erfuhr, dass Fabio mehr Zeit mit Andy verbrachte als mit anderen Kindern. Wann immer ich ihn fragte, wie die anderen Kinder ihn wohl wahrnähmen, wurde er verlegen. Fabio lud Andy zu einer Sitzung ein, damit wir erfahren konnten, wie dieser ihn sah.

Nach dieser letzten Sitzung mit Fabio hielt ich noch zwei Sitzungen mit den Eltern allein ab. Dabei sprachen wir meistens darüber, wie die Eltern Fabios Veränderungen unterstützen konnten. Ich erfuhr, dass Vater und Sohn ausgehandelt hatten, mindestens einmal im Monat eine Fahrradtour miteinander zu machen. Vater und Sohn waren bereits miteinander in *Jurassic Park* gewesen und planten weitere gemeinsame Aktivitäten. Zum ersten Mal artikulierte der Vater seinen Eindruck, dass er sich aus der Beziehung zu Fabio herausgedrängt fühle; denn wann immer er etwas gegen Fabio sagen würde, stelle sich die Mutter sofort vor das Kind. Auch die Mutter artikulierte ihren Eindruck, dass der Vater zu grob mit Fabio umgehe. Vater und Mutter entwickelten Ideen, wie sie als Eltern besser kooperieren könnten.

Wir beschreiben nun einen weiteren Fall, bei dem selbst erfahrene Therapeuten ins Grübeln kommen könnten, wie man hier ethisch und professionell angemessen vorgeht.

*Fallbeispiel: Die heikle Entscheidung der Mutter*

Frau Meier rief auf Drängen der Schule ihres elfjährigen Sohnes Claude an, um einen Sitzungstermin zu vereinbaren. Der Junge hatte in der Schule große Schwierigkeiten. Claude zeigte ein sehr aggressives Verhalten. Claudes Lehrer war der Ansicht, dass er eigentlich in ein Internat gehöre und er nach den Sommerferien nur dann in die Schule zurückkehren dürfe, wenn er seine Wutausbrüche besser in den Griff bekomme. Claude war das mittlere von drei Kindern: Der ältere Bruder, Tom, war 14, und die jüngere Schwester, Beatrice, war sieben Jahre alt.

Die Familie hatte viele Probleme. Der Vater stand seit mehreren Monaten auf der Warteliste für eine Lebertransplantation und hatte schon des Öfteren in Lebensgefahr geschwebt. Frau Meier musste den Unterhalt für die Familie verdienen, und der Vater kümmerte sich um die Kinder, doch aufgrund seiner körperlich schlechten Verfassung war er in seiner Vaterrolle ziemlich eingeschränkt.

In der ersten Sitzung fand ich (T. S.) heraus, dass Claude gut war in Mathematik, gerne malte und gut mit Tieren umgehen konnte. Er hatte keine Freunde und verbrachte die meiste Zeit allein. Claude kam mit seiner Schwester ganz gut zurecht, hatte aber den Eindruck, dass sein älterer Bruder Tom die Rolle des Vaters zu übernehmen begann, und ärgerte sich darüber. Der Vater jedoch schätzte Toms Bemühungen und fühlte sich dadurch erleichtert. Claude erwähnte oft, dass er sich über den älteren Bruder ärgere: „Er kann mir nichts vorschreiben. Er ist nicht mein Vater."

Auf die Wunderfrage antwortete er, dass er in der Schule besser zurechtkäme, dass der Vater eine neue Leber bekäme und dass die anderen ihn, Claude, in Ruhe lassen und sich um ihre eigenen Angelegenheiten kümmern würden. Der Vater antwortete auf die Wunderfrage, dass die Familie ihn nicht als das Hauptproblem ansehen, sondern als wertvolles Mitglied betrachten würde. Die Mutter antwortete auf die Wunderfrage: „Ich kann mir überhaupt keine Wunder vorstellen."

In der restlichen Zeit der Sitzung versuchten wir herauszufinden, wie sich die Familie die Sommerferien des Jungen vorstellte, und sie kam zu dem Schluss, dass es für alle am hilfreichsten wäre, wenn Claude viel mit anderen Kindern spielen würde und die anderen Kinder keine Angst mehr vor ihm hätten. Wir vereinbarten, dass Claude nach den Sommerferien einen Schulpsychologen aufsuchte, der beurteilen sollte, ob er eine individuelle Betreuung brauche oder an speziellen Bildungsprogrammen teilnehmen solle; denn er schien motiviert zu sein, sich bessere Noten zu erarbeiten.

Am Ende der Sitzung lobte ich die Familie für ihre Stärken und Bestrebungen, die Situation für alle Beteiligten zu verbessern, und fügte hinzu, dass die Probleme, die sie zu bewältigen habe, das Leben *jeder* Familie äußerst erschweren würden. Außerdem lobte ich Claude für seinen Wunsch, ein guter Schüler zu werden, und für sein Interesse, zu lernen.

*Zweite Sitzung, fünf Wochen später:* Claude hatte die Ferien in einem Ferienlager verbracht, ohne Wutausbrüche zu bekommen. Er hatte auch einen Freund gefunden, und beide schrieben einander Briefe und schickten sich E-Mails. Auf meine Frage, wie er es geschafft habe, sich in dem Ferienlager so angepasst zu verhalten, konnte er keine Antwort geben. Er sagte nur immer wieder: „Keine Ahnung." Auch als ich es mit visuellen und taktilen Mitteln versuchte und ihm ein Spiel mit Stofftieren vorschlug, reagierte er nicht. Er wollte auch kein Schnörkelspiel spielen.

Statt den Jungen zum Sprechen zu zwingen, schickte ich ihn ins Wartezimmer und wandte mich an die Eltern. Frau Meier war der Ansicht, Claude sei depressiv, und da alle ihre Kinder darum gebettelt hätten, einen Hund anzuschaffen, habe sie in den Sommerferien zwei junge Hunde besorgt. Der Vater war davon nicht besonders begeistert, akzeptierte aber ihre Entscheidung. Sie selbst empfand es als sehr hilfreich, gemeinsam mit Claude die beiden Hunde auszuführen.

Auch wenn ich es persönlich nicht nachvollziehen konnte, wieso Frau Meier bei so vielen Problemen sich noch mit zwei jungen Hunden belastete, akzeptierte ich, dass die Klienten die Experten ihres eigenen Lebens sind und dass die Mutter die Tiere im Haus als hilfreich betrachtete.

*Dritte Sitzung:* Claude wurde gegen seinen Willen von der Mutter zur Sitzung gebracht. Er weigerte sich zu sprechen, drohte aber, die Möbel in meiner Praxis zu zertrümmern. Auf meine Äußerung, dass er einen sehr guten Grund für seinen Gefühlsausbruch haben müsse, reagierte er nicht. Ein Dialog mit ihm war offenkundig nicht möglich. Deshalb sagte ich zu ihm, dass ich es akzeptierte, wenn er nicht reden, sondern lieber still sein wolle. Stattdessen sprach ich mit der Mutter darüber, was seit der letzten Sitzung gut gelaufen war. Claude sei auf Klassenfahrt gewesen und alles sei gut gegangen, und Wutausbrüche habe er auch nicht gehabt. Nach Ansicht der Mutter sei Claude nach der Klassenfahrt sogar richtig zufrieden gewesen. Er habe auch ein paar neue Freunde gefunden.

Ich wollte viele Details wissen über die Phasen, in denen Claude daheim seine Aggressivität zügeln konnte. Frau Meier berichtete auch, dass Claude sich sogar im Schreiben gebessert habe. Nur wenige Male sei er wegen seiner Wutausbrüche, die im Vergleich zu der Zeit vor den Sommerferien weitaus weniger häufig seien, von der Schule nach Hause geschickt worden.

Claudes einzige Bemerkung während der ganzen Sitzung war, dass die anderen ihn nicht fair behandelten. Die Mutter fügte hinzu, dass ein Mädchen von Claudes Klasse sexuell missbraucht worden sei und dass dieses Mädchen Claude auf die Nerven gehe, weil alle ein so großes Aufheben von dieser Schülerin machten. Kürzlich habe Claude ihre Turnschuhe versteckt und sei dafür bestraft worden. „Die Leute sollten vor ihrer eigenen Tür kehren, statt über unsere Familie zu reden. Claude wird bald seine Wutausbrüche zügeln können, und heutzutage wissen sie in der Schule nicht, wie man mit Kindern umgeht!".

Mir fiel ein, was der Vater in der ersten Sitzung auf die Wunderfrage geantwortet hatte: dass ihm nicht die Schuld für alle Schwierigkeiten der Familie zugeschoben würde. Deshalb stellte ich all die positiven Schritte, in denen Claude seine Wutausbrüche unter Kontrolle gebracht hatte, und all die kleinen und großen Dinge, mit denen die Eltern seine Schularbeiten unterstützt hatten, in den Mittelpunkt. Als wir über die jeweiligen Erfolge sprachen, sagte die Mutter plötzlich, dass in der Familie wirklich nicht alles gut laufe. De facto sei alles sehr schwierig, weil alle Angst hätten, dass die Lebertransplantation zu spät komme und der Vater sterben müsse.

Frau Meier beteuerte, dass sie – was auch immer geschehen werde – in jedem Fall unabhängig bleiben wolle und Tag und Nacht arbeiten würde, um die Familie zu ernähren und nicht auf Sozialhilfe angewiesen zu sein. Ich war sehr berührt von ihrer Entschlossenheit, auf ihre Weise alles zu tun, auch wenn dies sehr schwierig sein könnte. Die Mutter bat mich, mit Claudes Lehrern darüber zu sprechen, wie man Claude am besten unterstützen könne.

Noch vor diesem Gespräch mit Claudes Lehrern hatte der Junge in der Schule ein anderes Kind angegriffen, woraufhin er unverzüglich nach Hause geschickt worden war. Von diesem Augenblick an war Claude nicht mehr zu bewegen, wieder in die Schule zu gehen.

Frau Meier rief an, weil sie allein mit mir sprechen wollte. Ich hatte das Gefühl, dass dieses Gespräch etwas länger dauern würde, und so legte ich den Termin ans Ende eines Arbeitstages, um zeitlich nicht unter Druck zu kommen. Nachdem sie sich gesetzt hatte, bot ich ihr eine Tasse Kaffee an und sagte ihr, dass wir viel Zeit hätten. Frau Meier fing sofort an zu weinen und erzählte, dass sie mit ihrem Latein am Ende sei, dass sie die Belastungen nicht mehr aushalte und beschlossen habe, Claude in ein Internat zu geben, damit die restlichen Familienmitglieder ihre Ruhe hätten. Sie fügte hinzu, dass Claude ein sehr sensibles Kind sei und arg unter dem drohenden Tod des Vaters leide; und außerdem sei sie überzeugt, dass dies der einzige Weg sei, wie man Claude helfen könne. Ihr Mann sei zwar gegen diesen Schritt, doch ihrer Ansicht nach sei er für alle das Beste, und sie habe sich bereits nach Internaten umgeschaut, die für Claude geeignet wären. Darüber hinaus suche sie eine andere Arbeitsstelle, an der sie ein stabileres Einkommen und bessere Arbeitszeiten hätte, sodass die Familie aus dem Vorort wegziehen und Hoffnung auf ein neues Leben haben könnte. Ich war verblüfft.

Frau Meier bat mich um zwei Gefallen: Erstens sollte ich Claudes Schule mitteilen, welchen Entschluss sie für Claude gefasst habe. Zweitens sollte ich dem örtlichen Jugendamt schreiben und helfen, ein Arrangement zu treffen, damit Claude in einem Internat untergebracht werden konnte. Um mich genauer zu informieren und um sicherzustellen, dass Frau Meier die Sache gut durchdacht hatte und nicht aus einem Impuls heraus handelte, stellte ich ihr die unterschiedlichsten Fragen, z. B.: „Woher wissen Sie, dass dies für Claude und die Familie am besten ist? Was bedeutet es für Claude, von der Familie getrennt zu sein? Wie beziehen Sie den Vater in Ihren Plan ein? Woran erkennen Sie, dass diese Entscheidung für Sie und für Claude und die Familie gut ist?"

Während der Denkpause war ich hin und her gerissen. Claudes Mutter war offenkundig eine sehr starke Frau. Anscheinend hatte sie in kürzester Zeit eine Entscheidung getroffen. Doch realisierte ich, dass sie sich sicher schon lange mit diesem Problem und vielen anderen Schwierigkeiten auseinanderzusetzen begonnen hatte. Ich unterstützte sie in ihrem Entschluss und lobte sie für ihren Mut und ihre Liebe zu Claude, die ihr geholfen habe, sich dafür zu entscheiden, was für alle und besonders für Claude am besten sei.

Ich telefonierte noch viermal mit Frau Meier. Einige Zeit später erhielt ich vom örtlichen Jugendamt die Mitteilung, dass die Familie weggezogen sei und Claude nun eine Sonderschule besuche.

*Diskussion:* In diesem Fall ist es schwierig zu sagen, ob das Vorgehen sinnvoll war. Es gab viele verschiedene Fakten und zum Teil auch widersprüchliche Tendenzen. Da ist der drohende Tod des Vaters; Claudes Bedürfnis, mehr Struktur und Hilfe vom Vater zu bekommen, die dieser dem Jungen aber nicht geben kann; die Forderung der Schule, Claude unverzüglich vom Unterricht auszuschließen, wenn er zu „gewalttätig und aggressiv" wird; und der – anfängliche – mütterliche Widerstand gegen Claudes Schulwechsel. Man kann über die Entscheidung der Mutter, zwei junge und noch nicht stubenreine Hunde ins Haus zu holen, entsetzt sein und vielleicht ihren Entschluss anzweifeln, Claude mit Unterstützung des Jugendamtes in ein Internat zu geben – zu einer Zeit, in der der Junge gerade eine Beziehung zu anderen Kindern entwickelt und in der Schule besser wird. Der Entschluss der Mutter scheint aus heiterem Himmel und urplötzlich zu kommen.

Obwohl man über den Entschluss der Mutter, Claude in ein Internat zu geben, verblüfft sein kann, weiß ich aufgrund ihres Verhaltens, ihrer Zeitplanung und ihrer Art, mit mir zu sprechen, dass ihr diese Entscheidung nicht leicht gefallen ist. Uns gefällt die Art, wie die Mutter auf der Basis dessen, was sie über sich, ihre Kinder und ihre Familie weiß, eine offenkundig richtige Entscheidung für die Familie getroffen hat.

In all den Jahren, in denen wir lösungsorientierte Therapiemethoden praktizieren, ist uns immer wieder vorgeworfen worden, zu optimistisch zu sein und die Probleme nicht sehen zu wollen. Dieser Vorwurf ist in diesem Fall vielleicht zutreffend. Denn wir haben die positiven Veränderungen gesehen, die Claude schon nach wenigen Sitzungen erlebt hat: die erfolgreiche Teilnahme am Ferienlager während der Sommerferien und die beginnende Freundschaft mit einem anderen Kind. Es gibt viele Zeichen der Hoffnung, dass Veränderungen auch bei einem Kind wie Claude möglich sind. Doch wir wissen nicht, was in der Familie sonst noch alles geschehen war, was die vielen Schritte auslöste. Es bleibt uns die Überzeugung, dass Frau Meier – jenseits logischer Erklärungen – „sehr gute Gründe" für ihre Entschlüsse gehabt hat.

Für Claude und seine Mutter war sicher entscheidend, *wie* der Entschluss zustande gekommen ist. Wäre die Überlegung, Claude in ein Internat zu geben, von der Therapeutin, dem Gericht oder einer anderen zuständigen Stelle zu einem früheren Zeitpunkt forciert worden, hätten Claude und seine Mutter ganz anders reagiert. Wenn die Eltern entscheiden, was für die Familie am besten ist, ist das etwas völlig anderes, als wenn Institutionen oder Therapeuten, Lehrer, Sozialarbeiter usw. solche wichtigen Entscheidungen fällen – auch wenn es sich um denselben Entschluss handelt.

### „Wie behandeln Sie die primäre Enuresis nocturna?"

Die Fragen, die Eltern und Experten zum Problem des nächtlichen Einnässens stellen, lassen sich folgendermaßen zusammenfassen:

- Ist Bettnässen ein Zeichen tiefer liegender psychischer Probleme des Kindes?
- Ist nächtliches Einnässen genetisch bedingt?
- Braucht ein Kind, das einnässt, in einem bestimmten Alter psychologische Hilfe?
- Helfen Medikamente gegen das Bettnässen? Sind entsprechende Apparate oder Geräte hilfreich?

Es ist eine weit verbreitete Ansicht, dass einnässende Kinder tiefer greifende psychische Probleme haben, und deshalb hat man Kinder mit solchen Problemen lange Zeit psychotherapeutisch behandelt. Doch es gibt keine Daten, die diese Annahme belegen. In einer großen Studie mit hunderten von Kindern hat man festgestellt, dass die untersuchten Kinder aus den unterschiedlichsten Gründen einnässen. Sicher besteht bei der Enuresis nocturna primaria eine gewisse genetische Disposition. Wie soeben gesagt, tritt das Einnässen jedoch noch in vielen anderen Kontexten auf.

Falls ein Kind wegen Einnässens psychotherapeutisch behandelt wird, muss auf der Seite des Kindes eine hohe Motivation vorhanden sein. Diese Motivation steigt natürlich mit dem Älterwerden des Kindes. Mit anderen Worten: Bettnässen kann nur erfolgreich behandelt werden, wenn das Kind dazu entschlossen ist, trocken zu werden. Dem Kind hilft es natürlich, wenn es weiß, dass seine Eltern seine Anstrengungen unterstützen und ihm helfen wollen. Doch wir sind im Grunde davon überzeugt, dass auch allein die Motivation des Kindes zu einem erfolgreichen Resultat führt. Bei vielen Kindern hört das Bettnässen auf, wenn sie in das Alter kommen, in dem sie gerne bei Freunden übernachten oder für Kinder des jeweils anderen Geschlechts Interesse zeigen.

Eine medikamentöse Behandlung kann unterstützend wirken. Wie in allen anderen Fällen, in denen Medikamente ins Spiel kommen, achten wir darauf, dass wir die Verantwortung für den Erfolg in die Hände des Klienten legen.

*Fallbeispiel: Elisas Weg zum trockenen Bett*

Elisa wurde wegen Bettnässens vom Kinderarzt zur Therapie überwiesen, nachdem er das Kind eingehend medizinisch untersucht hatte. Elisa, sechseinhalb Jahre alt, war das älteste von vier Kindern und besuchte den Kindergarten. Sie war sehr scheu und ängstlich, hatte Angst vor aggressiven Jungen und malte und spielte deshalb gern allein.

In der ersten Sitzung wurde deutlich, dass die Eltern sich über Elisas Bettnässen keine großen Sorgen machten, sondern nur auf Anraten des Kinderarztes gekommen waren, da er der Meinung war, dass das Kind eine Psychotherapie brauche.

Auf die Wunderfrage antwortete Elisa: „Ich will so mutig sein wie ein Tiger, damit ich meinen Bruder ausschimpfen kann und auf dem Schulweg keine Angst vor anderen Kindern haben muss." Die Eltern antworteten auf die Wunderfrage, dass Elisa sich zur Wehr setzen würde, hin und wieder kleinere Streitereien hätte und gerne mal neue Dinge und neue Situationen ausprobieren würde. In ihren Antworten auf die Wunderfrage erwähnten weder Elisa noch die Eltern „ein trockenes Bett". Die Eltern waren eher daran interessiert, dass Elisa mehr Selbstwertgefühl entwickele, damit sie mehr Vertrauen zu sich selbst bekomme, vor allen Dingen jetzt, da sie im Jahr darauf eingeschult werde. Wenn das Kind zufällig trocken werde, wäre das eine feine Sache. Doch sie waren sich einig, dass Elisas Bettnässen kein Problem sei und deshalb keiner Lösung bedürfe.

Ich sah Elisa einige Male alleine, ich besuchte das Kind im Kindergarten, führte einige Sitzungen mit ihr und ihrer Mutter gemeinsam durch und hielt einige Sitzungen mit der Mutter allein ab. Die gesamte Behandlung umfasste zwölf Sitzungen.

Zwei Jahre später rief die Mutter wieder an, weil sie und ihr Mann vor der Scheidung stünden und Hilfe bräuchten, um die Kinder unbeschadet aus der Sache zu bringen. Elisa war über die Trennung der Eltern sehr aufgebracht und traurig und hatte die Idee, dass sie der Mutter helfen könne, wenn sie nicht mehr einnässen würde. Deshalb wolle sie das Wecksystem ausprobieren, d. h. ein Gerät, das piepst und das Kind aufweckt, sobald die ersten Tröpfchen laufen. Elisa wollte auch Medikamente gegen das Bettnässen ausprobieren, damit sie bei ihrer Freundin übernachten konnte. Im Zusammenhang mit der Trennung der Eltern dachte Elisa zum ersten Mal über ihr Bettnässen nach, und zwar nicht deshalb, weil sie trocken werden wollte, sondern weil sie der Mutter helfen wollte, ihr Leben in dieser schwierigen Zeit etwas zu erleichtern.

Im Rahmen dieser Behandlung kam Elisa insgesamt sechs Sitzungen lang zu mir, d. h. ein halbes Jahr lang einmal pro Monat. Mithilfe des

Wecksystems konnte sie ihre Blase besser kontrollieren, und hin und wieder wachte sie morgens mit voller Blase auf. Doch noch oft war das Bett morgens nass, wenn auch nicht mehr so nass wie früher. Ich lobte das Kind für seinen Fortschritt, und in der letzten Therapiesitzung fertigten wir einen „Steckbrief“ an. Als ihre besonderen Merkmale nannte Elisa Dinge, die viel Zeit zum Erlernen brauchen, z. B. schreiben, lesen, Klavier spielen und trocken werden. Sie war sehr optimistisch, dass sie nachts bald nicht mehr einnässen würde. Das Wecksystem benutzte sie nicht mehr und nahm nur noch in besonderen Fällen Medikamente.

Ein Jahr danach meldete die Mutter Elisa wieder an. Elisa war fest entschlossen, morgens in einem trockenen Bett aufzuwachen, und dieses Mal wollte sie um ihrer selbst willen trocken werden. Ich erfuhr, dass sie im letzten Jahr das bis dahin erreichte Niveau gehalten hatte, d. h., dass sie ein paar Nächte trocken gewesen, aber eine wirkliche Besserung nicht eingetreten war. Dieses Mal antwortete Elisa auf die Wunderfrage, dass sie ohne besondere Anstrengungen trocken werden würde. Ich fragte sie, für wie wahrscheinlich sie dies halte, und sie sagte: „Ich weiß, dass ich etwas tun muss, und ich will daran arbeiten, und deshalb bin ich hier. Dieses Mal werde ich es schaffen!“ Elisa wollte von mir alle möglichen Methoden wissen, die ihr helfen könnten. Sie war sehr interessiert an „mentalem Training“ und „Intensiv-Nacht-Training“, zwei Methoden aus der Verhaltenstherapie, die von einer medikamentösen Behandlung begleitet werden können.

Elisa brauchte vier Monate, um dauerhaft trocken zu werden. In dieser Zeit hatten wir sechs weitere Sitzungen, einschließlich einer Feiersitzung, in der wir alkoholfreien Kindersekt tranken. Das mentale Training empfand Elisa als besonders hilfreich, und obwohl es sehr viel Zeit in Anspruch nahm und am Abend weniger Zeit zum Spielen blieb, war sie mit dem Verfahren sehr zufrieden. In der dritten Sitzung malte sie eine Silbermedaille für sich, weil sie sieben Tage lang in Folge trocken gewesen war. Zum Zeitpunkt der vierten Sitzung führte sie immer noch ihr mentales Training durch. Wir besprachen mit der Mutter, welche Belohnung das Kind für seinen Erfolg bekommen sollte. Elisa wollte gerne mit der Mutter das „Bauchreden“ lernen und wünschte sich außerdem eine Marionette.

In der sechsten und letzten Sitzung wartete sie mit einer Überraschung auf. Bis auf zwei Nächte am Anfang des Monats war sie durchgängig trocken gewesen. Darauf tranken wir Kindersekt, und Elisa und ihre Mutter spielten gemeinsam mit der neuen Marionette.

*Diskussion:* Dieses bemerkenswerte kleine Mädchen hat die Entschlossenheit und den Willen, das zu tun, was es für sich erreichen will. Als die Zeit reif war, unternahm es alle erdenklichen Anstrengungen, um sein Ziel zu erreichen. Daraus kann man lernen, dass immer Einsatz und Motivation notwendig sind, um ein schwieriges Problem lösen zu können.

In Fällen, in denen eine somatische Ursache für die Enuresis oder Enkopresis ausgeschlossen werden kann, sollte man gut auf Ausnahmen achten und die darin enthaltenen Kontrollfähigkeiten beachten und verstärken.

Die sechs Jahre alte Gina war geistig behindert und schien Blase und Darm nicht kontrollieren zu können. Die Eltern berichteten, dass Gina noch nie an die Toilette gewöhnt worden sei und auch noch nie den Topf oder die Toilette benutzt habe. Das Kind machte meistens in die Windeln und zog sich dafür unter den Tisch zurück. Es gab jedoch eine Ausnahme: Dreimal in der Woche ging Gina in eine Kindergruppe, und dort war sie erstaunlicherweise immer trocken.

Ich wollte viele Details wissen, und die Eltern wurden sich durch meine Fragen bewusst, dass Gina entgegen ihrer Annahme ihre Blase und ihren Darm ja bereits recht gut kontrollieren konnte. Sie fassten Vertrauen, dass sie Gina an das Benutzen der Toilette gewöhnen konnten. In kleinen Schritten erreichte Gina das Ziel, noch bevor sie in den Kindergarten ging.

### „Wie arbeiten Sie mit Kindern, die Regeln nicht einhalten, lügen und stehlen?"

Das Nicht-Folgen, das Lügen und Stehlen bereitet vielen Erziehern große Sorgen. Einige kommen zum Schluss, dass das Verhalten des Kindes entweder eine vorsätzliche Zurückweisung ihrer Anweisungen ist oder aber auf Charakterschwäche zurückzuführen ist. Wir jedoch sehen dieses Verhalten als normale Erscheinungen im Rahmen der Sozialisation. Dass die Erzieher ganz besonders betroffen darauf reagieren, erscheint uns normal, sind sie es doch, die die Kinder in die Rolle eines nützlichen Mitglieds der Gesellschaft führen. Oft haben sie das Gefühl, in ihrer Aufgabe versagt zu haben.

Unseres Erachtens müssen Erwachsene unmissverständlich mit dem Kind kommunizieren und Folgendes beachten:

1. Das Kind muss verstehen, was von ihm erwartet wird. Viele Eltern sagen dem Kind, was es nicht tun darf, und sie sagen ihm nicht, was es tun muss. Die meisten Kinder verstehen sehr schnell, was von ihnen erwartet wird, und deshalb ist es unserer Meinung nach nicht hilfreich, wenn Eltern die Regeln wiederholen, die bereits klar sind. Meistens muss man den Kindern nicht auf der kognitiven Ebene helfen, sondern man muss ihnen helfen, das, was sie bereits wissen, in die Tat umzusetzen.
2. Wenn das Kind eine Regel verletzt hat, soll diese Regelverletzung auch für das Kind zum Problem werden und nicht nur die Erzieher belasten. Oft sind nämlich die Eltern sehr viel aufgebrachter und machen sich viel mehr Sorgen als das Kind, das die Regel gebrochen hat. Skalierungsfragen in Bezug auf

die Betroffenheit ergeben häufig, dass die Eltern betroffener reagieren als die Kinder. Diese Ausgangslage ist ungünstig, denn der Druck zur Veränderung liegt einzig und allein bei den Eltern. Es ist wichtig, dass die Verantwortung für das Handeln auf das Kind übergeht und damit auch genügend Druck für Veränderung entsteht. Wir können mit den Eltern darüber sprechen, wie sie dies erreichen können. Eine gute Frage zum Beispiel lautet: „Welche Konsequenzen würden sich am nachhaltigsten auswirken, sodass sich Ihr Kind in Zukunft an die Regeln hält?“ Meistens wird klar, dass irgendeine Form von Wiedergutmachung wirksam ist. Auch relativ kleine Kinder können bereits ihren Teil zur Wiedergutmachung leisten. Strafen im eigentlichen Sinn werden dadurch überflüssig.

Auch beim Beachten der oben stehenden Punkte kann die Situation jedoch sehr schwierig bleiben. Wenn Eltern sich schließlich an einen Therapeuten wenden, haben sie meistens schon alles Erdenkliche versucht: dem Kind eine Lektion erteilt, es angeschrieen, bestraft, bestochen usw. In solchen Situationen ist es hilfreich, sich an die Vorgehensweise „etwas ganz anderes tun“ (siehe Kap. 6 über hilfreiche Werkzeuge) zu erinnern.

Zunächst stellt man den Erziehern folgende Frage: „Welche Reaktion würde das Kind am meisten überraschen, wenn Sie es wieder beim Überscheiten der Regel, beim Lügen oder Stehlen ertappten?“, „Was würde die größte Verblüffung auslösen?“

Häufig antworten Erzieher zunächst: „Wenn ich das Kind mit den gleichen Waffen schlagen würde“, d. h., wenn Sie dem Kind auch etwas wegnehmen würden. Diese Antwort ist verständlich, denn sie entspringt der Wut über das Kind oder soll der großen Frustration Luft verschaffen. Wir nehmen diesen Vorschlag entgegen ohne Wertung und bitten die Eltern zu reflektieren, was sie mit ihrem Kind erreichen wollen. Meist wird Beherrschung, Ehrlichkeit, Respekt genannt. Ähnlich wie bei der Wunderfrage entwickeln sich im weiteren Gespräch brauchbare Vorschläge, die das Reaktionsmuster der Erzieher auf das Kind in guter Art modifizieren.

Nach unseren Beobachtungen sind Lügen und Stehlen Verhaltensweisen, die wir als fehlgeleitete Lösungsversuche der Kinder einstufen können.

Mithilfe folgender Fragen können wir herausfinden, was ein Kind erreichen will, wenn es z. B. stiehlt. Diese Fragen lassen sich problemlos modifizieren, wenn es sich um Fälle handelt, in denen das Kind lügt oder sonstige Regelverletzungen begeht.

- Du musst „gute Gründe“ dafür haben, dass du stiehlst. Kannst du mir solche Gründe nennen?
- Inwieweit ist Stehlen für dich hilfreich?
- Kannst du mir erklären, was sich für dich ändert, wenn du stiehlst?
- Fragen Sie das Kind auf keinen Fall, „warum“ es stiehlt. Die meisten Kinder wissen darauf keine Antwort, vor allem dann nicht, wenn sie durch die Frage unter Druck geraten oder sich bedroht fühlen. Warum-Fragen führen bei den Eltern zu noch größerer Frustration und verschlechtern die Beziehung zu ihrem Kind noch mehr.

Auf Fragen wie die erwähnten antworten Kinder häufig: „Ich will mehr Freunde haben“, „Ich will eine wichtige Rolle spielen“, „Ich will, dass andere Kinder auf mich aufmerksam werden“. Wenn die Eltern diese „guten Gründe“ kennen, dann können sie ihrem Kind viel leichter helfen, sein Ziel mit akzeptableren Mitteln zu erreichen.

*Fallbeispiel: Ein guter Grund*

Michaela, zwölf Jahre alt, wurde zur Therapie gebracht, weil sie eine beträchtliche Geldsumme (mehrere hundert Franken) geklaut hatte. Gestohlen hatte das Mädchen immer nur in der Schule. Frau Weiss wollte davon kein Aufheben machen, weil es für sie zu peinlich war. Als Michaela in der Schule wegen des verschwundenen Geldes Schwierigkeiten hatte, zahlte es die Mutter zurück, um die Situation ihrer Tochter nicht noch schlimmer zu machen; denn Frau Weiss war der Ansicht, dass Michaela ein geringes Selbstwertgefühl habe und nicht mit der Polizei in Berührung kommen solle.

Auf meine (T. S.) Bitte, auf einer Skala von 1 bis 10 (wobei 10 die größte Beunruhigung und 1 die geringste Beunruhigung anzeigen sollte) einzustufen, wie stark sie selbst bzw. ihre Tochter über dieses Problem beunruhigt sei, nannte sie für sich selbst die Zahl 8 und für ihre Tochter die Zahl 3. Sie wisse genau, welche Konsequenzen Michaela helfen würden, mit dem Stehlen aufzuhören. Da mich dies überraschte, bat ich Frau Weiss um weitere Erklärungen: „Könnten Sie das noch einmal wiederholen?“ Frau

Weiss antwortete: „Wenn ich Michaela nicht das Geld gegeben hätte, damit sie es zurückzahlen konnte, wäre die Polizei gerufen worden, und das wäre für sie sehr schlimm." Ich zeigte Wertschätzung für die Tatsache, dass Frau Weiss für ihre Tochter das Beste wollte. In einem längeren Gespräch wurde der Mutter klar, dass das Beste für Michaela wohl nicht das Bezahlen des gestohlenen Geldes war, sondern, dass Michaela mit den Konsequenzen ihres Tuns konfrontiert wird. Am Ende der Sitzung teilte Frau Weiss Michaela mit, dass sie in Zukunft das gestohlene Geld nicht mehr erstatten werde und Michaela damit rechnen müsse, dass die Polizei eingeschaltet werde.

Damit benannte sie die Konsequenzen, die Michaela im Falle weiterer Diebstähle drohten. Dieser Plan war natürlich leichter gesagt als getan. Denn wenn die Polizei eingeschaltet wird, muss Frau Weiss sich damit auseinandersetzen, dass die Sache publik wird und sie sich schämen müsste. Sie war allerdings bereit, diese Konsequenzen zu tragen.

In den folgenden fünf Sitzungen erfuhr ich von Michaela selbst den „guten Grund" für ihre Diebstähle. Das Mädchen hatte enorm viele Probleme in der Schule, keine Freundinnen, und die anderen Kinder hänselten sie wegen ihres Übergewichts. Sie wollte sich Freundinnen „kaufen", indem sie ihnen CDs, Süßigkeiten, Make-up und Kinokarten schenkte. Wir überlegten gemeinsam, wie Michaela Freundinnen gewinnen konnte. Mithilfe von Schnörkelspielen, in denen wir zuerst Bilder malten und dann auf der Basis dieser Bilder Geschichten erfanden, entdeckte ich, dass Michaela gut Gedichte verfassen und reimen konnte. Außerdem fiel mir auf, dass sie einen sprühenden Sinn für Humor hatte. Ich kontaktierte die Lehrerin und sprach mit ihr darüber, wie man Michaelas Talent in eine Ressource verwandeln konnte, damit sie Freundinnen gewinnen könne. Die Lehrerin veranstaltete daraufhin einen „Dichterwettstreit" in der Klasse und ermunterte alle Schüler, Reime vorzustellen. Michaela war sehr erfolgreich. Außerdem meldete Frau Weiss ihre Tochter zu einem speziellen Programm für übergewichtige Kinder an.

Ich hatte fünf Sitzungen mit Michaela allein, eine Sitzung mit Mutter und Tochter und eine Sitzung mit Frau Weiss allein. Es bestand keine Notwendigkeit, die Polizei einzuschalten. Wer hätte gedacht, dass die Lösung von Michaelas Problem darin bestand, Reime zu dichten und ein Programm zur Gewichtsreduktion zu beginnen?

### „Wie behandeln Sie Kinder, die gewalttätig sind?"

Verständlicherweise sind Kliniker wie Laien sehr beunruhigt, wenn Kinder gewalttätig und aufbrausend sind – zum einen im Hinblick auf deren eigene Sicherheit, zum anderen im Hinblick auf das Wohlergehen anderer Kinder. Vor der Diskussion, wie man diesen Kindern und ihren Eltern helfen kann, möchten wir darauf hinweisen, dass es in Bezug auf die Problematik gewalttätiger Kinder schwere Missverständnisse gibt.

Was ursprünglich als kurze und griffige Beschreibung einiger Merkmale dieser Kinder gedacht war, wird nun zum Etikett für die ganze Person. Da erstaunt es nicht, dass wir gefragt werden, wie wir mit gewalttätigen Kindern umgehen und ob der lösungsorientierte Ansatz in solchen Fällen überhaupt funktioniert.

Diese Fragen implizieren, dass alle gewalttätigen Kinder gleich sind bzw. dass Kinder, die gewalttätig sind, *immer* zu Gewalt neigen. In diesen Fragen kommt auch das Missverständnis zum Ausdruck, dass „Gewalt" ein einheitliches Phänomen sei und dass es *eine* Lösung für *alle* als gewalttätig etikettierten Kinder geben müsse. Entsprechend beschreiben viele Eltern und Praktiker die „Gewalt" bei Kindern oft so, als ob in diesen Kindern geheimnisvolle Kräfte wirkten und deren Gewalt irgendwo und irgendwann zum Ausbruch käme. Wenn man Kindern, die als gewalttätig beschrieben werden, hilft, sich zu artikulieren und mitzuteilen, dann können sie oft, das ist unsere klinische Erfahrung, vernünftige Gründe für ihr Verhalten nennen. (Man muss jedoch nicht mit der Logik dieser Kinder einverstanden sein oder sich ihren Schlussfolgerungen anschließen, die sie aus ihren Wahrnehmungen und Interpretationen der Ereignisse ziehen.) Als Klinikerinnen fokussieren wir darauf, was man *tun* kann und wie man mit diesen Kindern redet – und nicht darauf, „warum" sie gewalttätig sind.

Im Laufe der Jahre haben wir viele Kindern kennen gelernt, die als gewalttätig beschrieben wurden, doch fast alle von ihnen waren unter bestimmten Bedingungen überhaupt nicht gewalttätig, sondern konnten sogar sanft und sehr liebevoll sein. Alle Kinder zeigen von Zeit zu Zeit gewalttätiges Verhalten, und sie zeigen auch, dass sie dieses Verhalten selektiv einsetzen, d. h., sie wissen, wann sie gewalttätig sein müssen und wann nicht. Auch bei Kindern, die als „gewalttätig" etikettiert werden, gibt es Hinweise darauf, dass sie ihre Aggressionen kontrollieren können.

Ein weiteres gängiges Missverständnis hinsichtlich gewalttätiger Kinder ist, dass sie „außer Rand und Band" geraten sind. Entgegen dieser Aussage behaupten wir, dass alle „gewalttätigen" Kinder zeitweilig die Kontrolle über sich haben, auch wenn ihre Gewaltausbrüche keinem kalkulierbaren Muster folgen. Oft ist Gewalttätigkeit eine Reaktion auf die sozialen Verhältnisse. Da gewalttätiges Verhalten meistens eine Reaktion auf etwas ist, das die Kinder erlebt haben, muss man dem Kontext, in dem sie gewalttätig sind, viel Beachtung schenken: Wo, wann und bei wem reagiert das Kind mit Gewalt? Erst durch das Erfassen des Kontexts kann ein sinnvolles Prozedere geplant werden.

Einmal kam eine Mutter zu mir (I. K. B.) und hatte schon buchstäblich den Koffer für ihren elfjährigen Sohn gepackt, um ihn umgehend in eine psychiatrische Klinik einweisen zu lassen, weil „er seinem Bruder mit einem Messer nachgegangen ist". Freunde und Nachbarn hatten der Mutter, die schockiert war und den Vorfall nicht glauben wollte, geraten, „ein solches Kind in die Psychiatrie zu bringen". Ich wurde gebeten, die notwendigen Vorkehrungen für die Einweisung zu treffen. Ruhig fragte ich die Mutter nach den Einzelheiten der gewalttätigen Episode und danach, wie ihr Sohn in der Schule und in der Nachbarschaft mit anderen Kindern zurechtkomme, ob er schon einmal „jemandem mit dem Messer nachgegangen" sei und so weiter. Es stellte sich heraus, dass der Junge in der Schule keine Verhaltensprobleme und viele Freunde hatte, mit denen er ziemlich gut zurechtkam. Im Laufe des Gesprächs realisierte die Mutter erleichtert, dass die heftige Auseinandersetzung auf die Rivalität unter Geschwistern begrenzt und ihr Sohn überhaupt kein „gewalttätiges" Kind war. Sie entschloss sich, vermehrt auf die ruhige Art des Bruders zu achten, die möglicherweise bei dem elfjährigen solch „gewalttätige" Reaktionen auslöst.

Gewalttätiges Verhalten von Kindern ist ein komplexes Phänomen und muss daraufhin untersucht werden, was ein Kind oder Jugendlicher durch Gewalt erreichen will. Dies festzustellen ist nicht immer leicht, weil die meisten Kinder ihre Gründe oder Gefühle nicht deutlich artikulieren können. Wie das folgende Fallbeispiel zeigt, besteht manchmal kein Zusammenhang zwischen dem Problem und den Lösungen. Doch wo eine potenzielle Lösung existiert, kann ein kreativer Therapeut aus einer scheinbar isolierten Quelle reale Lösungen produzieren.

*Fallbeispiel: Ein gestohlener Mantel und ein Wendepunkt*

Akisha, ein 16 Jahre altes großes, attraktives Mädchen, wurde von ihrer Pflegemutter, Frau Evans, zur Therapie gebracht. Sie habe es mit dem Mädchen „bis oben hin satt", was sie durch die entsprechende Geste unterstrich. Es sei das dritte Mal, dass Akisha aus der Pflegefamilie „hinausgeflogen" sei, weil Frau Evans mit den Schwierigkeiten des Mädchens, das vor drei Jahren in die Familie aufgenommen worden war, nicht zurechtkomme. Akisha sei in der Schule gewalttätig („Sie ging einem anderen Mädchen mit einem Backstein nach"), haue mitten in der Nacht ab, um sich mit älteren Jungen zu treffen, sei gegen die anderen in der Familie lebenden Pflegekinder so grob, dass Frau Evans um deren Sicherheit besorgt sei. Akisha greife die anderen Kinder an, reiße sie an den Haaren, und einmal habe sie sogar ein Kind die Treppe hinuntergestoßen. Schon dreimal habe sie, die Pflegemutter, vom Jugendamt verlangt, dass Akisha aus ihrer Familie weggenommen würde, doch das Mädchen „schlich sich immer wieder" daheim ein, und sie selbst habe sich immer wieder erweichen lassen und Akisha aufgenommen. Ich (I. K. B.) versuchte, etwas über Akishas Fähigkeit herauszufinden, sich wieder in die Gunst von Frau Evans „einzuschleichen". Diese erzählte, dass Akisha nicht nur hübsch sei, sondern auch gescheit und witzig und außerdem wisse, wann sie sich benehmen musste, um ihre Interessen durchzusetzen.

Sie sei mehrmals obdachlos gewesen, so Akisha, aber immer wenn sie unabhängig gewesen sei und hätte tun können, was sie wollte, sei das nicht gut für sie gewesen. Leider habe sie keine Familie und auch keine Verwandten, die an ihrem Wohlergehen interessiert seien, und ihre leibliche Mutter sei vor einigen Jahren verschwunden. Akisha berichtete weiter, dass ihr Vater in einem Pflegeheim untergebracht sei und es keine Möglichkeit gebe, bei ihm zu leben.

Die Therapie war Teil der Bedingung, dass Akisha noch einmal zu ihrer Pflegefamilie zurückkehren durfte. Sie musste auch versprechen, dass sie die anderen Kinder der Familie nicht mehr maßregelte oder disziplinierte, sondern sich stattdessen bei aufkommenden Problemen an die Pflegemutter wenden sollte. Außerdem durften der Familie weder vonseiten der Schule noch vonseiten der Polizei irgendwelche Streitereien Akishas zu Ohren kommen, sie durfte nachts nicht mehr abhauen und musste alle Regeln der Familie einhalten.

Die erste Sitzung begann mit den üblichen Fragen: Worin ist Akisha erfolgreich? Aus welchem Grund geht Akisha immer wieder zu der Pflegemutter zurück (ohne den wiederholten Rauswurf zu erwähnen)? Welche Motive hat die Pflegemutter, das Mädchen immer wieder aufzunehmen (ohne auf die Gründe des Rauswurfs einzugehen)? Frau Evans berichtete bereitwillig, dass Akisha aufmerksam und besorgt sein könne und sich fraglos um die Pflegemutter kümmere, wenn sie einmal krank sei. Nach der Denkpause lobte ich die Pflegemutter dafür, dass sie Akishas potenzielle Erfolge sehen könne und dass sie diesmal sehr klar die Regeln und Bedingungen genannt habe, statt nur zu erlauben, dass Akisha „kommen und gehen" könne. Ich lobte Akisha für ihr gutes Urteil, dass das Leben bei Frau Evans gut für sie und ihre Zukunft sei und dass sie das in einem Alter erkenne, in dem die meisten Jugendlichen noch nicht an so etwas denken würden.

Die zweite Sitzung begann mit der Frage: „Was ist besser – wenn auch nur ein klein bisschen?" Akisha zählte auf, dass sie sich an die Regeln halte, pünktlich zur Schule gehe, nachts nicht mehr abhaue und sogar freiwillig Hausaufgaben mache, ohne dass Frau Evans sie daran erinnern müsse. Auf die Frage, wie sie es schaffe, auf die Provokationen der anderen Mädchen gelassen zu reagieren, erklärte sie, dass sie diese Mädchen „einfach stehen lassen" könne, wenn sie daran denke, dass sie ihre Zukunft ruinieren würde, wenn sie sich von ihnen provozieren ließe. In einem längeren Gesprächsabschnitt erfuhr ich auch, dass sie sich bewusst gegen Drogen entschieden hatte. (Ihre leibliche Mutter war angeblich drogensüchtig gewesen.) Ich war beeindruckt, wie scharfsichtig Akisha erkannte, was für sie wichtig war und dass sie ein „besseres Leben" haben wollte.

Nach der zweiten Sitzung hatte ein anderes Kind in der Pflegefamilie, das „Akisha auf die Nerven ging", ihren Mantel und noch andere Dinge geklaut und war weggelaufen. Früher hätte Akisha sich fürchterlich aufgeregt und wäre aggressiv geworden, wenn ihr Sachen, auch kleine Dinge wie Hemden, Pullover oder Kämme, abhanden gekommen wären. Dann verfolgte sie den Schuldigen und jagte ihn, wenn es sein musste, „bis ans Ende der Welt" und „prügelte", so die Pflegemutter, „die ... aus ihm heraus". Doch dieses Mal konnte Akisha Frau Evans berichten, dass das andere Mädchen mit ihrem Mantel weggelaufen sei, und musste das „schuldige" Mädchen nicht auf eigene Faust verfolgen, nicht die Schule schwänzen und unter ihren Freundinnen auch nicht die Meldung verbreiten, dass sie die Schuldige töten werde. Ich staunte über ihre Entscheidung, sich an die Regeln der Familie zu halten und nicht – wie sonst – „die Sache selbst in die Hand zu nehmen".

Diese Episode, die eine Ausnahme von Akishas üblichem Verhalten bildete, wurde zusammen mit anderen kleinen, aber signifikanten Erfolgen analysiert, z. B., dass Akisha sich einen Monat lang an die Regeln der Pflegefamilie hielt, einen ganzen Monat lang nicht bestraft wurde (ein Rekord für das Mädchen) und dass von der Schule keine Beschwerden kamen. Des Weiteren hatte zu ihrer Veränderung beigetragen, dass Frau Evans in unmissverständlichen Worten klare Regeln und Bedingungen für sie festgelegt hatte. Anders als in der Vergangenheit habe sie erkannt, wie nötig Akisha eine Mutter habe, die Regeln vorgibt und die Konsequenzen ausmalt, wenn diese Regeln verletzt werden. Durch den Vorfall mit dem „gestohlenen Mantel" habe sie auch realisiert, wie sehr Akisha ein offenes Gespräch schätze. Frau Evans räumte auch ein, dass sie sich bezüglich der Reife und inneren Sicherheit bei Akisha getäuscht habe. Sie habe realisiert, dass das Mädchen von ihr viel mehr Festigkeit brauchte. Nach vier Sitzungen in fünf Monaten beschlossen Akisha und ihre Pflegemutter, dass weitere Therapiesitzungen nicht mehr nötig seien. Für den Grad ihrer Zuversicht, das Niveau des Erreichten halten zu können, gab die Pflegemutter die Zahl 7 und Akisha die Zahl 9 an: also recht hohe Werte.

## 8. Mit Jugendlichen ist es anders

Ich (I. K. B.) hatte mich gerade im Flugzeug niedergelassen und hoffte, nach einem anstrengenden Tag etwas schlafen zu können und noch ein bisschen Ruhe zu haben, bevor ich daheim ankommen würde. Als ich einen hübschen jungen Mann an Bord kommen sah, hoffte ich verzweifelt, dass er sich nicht neben mich setzen würde; denn was ich überhaupt nicht brauchte, war ein Sitznachbar, der mit Kopfhörern in den Ohren nach den Geräuschen aus seinem Walkman auf dem Sitz hin und her rutschte. Und natürlich hatte dieser 16-jährige Junge seinen Platz genau neben mir und rutschte auch ohne Walkman auf seinem Sitz hin und her. Er war sehr aufgeregt, denn er ging nach einem Semester an einer Kunst- und Musikakademie, für das er ein Begabtenstipendium hatte, zum ersten Mal wieder nach Hause. Er erzählte, dass er noch nie so lange von seiner Familie weg gewesen und nun ganz nervös sei. Mir fiel auf, dass er ständig auf seine Armbanduhr schaute und dann ganz laut sagte: „Ich glaube, jetzt fährt mein Vater gerade zu Hause los, um mich am Flughafen abzuholen", „Jetzt fahren sie gerade auf der A 43 in der Nähe von … ", „Ich kann es kaum erwarten, meinen Vater und meinen kleinen Bruder wiederzusehen". Und schließlich: „Ich glaube, jetzt sind sie auf dem Parkplatz des Flughafens." Er beschrieb die Route von sich daheim bis zum Flughafen. Ich konnte nur noch staunen, wie sehr er sich auf das Wiedersehen mit seinem Vater und seinem jüngeren Bruder freute und wie er seine Familie vermisst hatte. Ich vergaß darüber fast meine Müdigkeit.

Ich stellte mir vor, wie Vater und Sohn sich in den Armen lagen und älterer und jüngerer Bruder sich umarmten und alle glücklich waren und lachten und sich erzählten, wie sehr sie einander vermisst hatten. Da ich Zeugin dieser Wiedersehensszene werden wollte, verließ ich das Flugzeug nach dem Jungen und ging etwas langsamer, um die lang ersehnte Wiedervereinigung der Familie zu beobachten.

Als wir aus der Ankunftshalle kamen und auf eine wartende Menschenmenge am Tor trafen, war der Junge plötzlich die Coolness in Person! Er winkte einem älteren Herrn, der hinter dem Tor stand und auf seinen Sohn wartete, und winkte dann dem jüngeren Bruder und sagte: „Hi, yeah." Dann ging er mit seinem Gepäck Vater und jüngerem Bruder voran. Zutiefst enttäuscht blieb ich ein paar Minuten stehen und überlegte, ob ich den Vater des Jungen ansprechen und ihm sagen sollte, wie sehr sein Sohn ihn vermisst habe und wie wichtig seine Familie für ihn sei. Natürlich war mir klar, dass ich hier nicht die Therapeutin war, und dann ging ich hinaus in die kalte Winterluft und dachte über den Jungen und seine Familie nach und darüber, wie sich die Eltern dieses Jungen wohl fühlen und wie sehr sie ihn vermisst haben mussten.

## Die Zeit des Heranwachsens

Diese Erfahrung zeigt mir, wie wichtig die Familie für einen jungen Menschen ist, aber für den Jugendlichen ist es auch wichtig, „cool" zu bleiben und sich „anders" als die übrige Familie zu verhalten. Ich dachte daran, wie selten den Eltern von ihren heranwachsenden Kindern unverhohlen Zuneigung entgegengebracht wird und dass man als Jugendlicher mit dem Bedürfnis, cool und unabhängig zu erscheinen, leben lernen muss. Ich dachte auch daran, wie schwierig der Umgang mit dem eigenen Kind in diesem Alter gewesen war und mit welchen Schwierigkeiten besagter junger Mann wohl zu kämpfen hatte!

Wir, die Autorinnen, diskutierten darüber, ob wir in diesem Buch die Adoleszenz thematisieren sollten. Wir fragten Kolleginnen und Kollegen, ob sie ein separates Kapitel über die Arbeit mit Jugendlichen in einem Buch für sinnvoll hielten, das von der therapeutischen Arbeit mit Kindern und ihren Eltern handelt. Wir – und viele der befragten Kolleginnen und Kollegen – kamen diesbezüglich zu keinem Schluss. Ursprünglich hatten wir überlegt, dass Jugendliche im Unterschied zu jüngeren Kindern sich verbal so gut ausdrücken können und mithin zwischen der Arbeit mit Jugendlichen und der Arbeit mit Erwachsenen eigentlich kein großer Unterschied besteht. Doch einige aus dem Kollegenkreis wiesen uns darauf hin, dass Jugendliche im therapeutischen Setting eine ganz andere Problemkonfiguration hätten und wir ein separates Buch schreiben sollten, das sich mit einem lösungsorientierten Ansatz in der Arbeit mit Jugendlichen beschäftigt. Diese Argumente widersprachen unserer Auffassung, da das SFBT-Modell – gerade weil Jugendliche sich verbal gut artikulieren können – im Kern beibehalten werden kann, und zwar ungeachtet der vielen Unterschiede zwischen Erwachsenen und Jugendlichen. Viele unserer Ausbildungsteilnehmer und Kollegen fassen jedoch „Kinder und Jugendliche" zu *einer* Gruppe zusammen. Aus Therapeutenkreisen hört man auch enttäuschte Stimmen, weil man nicht weiß, wie man mit Jugendlichen arbeitet, die spezielle klinische Probleme präsentieren. Vor diesem Hintergrund entschieden wir uns für ein *Kapitel* über die Arbeit mit Jugendlichen, platzierten es aber ans Ende des Buches. Der Leser hat die Wahl, dieses Kapitel als separate Einheit zu lesen oder es gegebenenfalls zu ignorieren.

## Unterschiede zwischen Kindheit und Jugendalter

Wir begannen die Unterschiede zwischen Kindern und Jugendlichen besonders zu beachten und identifizierten Merkmale, die Jugendlichen den Ruf einer herausfordernden Population einbringen. Oft sind auch die Eltern Heranwachsender der Meinung, dass bei ihren Kindern mit dem Eintritt ins Jugendalter etwas geschieht, was den Jugendlichen vom Kind trennt. Diese Unterschiede lassen sich nicht allein mit hormonalen Veränderungen in dieser Lebensphase erklären. Häufig hört man, dass Jugendliche „unmöglich" zu verstehen seien, dem anderen nicht zuhörten und so wetterwendisch und launisch seien, dass man es als Erwachsener kaum mit ihnen aushalten könne. Freunde und Kollegen warnen gerne vor der Gefahr, die nach dem magischen 13. Geburtstag des Kindes, des künftigen „Teenagers", ins Haus steht; und auch viele Witze werden darüber erzählt, wie man die *teens* (die Jahre zwischen 13 und 19) überleben kann.

### Der Übergang von der Kindheit ins Jugendalter

Was hat es mit dem Jugendalter auf sich, was die jungen Menschen in dieser Phase so rätselhaft, geheimnisvoll, reizbar und doch äußerst entzückend macht? Weder Eltern noch Therapeuten noch unbeteiligte Beobachter reagieren mit Gleichmut auf Jugendliche: Einmal mag man sie, und ein andermal kann man sie nicht ausstehen. Und derlei Gefühlslagen können beinahe täglich oder stündlich schwanken. Was hat es mit dieser Entwicklungsphase auf sich, dass diejenigen, die es mit Jugendlichen zu tun haben, so heftig reagieren? Weshalb geraten Eltern und ihre heranwachsenden Kinder so sehr aneinander, und weshalb hört man als Therapeut so viele Klagen über lautstarke Auseinandersetzungen zwischen Eltern und Jugendlichen? Was ist mit einem ehemals so entzückenden Kind geschehen?

Wenn das schwierige Verhalten eines Jugendlichen allein auf eine rapide Veränderung im Entwicklungsverlauf zurückzuführen wäre, könnte man sich fragen, weshalb Eltern nicht genauso über die schwierige Erziehung des Kleinkindes stöhnen. Denn ein Kleinkind durchläuft innerhalb einer kurzen Zeitspanne mehr Veränderungen als ein Jugendlicher. Der Unterschied zwischen der Erziehung eines Kleinkindes und dem Umgang mit einem Jugendlichen liegt unseres Erachtens darin, dass die Eltern auf unterschiedliche Weisen gefordert sind. Ein kleines Kind erziehen heißt, dass alle Schritte von den Eltern abhängen, damit das Kind optimal geschützt wird und eine Umwelt geschaffen werden kann, die hinreichend sicher ist und zugleich die Herausforderungen der sich verändernden Bedürfnisse in der kindlichen Entwicklung annimmt. Die Grundbedürfnisse eines Kindes sind am Anfang offenkundig: Nahrung, Wohnung, Zuwendung, Aufmerksamkeit, körperliche und geistig-seelische Anregung sowie diverse Grundfertigkeiten, um überleben und selbstständig werden zu können. Die Befriedigung der kindlichen Grundbedürfnisse ist weitgehend davon abhängig, wie wohlwollend die Eltern dem Kind begegnen und ob sie mit Intuition, Besonnenheit, gesundem Menschenverstand und Kreativität vorgehen. Im Allgemeinen werden die Eltern für ihre Mühen emotional reich belohnt, und ihre erzieherischen Bemühungen sind erfolgreich. Von daher ist es relativ leicht, sich als Eltern in der Erziehung eines kleinen Kindes kompetent zu fühlen.

Wenn das Kind das Jugendalter erreicht, verändert sich die Aufgabe der Eltern dramatisch. Zwar braucht es immer noch Nahrung und Schutz, doch die zuvor so wichtige Führungs- und Unterweisungsqualität der Eltern ist nicht mehr gefragt. Jugendliche wollen unbedingt *anders* sein als ihre Eltern. Dieses Bedürfnis zeigt sich häufig auf verwirrende, rätselhafte und zuweilen bizarre Art und Weise. Das intensive Streben nach dem „Anderssein" ist nicht bei allen Kindern gleich stark ausgeprägt und schwankt im Laufe der Zeit. Es kommt bei jedem Jugendlichen anders zum Ausdruck und kann die Eltern in Bezug auf den Zeitpunkt seines Auftretens verwirren. Manche Kinder streben sehr früh danach, anders zu sein, während dieser Ehrgeiz bei anderen Kindern erst später einsetzt. Das eine Kind geht ganz offen mit seiner Suche nach dem „Wer bin ich?" oder „Was will ich sein?" um, während das andere eher ruhig und geordnet seine Ziele verfolgt. Bei manchen jungen Menschen läuft diese Phase in heftigen Schüben ab, während andere in ruhigeren Fahrwassern durchkommen.

Für Eltern besteht das Geheimnis darin, den Code des Jugendlichen zu entschlüsseln. Es kann für Eltern ein völliges Rätsel sein, wenn sie sehen, wie ihr Kind einmal so artikuliert und eloquent spricht und ein andermal so verlegen, verwirrt und verwirrend.

Zu den frustrierendsten und verwirrendsten Aspekten im Umgang mit Jugendlichen gehört ihre endlose Ambivalenz, mit der sie ihrer Aufgabe gegenüberstehen, zu reifen und unabhängige, selbstständige Erwachsene zu werden. Doch als Therapeut muss man immer daran denken, dass ein Jugendlicher immer noch ein Kind ist und dass alle Annahmen, die im 2. Kapitel diskutiert werden, auch für Jugendliche gelten: Auch Jugendliche wollen ihre Eltern erfreuen und haben es gerne, wenn ihre Eltern stolz auf sie sind. Diesen Wunsch äußern sie natürlich weitaus weniger freimütig als jüngere Kinder. Jugendliche haben das Bedürfnis, sich „erwachsen" zu fühlen, und können ihren Wunsch nach Lob oder Umsorgtsein nicht mehr so ausdrücken, wie sie es früher getan haben.

### Die Eltern

Die Aufgabe der Eltern, ihre heranwachsenden Kinder durch diese turbulente Zeit zu begleiten, ist schon verwirrend genug. Sie wird aber noch erschwert durch die Tatsache, dass wir oft von Jugendlichen mehr erwarten, als sie in der Lage sind zu zeigen. Heranwachsende Kinder stellen ihre Eltern häufig vor Rätsel: Wie kann ihr gescheites und aufgewecktes Kind, das sich gut artikulierten kann, so dumme Dinge tun? Wie kann das Kind an einem Tag so verwundbar und am nächsten Tag so trotzig sein (als ob es nie wieder elterliche Hilfe bräuchte)?

Im Unterschied zu jüngeren Kindern, die konsequent Führung brauchen und Hilfe bereitwillig akzeptieren, sind sich Jugendliche weniger klar darüber, was sie von ihren Eltern eigentlich wollen, und geben folglich widersprüchliche Signale. Dadurch wird auch die elterliche Rolle undeutlicher. Mit anderen Worten: Die Eltern müssen ausgerechnet dann zurückhaltender und distanzierter werden, wenn das Potenzial des Jugendlichen, schwere Fehler zu machen, anscheinend am größten ist. Deshalb ist es kein Wunder, wenn Eltern sich die Haare raufen könnten und oft Schritte unternehmen, die die Beziehung zu ihrem Kind belasten. Eltern müssen sich bei offenkundigen Problemen häufig taub und blind stellen. Sie müssen schweigen, statt ihrem heranwachsenden Kind einen Rat geben zu dürfen.

Das Jugendalter ist eine Phase, in der das reifende Kind lernen muss, welche Fähigkeiten es hat und wo seine Grenzen sind. Es muss entdecken, dass es nicht unbesiegbar ist, und dies annehmen, ohne sein Wohlbefinden oder seine Selbstsicherheit ernsthaft zu gefährden. Es muss lernen, wo die Wertvorstellungen seiner Eltern enden und wo seine Wertvorstellungen anfangen. Es muss verstehen, worin es sich von seinen Eltern, von Gleichaltrigen und anderen unterscheidet und wo es ihnen ähnlich ist.

Für so unreife und unerfahrene Wesen wie Jugendliche ist dies eine beängstigende Aufgabe. Kein Wunder, dass Eltern verwirrt sind und verwirren. Besonders schwierig ist es für sie, das Kind in wichtigen Dingen zu unterweisen, ohne „belehrend" zu wirken oder „immer das Gleiche zu erzählen", wie ein 15-jähriges Mädchen ihren Vater anfauchte. Elterliche Erfahrungen mit heranwachsenden Kindern lassen sich in den Worten eines verunsicherten Vaters zusammenfassen: „Es ist, als ob man sein im Leben erworbenes Wissen und seine Erfahrung vergessen und alle seine Wertvorstellungen, den gesunden Menschenverstand und seine Intuition, was funktioniert und was nicht, ablegen müsste." Dies ist zweifellos hart, aber genau das müssen Eltern tun: den Jugendlichen Raum zum Experimentieren lassen, wie sie anders als die Eltern sein können, damit sie schließlich die Ähnlichkeiten mit den Eltern entdecken können.

### Die Arbeit mit Eltern heranwachsender Kinder

Die meisten Eltern empfinden die Phase, nachdem ihr Kind ins Jugendalter eingetreten ist, als schwere Zeit, in der ihre elterlichen Fähigkeiten auf die Probe gestellt werden, selbst wenn sie das Kind bis dahin erfolgreich großgezogen haben. Es gibt viele Eltern, die alle ihre Kinder – bis auf eins – erfolgreich zu jungen Erwachsenen erzogen haben und dann, wenn das eine Kind im Jugendalter mehr Probleme bereitet als andere Gleichaltrige, an ihren elterlichen Fähigkeiten zu zweifeln beginnen.

Einer der schwierigen Momente in der therapeutischen Arbeit mit Jugendlichen ist es, nicht zu wissen, wie man den Eltern begegnen soll, die oftmals aufgeregter, ängstlicher und besorgter im Hinblick auf das Verhalten ihres Kindes sind als der Jugendliche selbst. Sobald die Eltern wegen der Zukunft ihres Kindes sehr beunruhigt sind, scheint die Reaktion des Jugendlichen genau in die andere Richtung auszuschlagen: Je mehr der Jugendliche seine Haltung des „Das ist mir doch egal!“ herauskehrt, desto unruhiger werden die Eltern. Beunruhigte Eltern versetzen dann wieder Therapeuten in Unruhe und drängen sie, in ihrem Sinne etwas zu unternehmen. Zu wissen, wie man mit dem elterlichen Druck, „sofort zu handeln“, umgeht und diesen produktiv und sinnvoll kanalisiert, gehört zu den schwierigsten Aspekten der therapeutischen Arbeit mit Jugendlichen.

Eltern lassen sich unserer Ansicht nach gut mithilfe der Wohnungs- und Möbelmetapher (siehe den nächsten Absatz) beruhigen. Unsere Leser haben vielleicht eigene Geschichten oder Metaphern, die ebenso gut funktionieren. Wie immer man auch vorgeht, man muss den Eltern sagen, dass sie das ihnen Bestmögliche getan haben und niemand von ihnen etwas anderes erwartet. Damit werden sie zugleich mit dem Bild vertraut gemacht, das der Therapeut von der Familie generell hat: Bis auf wenige Ausnahmen wollen nämlich die Eltern das Beste für ihr Kind, und Eltern müssen wissen, dass sie ihrem Kind alle erforderlichen Kenntnisse mitgegeben haben. Wann und wie das heranwachsende Kind nun diese Kenntnisse nutzt, ist Sache des Jugendlichen.

Die Wohnungs- und Möbelmetapher besagt Folgendes. Wenn ein Kind geboren wird, ist es vergleichbar einer unmöblierten Wohnung. Im Laufe der Kleinkinder- und Kinderjahre richten die Eltern die Wohnung des Kindes liebevoll ein. Dabei schenken sie den verschiedenen Details große Aufmerksamkeit: wo die Couch hinkommt, der Stuhl, das Bett, der Tisch und so weiter; welche Farbe die Wände haben; welche Farbe zu den Stühlen, den Vorhängen usw. passt. Wenn nun das Kind ins Jugendalter kommt, übernimmt es die Wohnung, und damit diese zu seiner eigenen Wohnung wird, räumt der Jugendliche sämtliche Möbel aus der Wohnung. Vielleicht stellt er zunächst einmal kein einziges Möbelstück von früher in seine neue Wohnung. Doch im Laufe der Zeit sehen die Eltern, dass in der Wohnung des Jugendlichen fast alle alten Möbelstücke wieder Platz gefunden haben. Sie sind vielleicht nicht mehr an ihrem früheren Platz, doch Wohnung und Möbel wirken vertraut. Der „neue Besitzer" hat vielleicht andere Farben, neue Tapeten oder andere Bilder an den Wänden, aber die Eltern werden die Dinge wiedererkennen. Eltern müssen wissen, dass der Jugendliche die Einrichtung nicht verändert, weil er gehässig ist, sondern weil er sie sich aneignen will.

### Lob, Lob und nochmals Lob

Je mehr man die Eltern dahin gehend beruhigt, dass sie ihr Kind bis jetzt erfolgreich großgezogen haben, desto leichter bewältigen sie ihre Angst und Unsicherheit in Bezug darauf, ob sie als Eltern ihr Bestes gegeben haben. Je deutlicher sie ihre elterlichen Erfolge sehen, desto eher entwickeln sie Optimismus – nicht nur für sich selbst, sondern auch für ihr Kind – und Geduld. Wenn sie von den eigenen Erfolgen überzeugt sind, können sie ruhiger sein und ihrem Kind auf humorvolle und spaßige Weise erlauben, mit dem Erwachsenwerden zu ringen. Unserer Erfahrung nach „bekritteln", „bedrängen" und „vergrätzen" genau die Eltern ihr Kind, die unsicher sind, ob sie ihre elterliche Aufgabe ordentlich erfüllt haben, und die glauben, immer noch etwas besser machen zu können. Wenn man die Stärken, die sie ihrem Kind vermittelt haben, lobt und anerkennt, werden die Eltern ruhiger und können ihrem heranwachsenden Kind zugestehen, Fehler zu machen und aus seinen Fehlern zu lernen. Dieses Lob ist keine Schmeichelei, sondern beruht auf konkreten Informationen, die man im Gespräch mit den Eltern bekommen hat. Manchmal entsteht Lob auch daraus, dass man den Perspektiven der Eltern eine neue Bedeutung gibt. Dies lässt sich am besten an einem Fallbeispiel verdeutlichen.

*Fallbeispiel: Die gezuckerten Cornflakes*

Ein Elternpaar mit vier Kindern – der Vater hatte zwei Söhne und die Mutter hatte zwei Töchter aus früheren Ehen mitgebracht – rief an und wollte noch unbedingt am selben Tag einen Sitzungstermin haben. Weil Herr und Frau Cooper so aufgeregt klangen, war ich (I. K. B.) mit einem sofortigen Gespräch einverstanden. Das Paar und die Kinder seien vor knapp zwei Jahren in eine gemeinsame Wohnung gezogen, und seitdem gebe es unter den Kindern und vor allem zwischen den beiden heranwachsenden Jungen des Vaters und ihrer Stiefmutter ständig nur Chaos und Streit. Das Paar berichtete, dass die Beziehung zwischen dem Stiefvater und den beiden jüngeren Töchtern der Mutter viel reibungsloser sei. Beide Elternteile hatten geglaubt, die Schwierigkeiten mit den Söhnen durch stete Liebe und Güte schließlich überwinden zu können, mussten nun aber feststellen, dass Liebe nicht alles war.

Frau Cooper brannte darauf, den Vorfall zu schildern, der an jenem Morgen das Fass zum Überlaufen gebracht hatte, erklärte aber, dass die Spannung schon seit langem schwele, eigentlich seit das Paar geheiratet habe und die beiden Familien zusammengezogen seien. Wenn das Problem, so Frau Cooper, zwischen ihr und den beiden heranwachsenden Jungen (vor allem dem 15-jährigen David) nicht gelöst werde, werde sie die Ehe aufkündigen.

Weil Frau Cooper so bedrückt geklungen und eine Dringlichkeitssitzung verlangt hatte, war ich gespannt auf den mütterlichen Bericht über das morgendliche Ereignis. Frau Cooper achtete anscheinend immer sehr sorgfältig auf die Ess- und Ernährungsgewohnheiten der Kinder (z. B. ermahnte sie sie beim Frühstück immer wieder, nicht zu viel Zucker an die Cornflakes zu tun). Doch David hatte immer gegessen, was er wollte, und sich von Junk-Food ernährt, bevor die Stiefmutter in die Familie kam. Deshalb konnte er die ganze Aufregung um die Ernährung natürlich nicht verstehen. Es war zum morgendlichen Ritual geworden, dass Frau Cooper David wegen seiner großen Zuckermenge ermahnte und dieser darauf mit trotzigem Gesicht schaufelweise Zucker über seine Cornflakes schüttete – einfach, um ihr eins auszuwischen. Als Frau Cooper den Jungen an diesem Morgen wieder ermahnt habe, sei David vom Tisch aufgestanden und habe seine Cornflakesschüssel an die Küchenwand geworfen. Cornflakes, Milch und Zucker hätten sich über Küchenwand, Theke, Spüle und den Fußboden verteilt. Die Schüssel sei in tausend Stücke zersprungen. Dann hätte es ein Geschrei und Gebrüll gegeben, und David sei aus dem Haus gestürmt und zur Schule gegangen.

Als ich Frau Cooper zuhörte, sah ich diesen unangenehmen Vorfall vor mir und dachte daran, wie sehr sie sich wohl darum bemüht hatte, diese Familie zusammenzubringen, und wie sehr sie sich immer noch um die Familie bemühte, ohne dafür Erfolge, Anerkennung von den Kindern oder Unterstützung von ihrem Mann zu bekommen. Ich überlegte noch, wie ich ihr sagen konnte, dass sie wirklich ihr Bestes gegeben habe und wie wichtig die beiden Jungen ihr seien, da rutschte mir der Satz heraus: „Alter Schwede, Sie machen sich wirklich Sorgen um David, oder?"

Frau Cooper war einen Augenblick lang verblüfft und erzählte dann weiter, dass sie alles Menschenmögliche versucht habe, um David und seinem Bruder Keith eine gute Mutter zu sein, dies nun aber bis oben hin satt habe (dabei fuhr sie sich mit der flachen Hand am Hals entlang). Sie verlangte von mir, dass ich der Familie noch heute zu einer Art Lösung verhelfe, ansonsten würde sie sich scheiden lassen.

Herr Cooper versuchte, Verständnis für seine Frau aufzubringen, aber auch Davids unangenehmes Verhalten herunterzuspielen, indem er darauf aufmerksam machte, wie nett und liebevoll David zu seinen Stiefschwestern sein könne. Manchmal biete David auch seine Mithilfe im Haushalt an, und außerhalb der Familie sei er im Allgemeinen ein wohl erzogener Junge. Diese Ausführungen brachten Frau Cooper noch mehr in Rage, und sie beharrte darauf, dass David zu mir in Therapie gehen solle, weil er eine so verschlagene Art an sich habe. Dies sei, so Frau Cooper, die Schuld von Davids leiblicher Mutter, die ihre zwei Jungen im Stich gelassen habe und mit einem anderen Mann durchgebrannt sei und den Jungen nicht ordentlich erzogen habe. Ihr Mann versuche ständig, das Versagen seiner früheren Frau auszubügeln, weil er sich schuldig fühle, die Jungen ohne Mutter großgezogen zu haben. Frau Cooper wurde offensichtlich umso zorniger und aufgeregter, je mehr der Vater sich vor David und dessen leibliche Mutter stellte.

Ich realisierte, dass Frau Cooper mehr Unterstützung und Anerkennung für ihre Bemühungen als Mutter brauchte, und brachte das Gespräch auf ein anderes Thema: Wieso sie eine so enorme Aufgabe übernommen habe, zwei Jugendliche zu erziehen? Die meisten Frauen in ihrer Situation hätten sich wahrscheinlich für separate Haushalte und eine „distanzierte" Beziehung zum Vater der Jungen entschieden, bis die Jungen selbstständig wären, oder hätten die Jungen sich selbst überlassen und sich nicht darum gekümmert, was für Erwachsene aus ihnen würden. Ich wollte wissen, wieso sie die Jungen unbedingt ordentlich erziehen und ihnen eine gute Mutter sein wollte, obwohl sie nicht ihre eigenen Kinder waren. An diesem Punkt fing Frau Cooper an zu weinen und erzählte, dass sie nicht mit geschlossenen Augen oder blind vor Liebe für ihren Mann in diese Situation gegangen sei, sondern sehr ernsthaft darüber nachgedacht habe, wie sehr sie den Jungen die Mutter sein wollte, die sie verdienten. Dann wandte sie sich ihrem Mann zu und sagte ihm, wie sehr sie ihn liebe und wolle, dass aus ihren beiden Familien eine richtige Familie werde.

*Diskussion:* Man kann leicht den falschen Eindruck gewinnen, dass Frau Cooper eine Stiefmutter ist, die die Jungen kontrollieren, den beiden ihr eigenes Bild von guten Kindern aufzwingen und das Regiment führen will. Eine solche Sichtweise ist tatsächlich nicht von der Hand zu weisen. Frau Cooper als kontrollierend zu betrachten bietet unserer Ansicht nach jedoch keine geeignete Alternative für ihr Selbstbild: Sie sieht sich als unermüdliche Mutter, die den Kindern helfen will zu erkennen, was gut für sie ist. Wenn wir Frau Cooper als kontrollierend betrachten, müssen wir sie im nächsten logischen Schritt zur Kontrolle ihres Kontrollierens ermahnen, damit sie nicht länger die Kinder kontrolliert. Bei Menschen funktioniert eine solche Logik nicht, wohl aber bei Maschinen. Niemand steht gerne unter Kontrolle, auch nicht die als kontrollierend etikettierten Menschen.

Wenn man aber Frau Coopers Bemühungen als „liebevolle Handlung" und als Ausdruck ihrer Verpflichtung den Jungen gegenüber betrachtet, kann sie ihre kontrollierende Methode, mit der sie ihre Liebe zeigt, aufgeben. Dann kann sie praktikablere und weniger frustrierende Möglichkeiten suchen, wie sie David ihre Liebe zeigen kann.

Da ferner jede Verhaltensweise nicht nur *eine* Konsequenz, nicht nur *einen* Zweck und nicht nur *ein* Ergebnis hat, schreiben wir dem Verhalten der Mutter lieber eine positive Motivation zu. Dadurch wird es für sie leichter, einen effektiven und kooperativen Umgang mit David zu finden, sodass schließlich beide ihre Ziele erreichen können. Wenn die Mutter spürt, dass die Therapeutin ihr Bezugssystem akzeptiert und sie respektiert, ist es für sie einfacher, David zu respektieren und ruhiger mit ihm umzugehen. Eine unerwartete Konsequenz unserer Sitzung war die, dass der Vater sich aktiver an der Erziehung seiner Jungen beteiligte. So konnte David leichter erkennen, dass nicht nur die „Stiefmutter" sein Leben erschwerte, sondern dass auch sein Vater von einer guten Ernährung überzeugt war.

Man kann nicht genug betonen, wie wertvoll das Lob an die Eltern und die Versicherung ist, dass sie den Kindern das nötige Rüstzeug für das Leben mitgegeben haben und dass sie ihnen mühsam beigebracht haben, was richtig und was falsch ist. Erst wenn die Eltern wissen, dass sie ihre heranwachsenden Kinder bis dahin kompetent erzogen haben, können sie sich zurücklehnen, ihre elterlichen Leistungen betrachten und nach Lösungen suchen. Dann können sie sich auch zurückziehen und den Jugendlichen Raum lassen, um zu experimentieren und herauszufinden, was für ein Mensch sie als Erwachsene sein wollen.

## Der Anfang einer Therapie mit Jugendlichen

Im Folgenden beschreiben wir ein paar gängige Verhaltensmuster, die Jugendliche in therapeutischen Begegnungen präsentieren, und schlagen einige Strategien gegen die Frustration vor.

### „Keine Ahnung!" oder „Was soll's ..."

Viele Eltern und auch Novizen auf therapeutischem Gebiet sind schnell frustriert, wenn sie von den Jugendlichen nur Äußerungen wie „Keine Ahnung!" oder „Was soll's ..." hören. Derlei Äußerungen werden meistens unterstrichen durch ein Schulterzucken, eine lässige Körperhaltung, zur Decke verdrehte Augen oder durch sonstige Gleichgültigkeit demonstrierende Verhaltensweisen und Worte. Wenn im Rahmen der Therapieausbildung die Arbeit mit Jugendlichen behandelt wird, ist immer die Frage, wie man auf derlei Haltungen reagiert. Statt sich unverzüglich rasche Antworten zu überlegen, sollte man sich an die folgenden Aspekte erinnern und zuwarten, bis der Jugendliche Vertrauen zu einem gefasst hat und mit einem redet.

1. Nehmen Sie das Verhalten Jugendlicher auf keinen Fall persönlich. Von den Verhaltensweisen Jugendlicher oder ihren fehlenden Umgangsformen dürfen Sie sich nicht vor den Kopf gestoßen fühlen.
2. Gehen Sie im Gespräch mit einem Jugendlichen nicht darauf ein, weshalb er in Therapie ist, sondern gewinnen Sie möglichst viele Informationen über ihn, z. B. mithilfe folgender Fragen: „Was würde dein bester Freund auf meine Frage antworten, was du so richtig gut kannst?", „Wie kommt es, dass du … [dieses oder jenes]… so gut kannst?", „Was würde dein Lieblingslehrer auf meine Frage antworten, was du außerordentlich gut kannst und was du mir aus Schüchternheit nicht erzählen willst?", „Was würde deine Freundin auf die Frage antworten, was sie an dir anziehend findet?", „Was würde dein bester Freund auf die Frage antworten, weshalb du ein guter Freund bist?" Derlei Fragen ermutigen Jugendliche, über sich zu reden, ohne dies eingestehen zu müssen – und diese Fragen bieten ihnen eine wunderbare Gelegenheit, sich indirekt zu loben, sodass sie letztlich andersartige Informationen über sich preisgeben, als sie in dem befürchteten Therapiegespräch sonst erzählt hätten. Der großzügige Gebrauch von Beziehungsfragen funktioniert bei Jugendlichen sehr gut, weil sie dann nicht über sich selbst sprechen müssen, sondern die Wahrnehmung, die eine andere Person von ihnen hat, präsentieren können. Damit haben sie die Möglichkeit, sich der Meinung, die ein anderer von ihnen hat, anzuschließen oder diese abzulehnen, sodass sie sich sicherer fühlen können, wenn sie sich über die eigene Person äußern.
3. Wenn Sie mit einem Jugendlichen das Ziel einer Therapiesitzung aushandeln, bitten Sie ihn um die Meinung einer anderen Person dazu, z. B.: „Wie kam deine Mutter eigentlich auf die Idee, dass diese Sitzung für dich oder für sie hilfreich sein könnte?"

4. Da die meisten Jugendlichen unfreiwillig zur Sitzung kommen oder sogar zur Therapie gezwungen werden, sollten Sie eine klare Vorstellung davon haben, was der jeweilige Jugendliche von dem Gespräch mit Ihnen erwartet. Vielleicht kann der Jugendliche nicht einmal sagen, weshalb er so widerwillig zur Sitzung gekommen ist, und deshalb muss man seinem Widerwillen einen Anstrich von Normalität geben, z. B.: „Ich kann mir schon vorstellen, dass du Wichtigeres zu tun hast, als zu einem Seelenklempner zu gehen. Das hier ist bestimmt nicht so lustig, und vermutlich könntest du jetzt viel spaßigere Dinge tun, als über so ein Zeug zu reden. Was könnte denn nun bei unserem Gespräch herauskommen, was für dich – wenn auch nur ein klein bisschen – hilfreich wäre?"
5. Wenn Sie mit einem Jugendlichen über die Kriterien sprechen, die erfüllt sein müssen, damit er sie nicht mehr aufsuchen muss, beruhigt ihn das, weil für ihn ein Ende der Sitzungen absehbar wird.

### Eltern und Jugendliche handeln Ziele aus

Jede Therapie im lösungsorientierten Ansatz beginnt mit der Aushandlung von Zielen, weil dadurch bestimmt wird, wie die kommenden Gespräche aufgebaut sind und welchen Zweck sie verfolgen. Kinder ab fünf Jahren können zum Teil schon Informationen darüber geben, wie sie manche Dinge gerne anders hätten (siehe Kap. 4). Die Fähigkeit, seine Wünsche auszudrücken und sich auf die zentralen Themen und Ziele zu konzentrieren, steigt mit dem Alter der Kinder, weil ihre sprachlichen Fertigkeiten subtiler werden und sie deutlichere Vorstellungen davon entwickeln, was sich an ihrer Situation ändern könnte und was sie für sich wollen. Um ein Ziel mit Erwachsenen aushandeln zu können, muss ein Kind in der Lage sein, Vorgänge zu begründen und Verbindungen zu früheren Erfahrungen und zukünftigen Möglichkeiten herzustellen. Das Kind muss überdies abschätzen können, was es aufgibt und was es beibehalten will.

Von daher ist die Zielaushandlung primär zwischen Jugendlichen und Erwachsenen möglich. Wenn man mit Eltern und Jugendlichen arbeitet, muss man die Sitzungen so strukturieren, dass dieses Vor und Zurück, d. h. etwas aufgeben und etwas gewinnen, möglich ist ohne Gesichtsverlust. Mithilfe von Skalierungsfragen kann man

z. B. beide Seiten der konfligierenden Sichtweisen gleichzeitig betrachten: Wie wahrscheinlich ist es, dass die eine bzw. andere Seite sich auf der Skala nach oben bzw. nach unten bewegt? Wie können beide Seiten einen Schritt aufeinander zu tun? Als Therapeut ist man verantwortlich für die Strukturierung des Gesprächs, weil Therapeuten letztlich über Struktur und Ablauf einer Unterhaltung bestimmen. Die Klienten dagegen sind verantwortlich für den Inhalt des Gesprächs, d. h. dafür, was und wie viel sie preisgeben, was sie gewinnen und wie lange sie warten wollen und so weiter.

### Das offene Gespräch

In Zeitungen, Talk-Shows, populärwissenschaftlichen Zeitschriften oder Büchern werden Eltern oft dazu ermuntert, „offen mit dem Kind zu reden", und viele Eltern nehmen diesen Rat an. Problematisch bei diesem Ratschlag ist allerdings, dass meistens nicht gesagt wird, wie er genau umzusetzen ist. Folglich gehen Eltern oft davon aus, dass das „Gespräch" mit dem Kind bedeutet, ihm Lektionen zu erteilen oder ihm Vorschriften zu machen, bis es ihm „schwarz vor den Augen wird", wie eine Mutter einmal sagte. Nicht selten führen Eltern mit ihrem Kind ein „offenes Gespräch" und sind am Schluss überzeugt, dass das Kind mit ihnen einer Meinung ist und sein Verhalten genauso einschätzt wie sie selbst. Demnach erwarten die Eltern von ihrem heranwachsenden Kind, dass es den elterlichen Wünschen Folge leistet und seine Einstellung ändert, seinen „schlechten Umgang" aufgibt und Schwächen beseitigt. Wenn das Kind die besprochenen Veränderungen nicht umsetzt, verlieren Eltern schnell die Hoffnung und wenden sich Hilfe suchend an Experten. In solchen Situationen sollte man sich als Therapeut vorsichtig bei den Eltern erkundigen, wie der Jugendliche das „offene Gespräch" mit den Eltern einschätzt, und sie z. B. fragen:

- Was würde Ihre Tochter auf meine Frage antworten, inwieweit das Gespräch mit Ihnen für sie nützlich (oder hilfreich) war?
- Was würde Ihr Sohn auf meine Frage antworten, wie Sie die Situation ein klein bisschen hilfreicher machen könnten?
- Was würde Ihr Sohn auf meine Frage antworten, welches Gewicht Sie seiner Einschätzung des Gesprächs beimessen?
- Was würde Ihre Tochter auf die Frage antworten, wieso sie es als hilfreich empfunden hat, sich eine Glatze zu schneiden?

Mit solchen Fragen werden die Eltern dazu angeregt, die Situation aus der Perspektive ihres Kindes und nicht nur aus ihrer eigenen zu betrachten. So bekommen die Eltern eine Antenne dafür, dass sie ihrem Kind zuhören und es nicht mit Lektionen oder Belehrungen überschütten sollten. Mit Klischees oder rhetorischen Fragen schreckt man Jugendliche sofort ab, weil sie sich schnell herabgewürdigt oder herablassend behandelt fühlen. Entgegen der allgemeinen Vorstellung, dass Eltern „mit ihren Kindern reden" müssen, halten wir es für hilfreicher, „den Kindern respektvoll zuzuhören". Jugendlichen respektvoll zuzuhören bedeutet nämlich, dass man ihre Äußerungen nicht beurteilt, sondern herauszufinden versucht, welche Bedeutung sie einer Handlung oder einem Ereignis zuschreiben.

## Einfache Regeln für Eltern

Mithilfe einiger Grundregeln lässt sich der therapeutische Kurs halten.

### Mehr von den Dingen tun, die funktionieren

Als Erstes muss man herausfinden, was – wenn vielleicht auch nur kurz oder in kleinen Bereichen – funktioniert. Wenn z. B. ein Jugendlicher nicht zum Unterricht geht, aber erfolgreich seinen Teilzeitjob erledigt, ist das ein Hinweis darauf, dass der Junge genug Disziplin hat, um rechtzeitig zur Arbeit zu gehen, dass er Regeln und Anweisungen befolgen kann und dass er seine Arbeit ordentlich verrichtet, für die er bezahlt wird.

Sobald sich im Gespräch mit den Eltern und dem Jugendlichen die Möglichkeit ergibt, sollte man nach *Ausnahmen* vom Problem suchen. Auch mit Fragen über frühere Erfolge kann man Eltern und Kind daran erinnern, dass manches in ihrem Leben gut gelaufen ist. So kann man außerdem beide Parteien einfach und leicht beruhigen und ihnen die Hoffnung geben, dass der Jugendliche durchaus erfolgreich sein kann und dass die Eltern ihre Sache bis dahin gut gemacht haben. Nach dieser Beruhigung können die Eltern gelassener und entspannter werden, sich von ihren Sorgen wegen ihres Kindes etwas distanzieren und leichter eine praktikable Lösung finden.

Auch für den Therapeuten gilt: „Mehr von den Dingen tun, die funktionieren." „Wenn etwas funktioniert, mach mehr davon", diese Devise gilt für alle: kleine Kinder, Jugendliche und Eltern.

Die folgenden Techniken haben sich in der Arbeit mit Jugendlichen als hilfreich erwiesen und sind bestimmt geeignet, sie zu motivieren, „mehr von den Dingen zu tun, die funktionieren".

1. Kürzere Sitzungen sind besser als längere, weil Jugendliche schnell zur Sache kommen wollen und schnell gelangweilt sind. Meistens ist eine Sitzungsdauer von einer viertel bis halben Stunde, maximal 40 Minuten angemessen.
2. Flexibilität ist notwendig und verlangt Ihre Bereitschaft, Sitzungen auch außerhalb der regulären Sprechzeiten abzuhalten und anders mit dem Jugendlichen zu sprechen als von Angesicht zu Angesicht. Manchmal kommt man mit Jugendlichen leichter ins Gespräch, wenn man mit ihnen die Dinge auf einem Spaziergang bespricht, eine kleine Wanderung mit ihnen unternimmt, miteinander im Auto zu einem Geschäft fährt oder sonstige gemeinsame Aktivitäten durchführt. Es ist immer von Vorteil, wenn sich ein Gespräch spontan oder zufällig bei einer gemeinsamen Aktivität ergibt. Viele Jugendgruppenleiter wissen, dass selbst die „schwierigsten" Jugendlichen kooperieren, wenn man mit ihnen in der Wildnis zeltet oder neue Aktivitäten mit ihnen unternimmt.
3. Legen Sie in Ihrer Praxis ein paar Gegenstände bereit, an denen Jugendliche herumspielen können. Viele wollen nämlich, wenn sie reden, an etwas herumspielen, Männchen malen oder sonst irgendetwas mit den Händen tun. (Auch Erwachsene, vor allem Männer, spielen gern an etwas herum, statt den Blickkontakt mit dem Therapeuten zu halten.)
4. Stellen Sie offene Fragen.
   Der folgende Dialog bringt viele Eltern zur Weißglut:

   Elternteil: Wo bist du gewesen?
   Jugendlicher: Unterwegs.
   Elternteil: Wo ist unterwegs?
   Jugendlicher: Irgendwo halt.
   Elternteil: Wer war bei dir?
   Jugendlicher: Andere.

   Die natürliche Reaktion der Eltern ist, dass sie aus dem Jugendlichen weitere Einzelheiten herauspressen wollen und konkrete, den Tatsachen entsprechende Informationen erwarten, was allerdings ins Nichts führt. Sensible und kluge Eltern, die im Umgang mit Jugendlichen erfahren sind, beenden an diesem Punkt das Gespräch und verhalten sich zunehmend undurchsichtig, bis der Jugendliche für das elterliche Verhalten eine präzise Erklärung haben will, und die eigene Undurchsichtigkeit aufgibt.

Dieses Muster beobachtet man genauso in der Interaktion zwischen Jugendlichen und Therapeuten. Bei Jugendlichen ist es in der zweiten Sitzung und folgenden viel produktiver, zu fragen: „Was ist anders?", als zu fragen: „Was ist inzwischen besser geworden?", wie man dies bei Erwachsenen tun würde. Dafür haben wir zwar keine theoretische Erklärung, aber es scheint einfach besser zu funktionieren. Wir haben schon gehört, dass die Frage „Was ist inzwischen besser geworden?" von Jugendlichen als Druckmittel, mehr an sich zu arbeiten oder die Dinge besser zu machen, oder auch als Aufforderung verstanden wird: „Du musst dich mehr anstrengen."

5. Wenn Sie eine noch größere Flexibilität zeigen wollen, bitten Sie Ihre „jugendlichen" Klienten, einen guten Freund oder einen Nachbarn, einen Hund oder ein anderes Haustier oder auch ein besonders geliebtes Stofftier zur Sitzung mitzubringen. Mithilfe solcher Begegnungen haben wir schon überraschende Ergebnisse erzielt, denn Lösungen kommen manchmal aus unvorstellbaren Quellen. Manchmal bringen Jugendliche ihre Gitarre oder andere Musikinstrumente mit, um ihre musikalische Begabung vorzuführen.

### Etwas anderes tun und Muster durchbrechen

Manchmal müssen die Eltern sich ganz anders verhalten, als sie es seit Wochen, Monaten oder sogar Jahren getan haben. Ein deutlicher Hinweis darauf, dass das Verhalten der Eltern nicht funktioniert hat, ist ihre Frustration wegen ihres heranwachsenden Kindes: „Ich habe ihm das schon *tausendmal* gesagt", „Ich erzähle doch immer dasselbe, bis mir schwarz vor den Augen wird", „Es kommt mir vor, als ob ich mit dem Kopf gegen die Wand renne", „Ich habe schon alles Menschenmögliche versucht", „Ich weiß einfach nicht, was in seinem Kopf vorgeht", „Wir sind mit unserem Latein am Ende". Wenn Eltern sich in einem offensichtlich zornigen Ton und mit frustriertem Gesichtsausdruck so über ihr Kind äußern, bemühen sie sich meistens viel mehr darum, hinter das Geheimnis des Verhaltens ihres Kindes zu kommen, als der junge Mensch selbst. Für den Therapeuten wie für die Eltern ist dies das Signal, allmählich „Visionen zu entwickeln“. In derlei Situationen können folgende Schritte hilfreich sein:

1. Verfolgen Sie die Interaktion zwischen den Eltern und ihrem heranwachsenden Kind im Detail: Wie verhalten sich die Eltern? Wie reagiert der Jugendliche darauf? Was geschieht anschließend? Wie verhält sich der Jugendliche? Wie endet diese unproduktive Interaktion meistens? Wer beendet diese Interaktion? Was geschieht danach?
2. Fragen Sie die Eltern, welches Verhalten ihr heranwachsendes Kind von ihnen am wenigsten erwarten würde, wenn sich die Situation das nächste Mal wiederholt.
3. Führen Sie neue Aspekte ein: Was wird getan? Wann wird es getan? Wo geschieht es? Wer ist daran beteiligt?
4. Fragen Sie den Jugendlichen, wie er reagieren würde, wenn seine Eltern etwas völlig Unerwartetes tun würden.
5. Fragen Sie die Eltern, wie groß die Wahrscheinlichkeit ist, dass sie dieses Experiment ausprobieren.

Selbst wenn die Eltern sich nicht anders verhalten wollen, scheint sich allein schon das „Gedankenexperiment“ befreiend auf sie auszuwirken, weil sie nun wissen, dass sie auf ihr heranwachsendes Kind anders reagieren *könnten*. Manchmal hilft ihnen schon das Wissen, dass sie eine Option haben und auf ihr Kind anders reagieren können als bisher, sodass sie ruhiger und rationaler reagieren können und aus Frustration nicht überreagieren müssen. Wenn Eltern kompetent und vertrauensvoll mit dem Jugendlichen interagieren können, verbessert sich mit Sicherheit ihre Beziehung zu ihm.

*Fallbeispiel: Sie läuft ständig von zu Hause weg*

Die Eltern der 14-jährigen Diane waren frustriert und suchten verzweifelt nach Lösungen. Das Mädchen war im letzten Jahr 19-mal von zu Hause weggelaufen. Die Eltern hatten schon bald herausgefunden, dass Diane immer weglief, wenn sie auf dem Weg zur Schule war. Um sie am Weglaufen zu hindern, schickten sie sie nicht mehr zur Schule, sondern heuerten einen Privatlehrer an, der dreimal die Woche zwei Stunden lang zu ihnen nach Hause kam und ihr immer ein großes Pensum an Hausaufgaben erteilte. Doch nur Diane selbst konnte ihr Verhalten ändern, Zwang funktionierte nicht. Das Mädchen war 19-mal weggelaufen und 19-mal wieder nach Hause gekommen. Vielleicht, so überlegte ich (I. K. B.), wussten die Eltern Genaueres darüber, wann Diane weglief und unter welchen Bedingungen sie zurückkehrte.

Schon bald, nachdem Diane die ersten Male weggelaufen war, hatten die Eltern sie in Therapie gegeben, doch nach einer einzigen Sitzung bei einem Psychologen weigerte sie sich, die Behandlung fortzusetzen. Die Eltern wandten sich an ein ambulantes Therapeutenteam, das gefährdete Kinder in der Familie behandelte; denn sie waren der Ansicht, wenn Diane nicht zum Therapeuten gehe, holten sie eben den Therapeuten zu sich nach Hause. Nach der ersten Sitzung zu Hause war Diane zu den vereinbarten Terminen aber grundsätzlich nicht daheim.

Weil sie sich langweilte, stahl sie einmal das Auto ihrer Eltern und wurde in einen Autounfall verwickelt. Frustriert und wütend zeigten die Eltern sie bei der Polizei an – mit der Konsequenz, dass Diane unter Bewährung stand und „Hausarrest" hatte. Die Eltern mussten verhindern, dass Diane weglief, und wenn sie trotz Bewachung ausgerissen war, mussten sie bei der Polizei eine Vermisstenmeldung aufgeben. Die Überwachung Dianes wurde immer minutiöser: Sie musste die Eltern zum Einkaufen, in die Kirche und zum Hausarzt, zum Zahnarzt, Friseur usw. begleiten. Die Eltern schränkten ihr eigenes soziales Leben ein, gingen nicht mehr zum Essen aus, besuchten keine Freunde, und Freunde wurden auch nicht eingeladen, weil Diane diese Gelegenheit nutzen und abhauen konnte.

Die Bemühungen, Diane vom Ausreißen abzuhalten, wurden noch intensiviert, während sie sich immer „verstohlenere" Methoden ausdachte. Einmal sprang sie aus dem Toilettenfenster im zweiten Stock und verletzte sich dabei. Die Eltern verschlossen alle Fenster, um sie im Haus zu halten; denn außer ihrer Befürchtung, dass sie ausreißen könnte, hatten sie auch noch Angst, dass sie sich etwas antun könnte. Diane fand jedoch immer einen Weg, von zu Hause wegzulaufen. Die Eltern ließen Vorder- und Hintertür des Hauses bewachen und schliefen nachts abwechselnd, um das Mädchen am Weglaufen zu hindern. Sie klagten bitter darüber, wie sehr das Familienleben leide und dass sie das Opfer ihres 14-jährigen Kindes seien und sich regelrecht „eingekerkert" fühlten.

Auf meine (I. K. B.) Frage, was sie in ihrem Leben gerne anders hätten, antworteten sie, dass sie ein „normales Leben" führen wollten. Als ich ihnen versicherte, dass sie vermutlich mehr als alle anderen Eltern in einer solchen Situation getan hätten, seufzten sie tief und machten ihrer Enttäuschung darüber Luft, dass sich ihr Leben auf den Kopf gestellt habe.

Um die Eltern vorsichtig dahin zu bringen, dass sie über ihren eigenen Beitrag zu einem vorhersagbaren Muster von Aktion und Reaktion reflektieren, stellte ich (I.K.B.) die folgende Frage: „Welche Reaktion würde Diane am wenigsten von Ihnen erwarten, wenn sie das nächste Mal ausreißt?" Die Eltern stöhnten zwar darüber und wollten eigentlich nicht darauf antworten, doch eine rationale und vernünftige Seite in ihnen ließ sie erkennen, dass ihr Verhalten immer äußerst vorhersagbar war. Sie schauten sich an und konnten nicht sagen, welche Reaktion Diane bei ihrem nächsten Ausreißversuch am wenigsten von ihnen erwarten würde. Dann erzählten sie, welche Vorschläge Freunde, Verwandte, Schulberater, Bewährungshelfer und andere Experten schon gemacht hätten und dass sie diese Ratschläge zurückgewiesen hätten. Einige sehr vernünftige und praktikable Vorschläge hätten sie deshalb zurückgewiesen, weil sie zu simpel waren oder aber zu viel Bestrafung oder zu wenig Bestrafung vorsahen.

Ich ließ ihnen Zeit, über diese schwierige Frage nachzudenken. Klar war aber, dass sie *etwas ganz anderes tun* mussten.

Die Eltern beugten sich nach vorne und fragten in ernstem Ton, was denn „etwas ganz anderes tun" bedeute. Ich wusste, dass eine schnelle und einfache Antwort für Eltern, die so verzweifelt waren und dennoch alle vernünftigen Vorschläge von nachdenklichen Menschen ausgeschlagen hatten, wahrscheinlich nicht hilfreich wäre. Ich lief Gefahr, dass sie mich missverstanden, dass ich Tiefe und Ausmaß ihres Problems nicht begriffen hätte. Wichtiger war mir auch, dass die Eltern selbst Lösungen finden sollten, die für sie und ihre Tochter funktionieren würden, weil dies die Wahrscheinlichkeit erhöhen würde, dass sie ihre eigenen Lösungsideen umsetzten.

Also sagte ich ihnen, dass ich keine so klare Vorstellung davon hätte, was „etwas ganz anderes tun" genau bedeuten würde. „Etwas ganz anderes tun", so fuhr ich fort, könne z. B. beinhalten, dass man etwas Überspanntes, Unkonventionelles oder absolut Verrücktes tut; eins sei jedoch klar: Je häufiger sie, die Eltern, die alten Verhaltensweisen wiederholten (mehr von demselben), desto wahrscheinlicher würden sie immer wieder die gleich schlechten Resultate ernten. Diesem letzten Aspekt stimmten sie zu. Zwei Wochen, so sagten sie, würden ihnen ausreichen, um zu einem Schluss zu kommen, was genau sie tun könnten.

*Zweite Sitzung:* Zwei Wochen später kamen die Eltern ohne Diane wieder und wirkten weitaus entspannter, lachten und scherzten sogar, was das genaue Gegenteil zur ersten Sitzung darstellte. Auf meine Frage „Was ist inzwischen besser?" fingen beide an zu lachen und sagten, dass sie noch nie so viel geredet hätten wie seit unserer letzten Sitzung, weil sie über so viele Möglichkeiten gesprochen hätten, wie sie Diane all die Sorgen „zurückzahlen" könnten, die sie ihnen bereitet hatte. Schließlich hätten sie eine Liste von Optionen aufgestellt, wie sie sowohl auf Dianes Weglaufen als auch auf ihre Rückkehr reagieren konnten. Auf dieser Liste stand u. a., dass sie „so tun" würden, „als ob Diane niemals mehr ausreißen würde".

Natürlich lief Diane wieder weg. Dieses Mal gaben die Eltern nur eine Vermisstenmeldung bei der Polizei auf. Dann warteten sie und überlegten, welche auf der Liste stehende Reaktion sinnvoll wäre. Außerdem reagierte die Mutter ruhig auf Dianes Anruf. Die Eltern seien, so ihr Bericht, zu dem Schluss gekommen, dass sie lediglich ihre eigenen Reaktionen kontrollieren und sonst überhaupt nichts tun könnten und dass dies für die ganze Familie enorm hilfreich sei. Als Diane schließlich wieder – wie gewohnt – zum Abendessen „ins Haus wirbelte“, habe die Mutter so getan, als ob sie das Mädchen in den letzten beiden Tagen überhaupt nicht vermisst hätte, und völlig ruhig zu ihm gesagt: „Das Abendessen ist fast fertig. Du kannst schon mal den Tisch decken.“ Die Mutter war sehr stolz, dass sie das übliche Geschrei und die Streitereien wegen Dianes Weglaufen vermeiden konnte. Sie berichtete freudig, dass Diane über die „völlig sorglose“ Haltung der Mutter schockiert gewesen sei. Diane deckte sofort den Tisch, und die Familie aß wie gewöhnlich zu Abend.

Besonders überraschend war, dass Diane wieder zur Schule gehen wollte. An drei aufeinander folgenden Tagen ging sie zur Schule und kam wieder nach Hause, und die Eltern taten so, als ob nichts Ungewöhnliches geschehen sei. Sie wollten mich anrufen, wenn Diane wieder Probleme bereiten sollte. Doch seitdem habe ich nichts mehr von ihnen gehört.

### Die Erfolge des Kindes werden als Verdienste der Eltern gewertet

Wann immer es möglich ist, sollten die Verdienste um die – wenn auch noch so kleinen – Erfolge eines Kindes den Eltern zugesprochen werden. Kürzlich behandelte ich (I.K.B.) zwei zwölf und 14 Jahre alte Schwestern, die angeblich nicht mehr zu bändigen waren: weil sie ihre depressive Mutter einschüchterten und von ihr verlangten, dass sie sie zur Disco brachte; weil sie nicht zur Schule gingen; weil sie sich mit schwarzer Magie beschäftigten; weil sie meistens ganz in Schwarz gekleidet waren und weil sie am ganzen Körper Piercings hatten. Eine Schwester hatte die Haare rosa gefärbt, die andere purpurrot. Beide galten als unkontrollierbar und mussten vor dem Jugendgericht erscheinen, weil es um die Frage ging, ob sie aus ihrer Familie herausgenommen werden sollten, wie die Mutter verlangt hatte.

Die erste Wende trat ein, als die Therapeutin ihr Erstaunen darüber ausdrückte, wie die Mutter es geschafft hatte, die zwei Mädchen rechtzeitig zu der gerichtlichen Anhörung um 10 Uhr morgens mitzunehmen, wo beide doch meistens bis 1 oder 2 Uhr nachmittags schliefen.

Dieser winzige Erfolg wurde zum Signal für weitere kleine Erfolge. Die „hilflose“ Mutter hatte der Welt und ihren Töchtern gezeigt, dass sie sich durchsetzen konnte. Hätte die Therapeutin diesen kleinen, aber bedeutsamen Erfolg nicht aufgegriffen, wäre er unter dem Berg der mütterlichen Probleme verloren gegangen. Da er aber bemerkt wurde, konnte er zu einem kleinen Baustein werden, auf dem Lösungen aufgebaut werden konnten.

Bei der Anhörung sagten alle drei, dass sie nicht voneinander getrennt werden, sondern als Familie zusammenbleiben wollten, vor allem angesichts dessen, dass der alkoholkranke Vater ein Jahr zuvor Suizid begangen hatte. Der Richter war klug und realisierte, dass die drei Personen wirklich als Familie zusammenbleiben wollten. Er unterstützte diesen Wunsch und befürwortete, dass sie ihre Therapie fortsetzten und mit Hilfe von außen zurechtkommen konnten. Die Mutter stellte höchst erleichtert fest, dass sie doch keine so inkompetente Mutter war. Sie fühlte sich erleichtert, dass jemand ihren kleinen Erfolg bemerkt hatte, die beiden Töchter früher als üblich zu wecken und sie zu motivieren, sich anzuziehen und rechtzeitig mit zur gerichtlichen Anhörung zu kommen. Wenn man als Therapeut ein gewöhnliches Ereignis zu etwas Außergewöhnlichem macht, können erstaunliche Dinge geschehen.

### Woher wissen Sie, dass Ihr Kind das eigentlich besser könnte?

Mit dieser Frage werden die Eltern sofort in die Richtung gelenkt, über die Erfolge ihres Kindes zu sprechen. Diese Frage ist besonders hilfreich, wenn man sie in Anwesenheit des Jugendlichen stellt, weil er vielleicht zum ersten Mal von seinen Eltern hört, dass sie ein paar gute Eigenschaften an ihm erkannt haben, die sie schätzen, respektieren und auf die sie sogar stolz sind. Jugendliche geben selten offen zu, dass sie von den Eltern gestützt, akzeptiert und anerkannt werden möchten; doch man weiß, dass sie genau dies brauchen und wollen. Doch sie müssen – wie z. B. auch der kluge, begabte und ehrgeizige 16-jährige Junge, der im Flugzeug neben mir saß – erst älter werden, bevor sie akzeptieren und erkennen können, dass sie die Unterstützung und Anerkennung der Eltern brauchen.

### Wir helfen Ihnen, den Eltern zu helfen

Dabei sollten Sie die drei folgenden Techniken im Hinterkopf behalten.

#### Neutral bleiben

In der Arbeit mit Jugendlichen und ihren Eltern passiert es besonders leicht, dass man seine Neutralität aufgibt und für den einen oder anderen Partei ergreift. Jugendliche übertreiben die Probleme gern und verhalten sich oft provokativ und unverschämt, sodass man sich leicht über sie aufregt und vergisst, dass sie die Anerkennung der Erwachsenen brauchen. Auch Eltern reagieren schnell einmal übertrieben und gießen dadurch noch Öl ins Feuer. Deshalb ist es sehr wichtig, dass man die Spannung zwischen beiden Parteien entschärft. Entgegen der landläufigen Meinung kann man als Therapeut beide Seiten des Problems gleichzeitig sehen und verstehen, ohne dass einem die eine oder andere Seite fremd wird.

#### Dem Konflikt einen normalen Anstrich geben

Am häufigsten haben Eltern das Problem, dass ihre heranwachsenden Kinder abends nicht nach Hause kommen, und mit der daraus resultierenden Auseinandersetzung beginnt das zwischen Eltern und Jugendlichen bekannte Muster: „nörgeln, sich zurückziehen, immer mehr nörgeln, sich immer mehr zurückziehen". Dieses Muster entwickelt sich leicht zu ernsthaften Beziehungsproblemen und kann sogar zu Tätlichkeiten führen. Statt dass man dieses Muster als problematisch darstellt, lassen sich die Gemüter oft besser beruhigen, wenn man solchen Konflikten einen normalen Anstrich gibt und herauszufinden versucht, was beide Seiten tun müssen, damit sich etwas ändert. Äußerungen wie z. B.: „Ich weiß, dass die Eltern die Aufgabe haben, an ihren Kindern herumzunörgeln, und natürlich haben die Kinder die Aufgabe, ihren Eltern nicht zu gehorchen", sind eine nette Art, beiden Konfliktparteien Verständnis entgegenzubringen und doch dem Konflikt einen normalen Anstrich zu geben.

#### Ein Ereignis oder eine Handlung umdeuten

Umdeutung *(reframing)* heißt, dass man die Perspektive auf ein Ereignis oder eine Handlung leicht verändert. So wie sich z. B. die permanente Nörgelei einer Mutter als Ausdruck ihrer Sorge umdeuten lässt, bedeutet Umdeutung generell, dass man zwei oder drei gleichermaßen glaubwürdige Sichtweisen in Bezug auf ein und dieselbe Verhaltensschilderung anbietet.

### Unfreiwillige Klienten

Meistens werden die Jugendlichen – wie auch die jüngeren Kinder –, gegen ihren Willen zur Therapie überwiesen. Sie sind darüber nicht glücklich und sagen dies auch. Wir persönlich sind über diese Offenheit froh. Es ist unseres Erachtens ein Zeichen der Gesundheit, wenn Jugendliche sich gegen eine Therapie wehren, weil sie eine Behandlung mit Begriffen wie „nicht normal sein" oder „Fall für die Psychiatrie" assoziieren, wo sie sich doch von den Gleichaltrigen nicht allzu sehr abheben wollen. Wie bei der Arbeit mit Erwachsenen, die unfreiwillig oder gezwungenermaßen eine Therapie machen, muss man auch bei Jugendlichen erst herausfinden, welche Sorgen *sie* haben. Man sollte dies dann im Hinterkopf behalten und seinen künftigen Fokus auf die wichtigen Anliegen der Jugendlichen richten und nicht darauf, was die überweisenden Stellen oder Therapeuten für wichtig erachten.

Jugendliche – wie auch erwachsene Klienten, die unfreiwillig eine Therapie machen – verleiten den Therapeuten, aufklärerisch oder belehrend zu wirken. Wenn ein Jugendlicher keine speziellen Fragen hat, sollte man als Therapeut der Versuchung widerstehen, Ratschläge zu geben, zu belehren oder Lektionen zu erteilen, und sich stattdessen darauf konzentrieren, die Gedanken, Ideen, Pläne und Vorlieben des Klienten herauszufinden. Man geht nie fehl, wenn man selbst hinter den merkwürdigsten, absurdesten oder bizarrsten Verhaltensweisen nach einem „guten Grund" sucht, wie das folgende Fallbeispiel zeigt.

*„Du musst einen guten Grund dafür haben, dass ..."* Dieser Satz ist in vielen Fällen und vor allem dann sehr hilfreich, wenn Jugendliche in gefährliche oder unangemessene Aktivitäten und Verhaltensweisen verwickelt sind. Dieser Satz führt meistens dazu, dass Jugendliche allgemeine Ziele oder Erklärungen formulieren, die vernünftiger klingen, als ihr Verhalten vermuten lässt. So kann man als Erwachsener ruhiger mit Jugendlichen interagieren und sie als verantwortliche Menschen behandeln. Zur Erinnerung: Alkoholismus, Suizidversuche, Drogenmissbrauch und so weiter stellen nicht die eigentlichen Ziele Jugendlicher dar, sondern entsprechen ihrer Art, etwas zu erreichen, was sie nicht artikulieren können. Auf die Frage nach dem „guten Grund" geben sie oft folgende Begründungen an: in Ruhe gelassen werden, mit anderen in Kontakt kommen, sich entspannt fühlen, mehr Freunde haben, beliebt sein und sich stark fühlen – alle diese Erklärungen sind ziemlich vernünftig und auch nicht überraschend.

*Fallbeispiel: Ohne Hose im Unterricht*

Eine Kollegin von uns ist Beraterin an mehreren Sekundarschulen in Korea und erzählte uns diese amüsante, wenn auch beunruhigende Situation aus dem Schulalltag. Eines Morgens betrat sie wie üblich eine bestimmte

Junior-Sekundarschule, um ihre therapeutische und beratende Arbeit aufzunehmen. Doch es lag eine Spannung in der Luft, und das Kollegium unterhielt sich in gedämpftem Ton. Schließlich erfuhr sie, dass ein Schüler ohne Hose – die Unterhose habe unter der Schuluniformjacke herausgeschaut –, aber mit den zur Uniform gehörenden Schuhen und Socken zur Schule gekommen sei. In Korea tragen die Schüler im Allgemeinen spezielle Schuluniformen, bei denen von der Kopfbedeckung über Form und Farbe der Schuhe bis hin zur Schultasche alles vorgeschrieben ist.

Das Lehrerkollegium war schockiert, wirkte wie erstarrt und war sprachlos – einen solchen Vorfall hatte es in dieser Schule noch nie gegeben. Man begann zu flüstern und mutmaßte, was wohl das Problem sein könnte: Vielleicht hatte der Schüler einen Zusammenbruch, vielleicht muss er in die Psychiatrie eingewiesen werden, vielleicht belastet die Schule ihn zu sehr. Man überlegte auch, ob man die Eltern verständigen sollte, wer sie verständigen sollte und welche Verfahren und Strategien dabei korrekt wären. Unsere Kollegin, Professor Choi, die SFBT unterrichtet, mischte sich schließlich ein, um das Problem klären zu helfen. Sie fragte den Schulleiter, ob schon jemand mit dem Jungen geredet und ihn nach dem Grund seines ungewöhnlichen Auftritts gefragt habe. Dies war noch nicht geschehen. Dann beauftragte sie einen starken, robusten Physiklehrer, in die Klasse zu gehen, den Schüler in den Flur zu bitten und ihn nach dem Grund seines Verhaltens zu fragen. Frau Choi bat den Physiklehrer, mit dem Jungen leise zu reden und ihm zu sagen: „Du musst einen wirklich guten Grund haben, dass du heute ohne Hose zur Schule gekommen bist." Das Ergebnis war entsprechend. Der Junge habe geantwortet: „Ja, natürlich habe ich den", und dann erklärt, dass er sich von einem Mathematiklehrer am Tag zuvor ungerecht bestraft gefühlt habe. Der Lehrer habe ihn fälschlich beschuldigt, einen Tumult in der Klasse verursacht zu haben, und seine Erklärung, dass er nicht daran schuld sei, nicht zur Kenntnis nehmen wollen. Folglich sei ihm als Protest gegen die ungerechte Bestrafung nur der eine Weg geblieben, wie er seinen Unmut über den Lehrer habe zeigen können. Er hatte in der Tat einen „guten Grund". Und mit der Frage nach dem Grund des Verhaltens wurde eine potenziell schwierige Situation entschärft.

Mit der Äußerung „Du musst einen guten Grund haben, dass du …" lässt sich ab und zu eine potenziell explosive Situation entschärfen, und außerdem bietet die Antwort darauf hilfreiche Informationen, die man an die Eltern weitergeben kann. Von vielen Kolleginnen und Kollegen hören wir immer wieder, wie gut sie mithilfe dieser Äußerung Spannungen zwischen Eltern und Jugendlichen, zwischen Lehrern und Schülern oder zwischen Lehrern und Eltern wegnehmen können. Die feinen Nuancen und Annahmen hinter dieser Äußerung zeugen von Respekt für den anderen, auch wenn dieser andere ein anscheinend doofer, unreifer, aufmüpfiger und nerviger Jugendlicher ist. Statt mit einem Jugendlichen darüber zu hadern, was er unterlassen hat, kann man mithilfe besagter Äußerung etwas über *die Gründe* seines eventuell bizarr wirkenden Verhaltens erfahren. Wenn man seine Begründung hört, versteht man allmählich, welche Gedanken sich zum Beispiel hinter seinen blau gefärbten Haaren, seinem gepiercten Körper, dem Haschischrauchen oder seiner Vorliebe für schlechte Gesellschaft verstecken.

Manche Therapeuten sind besorgt, dass mit der Annahme, es müsse einen „guten Grund" für Drogen- oder Alkoholmissbrauch, Schuleschwänzen und andere inakzeptable Tätigkeiten geben, derlei Dinge mit Nachsicht behandelt oder gutgeheißen würden. Das mag sich zwar so anhören, wenn ein Therapeut sich in sarkastischem oder unaufrichtigem Ton nach dem „guten Grund" erkundigt. Doch wenn man aus Neugier fragt und wirklich erfahren will, wie Jugendliche ihre Tätigkeiten und Verhaltensweisen deuten und verstehen, lassen sie sich meistens auf ein verbindliches Gespräch ein und verändern allmählich ihre Denkweise. Dadurch öffnet sich die Tür zum weiteren Dialog. Als Therapeut muss man Jugendlichen klar machen, dass kein vernünftig denkender Erwachsener den Drogenmissbrauch gutheißen würde, und es wäre sehr ungewöhnlich, wenn Jugendliche das nicht wüssten. Dazu der folgende Gesprächsausschnitt.

> Berater: Du hast also Schwierigkeiten mit dem Schulleiter, weil du wieder Hasch geraucht hast. Um dies auszubügeln, musst du eine Menge Ärger auf dich nehmen, denn du musst dich mit Leuten wie mir auseinandersetzen und auch mit deinen Eltern, die das natürlich herausfinden werden, und letztes Mal hast du mir erzählt, dass sie dir deswegen die Hölle heiß gemacht haben. Du musst wirklich einen guten Grund haben, wenn du Hasch rauchst und jede Menge Ärger in Kauf nimmst.
>
> Kevin: Ja, natürlich, das weiß ich ja. Ich rauche eben gerne Hasch, und es ist überhaupt keine Droge.
>
> Berater: Also sag mir, wenn du Hasch rauchst, was ist dann für dich anders?
>
> Kevin: Ist cool und ich fühle mich entspannt und als Teil der Gruppe.
>
> Berater: Verstehe ich das recht, du willst dazu gehören und dich entspannen. Stimmt das?

Als Berater lässt man sich mit einem Jugendlichen bestimmt nicht gerne auf die Diskussion darüber ein, ob Haschisch eine Droge ist oder nicht, aber es ist sinnvoll, sich mit dem Jugendlichen darüber zu unterhalten, auf welche verschiedenen Weisen man sich entspannen und Teil einer Gruppe sein kann.

### Die Arbeit mit gewalttätigen Jugendlichen

Wir beide haben schon oft mit Jugendlichen gearbeitet, die angeblich „alle Brücken hinter sich abgebrochen" hatten und für die der Kontakt mit uns als „allerletzter Ausweg" betrachtet wurde. Die überweisenden Stellen berichten häufig, dass Jugendliche auf die unterschiedlichsten Hilfsangebote schlecht oder nicht reagiert hätten, die ihnen jahrelang unterbreitet worden waren. Weil die jungen Menschen zu dem Zeitpunkt, zu dem sie zu uns kommen, meistens schon lange Probleme haben, nehmen sie oftmals eine zynische Einstellung zu therapeutischen Instanzen ein. Sie haben gelernt, wie sie sich durch das Therapiesystem durchmogeln können und dass die Behandlungsmethoden fast überall nach dem gleichen Schema der Problemlösung aufgebaut sind. Viele Jugendliche wissen, wie sie den an sie gestellten Forderungen kurzfristig „nachkommen" können, um „das System zu überlisten". Und das ihnen bekannte Therapiesystem folgt tendenziell dem Ansatz, dass immer mehr von den Dingen getan wird, die sich im Laufe der Jahre als nicht erfolgreich erwiesen haben. Kein Wunder also, dass Jugendliche keinen Respekt vor einem vertrauten System haben, das sie manipulieren können. Meistens ist es schwierig, die Aufmerksamkeit eines Jugendlichen zu gewinnen, es sei denn, seine Probleme dauern noch nicht so lange an. Außerdem wollen wir nicht, dass die Jugendlichen nur bestimmten Forderungen nachkommen, wenn sie unter Druck sind; wir wollen, dass sie sich *ändern*. Dies ist leichter gesagt als getan, doch diese Änderung beginnt bei den Experten und nicht bei den Jugendlichen. Im Folgenden wird eine unvergessliche Begegnung geschildert, die ich (I. K. B.) vor einigen Jahren mit Markus hatte, einem robust aussehenden, groß gewachsenen Jungen mit gebräuntem Körper, der offensichtlich intensiv Bodybuilding betrieb.

*Fallbeispiel: Gewalttätig und liebenswert*

Der 16 Jahre alte Markus wurde von der Jugendhaftanstalt, einer sehr restriktiven Einrichtung für straffällige Jungen vor allem aus städtischen Bezirken, überwiesen. Meine Aufgabe bestand darin, die dort inhaftierten Jungen kurz vor ihrer Entlassung mit ihren Familien zusammenzuführen, damit sie wieder daheim (sofern die Jugendlichen Familien hatten) leben und erfolgreich in die Gemeinschaft integriert werden konnten. Die inhaftierten Jungen hatten Gewalttaten in der Gemeinde begangen und mussten ihre Strafe in dieser Einrichtung absitzen. Markus war einer dieser Jungen. Vor der Inhaftierung hatte er in verschiedenen Pflegefamilien und therapeutischen Wohneinrichtungen gelebt. Häufig war er aus diesen Einrichtungen ausgerissen, hatte auf der Straße gelebt, war mit Drogen und Banden in Berührung gekommen, hatte nur sporadisch die Schule besucht und konnte angeblich kaum lesen.

Markus unterschied sich von den anderen Jungen, die – aus der Haftanstalt entlassen – zur Therapie überwiesen wurden. Seine Verhaltensprobleme wurden immer schlimmer, und ich sollte mich seiner Situation annehmen. Markus hielt sich an überhaupt keine Regeln mehr, musste permanent gemaßregelt oder bestraft werden und hatte sogar eine Mitarbeiterin angegriffen. Als Konsequenz hatte man ihn in Sicherheitsverwahrung genommen, die den schwierigsten und gefährlichsten Jungen vorbehalten war. Nachdem ich ihn als Klienten angenommen hatte, wollte die Sozialarbeiterin unbedingt wissen, wann ich ihn besuchen würde, um einen Wärter vor dem Gesprächszimmer aufzustellen. Ich wollte jedoch keinen Wärter haben und versicherte der Sozialarbeiterin, dass ich auf meine Sicherheit selbst Acht geben könne.

Zu dem abgemachten Besuchstermin holte ich die Mutter des Jungen ab, und wir fuhren zu der Institution, die etwa 65 km außerhalb der Stadt lag. Auf dieser Fahrt kamen wir beide ins Gespräch, und ich erfuhr von Frau Washington, wie sehr sie Markus vertraut und welche besonderen Qualitäten sie in ihm gesehen und welche Sorgen und Enttäuschungen sie in der Hinsicht erlebt hatte. Sie erzählte mir auch, dass ihr Sohn vier Jahre lang nicht bei ihr gelebt hatte.

Frau Washington hatte die Hoffnung in die verschiedenen Therapieprogramme aufgegeben und wünschte sich nur noch, dass das momentane restriktive Umfeld für ihren Sohn das Richtige sei und der Aufenthalt dort „ihn zur Vernunft" bringen werde. In ihrer Erinnerung war Markus ein ziemlich ruhiges, schüchternes, sehr sensibles Kind gewesen, das eher anderen Jungen gehorchte, als dass es ihnen Probleme bereitet hätte. Sie halte Markus für einen ängstlichen und unsicheren Jungen, finde aber einfach nicht heraus, was mit ihm nicht in Ordnung sei.

Vor dem Hintergrund all dieser Informationen wurde mir klar, dass zahlreiche kompetente, aufmerksame und fürsorgliche Experten es nicht geschafft hatten, Markus auf eine hilfreiche Art zu erreichen. Deshalb musste ich etwas komplett anderes versuchen: mit ihm über seine Probleme reden, über Ansätze zur Verhaltenskontrolle sprechen etc. Doch im Grunde hatte ich keine Vorstellung davon, was „etwas komplett anderes versuchen" heißen könnte.

Wir besuchten Markus in seinem kleinen, engen Raum, d. h. in der „Sicherheitsverwahrung", der zugleich sein Lebensraum, Klassenzimmer, Raum für die täglichen Aktivitäten und Schlafraum war. Markus beugte sich zu seiner Mutter herunter und gab ihr äußerst liebevoll und sanft einen Kuss auf die Wange. Ich war überrascht und gerührt von dem Bild, wie ein groß gewachsener, robuster, mürrisch aussehender Junge seiner Mutter so liebevoll einen Kuss gibt. Da war keine Spur von dem zornigen, feindseligen, gewalttätigen, aggressiven Straftäter, von dem ich gehört hatte, sondern da stand ein sanfter Junge, der sich nach der Zuneigung seiner Mutter sehnte. Markus ignorierte mich völlig und reagierte nicht, als ich mich vorstellte. Ein weiterer Therapeut war das Letzte, das er wollte, und ich wollte die üblichen therapeutischen Vorgehensweisen nicht wiederholen.

Schon bald waren Mutter und Sohn in ein lebhaftes Gespräch über die Familie vertieft und schauten sich Fotos an, die die Mutter von einer kurz zurückliegenden Geburtstagsfeier in der Verwandtschaft mitgebracht hatte. Ich saß in einer Ecke des Raums, wurde in keiner Weise in ihr Gespräch einbezogen und beobachtete nur ihre liebevollen, vertraulichen Blicke, ihr Lachen, Lächeln und ihre Gestik. Nach etwa 15 Minuten meldete ich mich zu Wort und sagte: „Markus, mir ist einiges nicht klar. Wie kommt es eigentlich, dass niemand weiß, was für ein sanfter, liebevoller und fürsorglicher Mensch du bist?“ Markus reagierte, als ob er sich mit einer solch absurden Frage nicht abgeben könne, und grunzte: „Weiß nich'.“ Dann wandte er sich von mir ab. Frau Washington griff das Thema auf und schilderte, was für ein fürsorgliches, aufmerksames und liebevolles Kind er gewesen sei. Beide nahmen ihr Gespräch wieder auf und redeten eine weitere Viertelstunde lang, bis ich sie wieder unterbrach und dieselbe Frage stellte. Frau Washington schilderte weitere Beispiele und Ereignisse, in denen das sanfte und liebevolle Wesen des Jungen deutlich wurde, und erzählte, was für ein besonderes Kind er gewesen sei und wie nahe sie sich immer gestanden hätten. In dieser ersten Sitzung stellte ich die erwähnte Frage insgesamt viermal. Auf dem Nachhauseweg war Frau Washington wesentlich lebhafter und besser gelaunt.

Es gab noch weitere Gespräche, die im Wesentlichen abliefen wie das erste Gespräch, an dem Markus sich kaum beteiligt hatte. Eine vierte und ungeplante Sitzung fand statt, als ich die Institution wegen der Behandlung eines anderen Jungen besuchte. Ich bekam mit, dass Markus rauchte. Ich war überrascht, ihn rauchen zu sehen, und sagte zu ihm: „Markus, ich wusste gar nicht, dass du rauchst!“ Er antwortete leise: „Ich rauche nicht in Anwesenheit meiner Mutter, weil sich das nicht gehört.“ Das war der längste Satz, den er jemals zu mir gesagt hatte; dieser Satz eröffnete mir neue Gesprächsbereiche, in denen ich ihm in kommenden Gesprächen Fragen stellen konnte. In den folgenden Sitzungen benutzte ich vorwiegend Begriffe wie „liebevoll, fürsorglich, sanft“ und „respektvoll, aufmerksam, gehorsam“ im Zusammenhang mit Autoritätspersonen und auch Fremden. Überraschenderweise bekam Markus bessere Noten im Unterricht, und sein Verhalten besserte sich so weit, dass er in der Cafeteria arbeiten durfte, was ihm ein paar zusätzliche Belohnungspunkte einbrachte.

Schließlich sprach ich mit der Anstaltsleitung über die Frage, ob Markus an Wochenenden nach Hause dürfe. Die Institutsleitung reagierte mit Vorsicht, Bedenken und Sorgen, dass der Junge weglaufen, in Tätlichkeiten verwickelt oder mit Drogen in Berührung kommen könnte, und deshalb wurde mein erster Vorstoß abgelehnt. Weil Beurlaubungen die Vorstufen einer Entlassung sind, wollte ich für Markus wenigstens zwölf Stunden statt der üblichen 48 Stunden Ausgang erwirken. Frau Washington plante mit meiner Unterstützung im Detail, wie sie Markus mit Hilfe von Onkeln, Cousins und Mitgliedern aus der Kirchengemeinde zwölf Stunden lang beschäftigen konnte. Markus absolvierte die erste Beurlaubung erfolgreich; dann folgten eine zweite Beurlaubung von 24 Stunden und schließlich zwei weitere Freigänge von jeweils 48 Stunden. Markus hatte inzwischen in allen Bereichen – auf intellektuellem, sozialem, verhaltensbezogenem und persönlichem Gebiet – enorme Fortschritte gemacht, und seine Beziehung zu seiner Mutter und seiner Familie bekam ein solideres Fundament. Er wurde schließlich aus der Haftanstalt entlassen, kam zuerst in ein Rehabilitationszentrum und wurde dann der Aufsicht seiner Mutter unterstellt. Seine Integration verlief nicht immer reibungslos und war auch nicht frei von Schwierigkeiten, doch er machte stetig Fortschritte.

### Etwas ganz anderes tun

Am leichtesten und einfachsten lässt sich Widerstand eines Jugendlichen wie Markus dadurch vermeiden, dass man sich auf Bemerkungen beschränkt, die das positive Verhalten des Jugendlichen beleuchten, das unter Umständen zuvor noch nicht bemerkt worden war. Wenn etwas bis dahin Unbemerktes beachtet und in Frageform kommentiert wird, kann man die Aufmerksamkeit des Jugendlichen auf seine Stärken und Ressourcen lenken. Wenn minimale Leistungen entdeckt und beleuchtet werden, die das Gegenteil von gewalttätigem oder aggressivem Verhalten darstellen, ist das so, als ob man den Scheinwerfer auf das richtet, was von dem Jugendlichen erwartet wird. Dasselbe Vorgehen – Fokussieren auf Stärken - wird in der Behandlung von Klienten angewendet, die wegen häuslicher Gewalt in Therapie sind (Lee, Sebold a. Uken 2002).

### Suizidale Gesten, Drohungen und Suizidversuche

Vorab möchten wir festhalten, dass allein schon der Gedanke an potenzielle Selbsttötung eine gewisse intellektuelle Reife und Differenziertheit voraussetzen. Dies ist auch der Grund, weshalb dieses Thema bei jüngeren Kindern selten vorkommt. Wir werden oft nach unseren Strategien und Überzeugungen gefragt, die wir in Bezug auf Suizidprävention haben; wir wollen sie im Folgenden darstellen.

Die am häufigsten gestellten Fragen sind:

- Wie ernst müssen wir die Äußerungen und Handlungen im Zusammenhang mit Suizid – ob in Form von Drohungen, Gesten oder Versuchen – nehmen?

- Welchen Vorteil hat es, wenn der Jugendliche „sich vertraglich verpflichtet", keinen Suizid zu begehen, und wie handelt man eine solche Verpflichtung aus?
- Was tut man, wenn ein Jugendlicher mit Suizid droht?
- Wann muss man einen gefährdeten Jugendlichen in eine Klinik einweisen?

Diese Fragen reflektieren den Druck, der von Suizidäußerungen und -versuchen ausgeht. Leicht reagiert man auf einen Suizidversuch oder suizidale Gesten ganz automatisch mit Bestürzung und Angst. Doch das ist meistens nicht sehr hilfreich.

Jede suizidale Andeutung, Drohung oder Geste – ob verschleiert oder leichtfertig dahingesagt – muss ernst genommen werden, und zwar nicht nur in der Form, dass man die vom betreffenden Jugendlichen erwogene Suizidmethode, das auslösende Ereignis, zurückliegende Vorfälle oder geplante Aktionen detailliert untersucht, sondern auch in der Form, dass man mit dem Jugendlichen ein offenes Gespräch beginnt. Das heißt, dass man ihm aufmerksam zuhört, den potenziellen Suizid als Lösung für schwierige Probleme respektiert und mehr über seine Gedanken erfahren will. Ein engagiertes Gespräch bedeutet auch, dass man die potenziellen Ziele des Jugendlichen herauszufinden versucht und gemeinsam mit ihm alternative Möglichkeiten dahin gehend erkundet, wie er seine Ziele erreichen kann.

Wenn ihm ein vertraglich bindendes Versprechen abgerungen wird, keinen Suizid zu begehen, verfehlt das unseres Erachtens den Zweck. Eine solche „vertragliche Verpflichtung" ist ein Dokument, das im Wesentlichen die Experten davor schützt, für den Suizid haftbar gemacht werden zu können, und eine vom Klienten unterschriebene formale „Promesse", keinen Suizid zu begehen. Ein solcher Vertrag geht davon aus, dass der Jugendliche die Selbsttötung als beschlossene Sache betrachtet und nur noch abrupt gestoppt werden kann. Eine solche Vorstellung ist nicht hilfreich, weil sie impliziert, dass es nur zwei Optionen gibt: entweder Suizid oder keinen Suizid. Daraus entsteht oft ein Machtspiel. Viele Jugendliche wollen aber spüren, dass sie eine Wahl haben und nicht vor ein Entweder-oder gestellt werden. Wenn man ihnen hilft, den Suizid als eine von vielen Optionen zu sehen, werden die Wahlmöglichkeiten für sie größer und nicht kleiner. In der folgenden Eingangssequenz kommt ein heranwachsendes Mädchen zu Wort, das an den Schulberater verwiesen wurde, weil es einer Freundin von seinen Suizidgedanken erzählt hatte und außerdem grundsätzlich zu spät zur Schule kam. Der Berater beginnt mit einem eher neutralen Thema und wartet, bis Gabriela das Gespräch von sich aus auf das Thema Suizid bringt.

Berater (B): Soweit ich weiß, hast du seit neuestem wieder Schwierigkeiten, pünktlich zur Schule zu kommen. Du musst dafür einen guten Grund haben, und ich frage mich, was der wohl sein könnte.

Gabriela (G): Natürlich habe ich gute Gründe dafür. Ich hasse es, in dieser Pflegefamilie zu leben, meine richtige Mutter nicht sehen zu dürfen, und in der Schule bin ich auch nicht gut. Zu Hause werde ich ständig wegen irgendwelcher Dinge verspottet, und die anderen Kinder dort hasse ich, und ich glaube, es wäre besser, tot zu sein, als so zu leben wie ich.

B: Das klingt ja ziemlich schrecklich. Und es klingt so, als ob du mit vielen Dingen zurecht kommen musst.

G: Der Grund, weshalb ich in letzter Zeit so oft zu spät komme, ist der, dass ich einfach das Gefühl habe, nie mehr auch nur irgendetwas gut zu können. Also weshalb soll ich mich dann noch anstrengen? Allen ist das doch egal, um mich kümmert sich sowieso keiner.

B: Dir ist es demnach wichtig, dass du in der Schule besser bist, dass jemand sich um dich kümmert, und du willst auch irgendetwas gut können, stimmt das so?

G: Ja, aber will das denn nicht jeder?

B: Natürlich, das ist normal, dass du alle diese Dinge willst. Jeder will das, auch Erwachsene.

G: Ich werde diese Dinge aber nie in meinem Leben haben.

B: Ich glaube, da kann ich dir nicht Recht geben. Nehmen wir einmal an … nehmen wir nur einmal an, du hast alle diese Dinge, du bist besser in der Schule, hast etwas gefunden, was du richtig gut kannst, und du hast jemanden, der dich gern hat und sich um dich kümmert … Was würdest du in dem Fall anders machen, als du es jetzt tust?

G: Ich würde pünktlich zur Schule gehen, hätte Freundinnen, vielleicht einen netten Freund, würde manchmal meine Mutter sehen, und ich wäre richtig gut in den naturwissenschaftlichen Fächern. Vielleicht sagt meine Mutter mir, dass sie keine Drogen mehr nimmt, und nimmt mich mit zu sich nach Hause.

B: Kannst du mir noch sagen, wann du das letzte Mal pünktlich zur Schule gekommen bist?

G: Gestern. Ich habe wirklich versucht, pünktlich zu sein.

B: Wie hast du es geschafft, dass du gestern rechtzeitig zur Schule gekommen bist?

Dieser Ausschnitt zeigt, wie schnell sich das Gespräch auf die Wünsche der jungen Klientin verlagert, statt bei dem Thema zu verharren, wie schlecht ihre Situation oder wie schwierig das Problem ist. Der Berater verwandelt Gabrielas Aussagen über ihre Probleme, z. B., dass sie keine Freundinnen hat, ihre Mutter nicht sehen darf, niemanden hat, der sich um sie kümmert, und dass sie in der Schule nicht gut ist, schnell in Ziele: Gabriela will in der Schule gut sein, Freundinnen haben, sie will jemanden haben, der sich um sie kümmert, und so weiter. Gabriela ist schnell mit dem Berater einer Meinung, dass dies akzeptable Ziele sind, und entwirft ein alternatives Bild zu ihrem jetzigen Leben. Das Thema Suizid wird erstaunlich schnell fallen gelassen, und mit dem Fortgang des Gesprächs entwickelt Gabriela immer mehr Ideen, was sie tun kann, damit sie das andere, optimistisch anmutende und zufrieden stellende Leben für sich realisieren kann.

Wenn einem die klinische Intuition sagt – oder die Vorschrift einer Behörde einen zwingt –, einem Klienten das „vertragliche" Versprechen abzuringen, keinen Suizid zu begehen, kann man nach dem eigentlichen Gespräch einen solchen Vertrag abschließen, diesen jedoch als behördlich verlangtes Routineverfahren deklarieren. Ein anderes hilfreiches Werkzeug wäre in diesem Fall die Skalierungsfrage, mit deren Hilfe man sicherstellen kann, ob das Suizidrisiko des jungen Klienten abnimmt: „Ich stelle dir eine etwas andere Frage. Stell dir vor, du solltest dich auf einer Skala von 1 bis 10 einstufen. Die Zahl 10 steht für den Zustand, dass wir den Krankenwagen rufen und dich in die Klinik einweisen müssten, und die Zahl 1 steht für den Zustand, in dem du nicht im Traum daran denkst, dir etwas anzutun. Bei welcher Zahl würdest du dich im Moment einstufen?" Und weiter: „Wo würde dich deine Mutter jetzt im Moment auf dieser Skala einstufen?" Anschließend kann man besprechen, wie der Status des geringen Suizidrisikos erreicht bzw. gehalten und wie das Risiko noch weiter verringert werden kann.

Wenn man mit einem Jugendlichen darüber redet, dass der Suizid nur eine unter vielen Optionen ist, kann ihn das dazu motivieren, seine Wünsche nach einem anderen Leben zu formulieren. Die meisten von Jugendlichen ausgesprochenen Suiziddrohungen richten sich an Menschen – z. B. Eltern, Lehrer oder Therapeuten –, von denen die Heranwachsenden abhängen, und an Menschen, von denen sie sich geschätzt und geschützt wissen wollen. Betrachten die Erwachsenen den Suizid lediglich als eine Option unter mehreren, sehen Jugendliche die Macht ihrer suizidalen Drohung schwinden.

Wenn man gegenüber den jugendlichen Vorstellungen von gewünschten Veränderungen aufmerksam ist, bringt dies oft weitere nützliche Gedanken und Ideen hervor, und es entsteht ein fruchtbarer Dialog über Vor- und Nachteile von bestimmten Veränderungen. Manchmal kann sogar ein kurzer stationärer Klinikaufenthalt die bestmögliche Lösung sein. Deshalb ist eine Klinikeinweisung nicht unbedingt als Scheitern zu betrachten; denn nur die Ergebnisse entscheiden über Erfolg oder Misserfolg einer Maßnahme.

*Fallbeispiel: Lydias Lösungen*

Ich (T. S.) erhielt einen Anruf von einer Mutter, die sich große Sorgen um ihre 16-jährige Tochter Lydia machte, weil diese sich mit einem Messer hatte umbringen wollen. Lydia und sie kämen gerade von einer Sitzung mit dem Schulpsychologen, der ihnen gesagt habe, dass das Mädchen psychiatrische Hilfe bräuchte. Die Mutter wollte von mir wissen, wer zu einer ersten Therapiesitzung erscheinen solle, und ich antwortete wie immer, dass alle die Personen zur ersten Sitzung kommen sollten, die die Klienten als besonders hilfreich ansehen. Zwei Tage später war der Termin, und Lydia kam allein zur Sitzung.

Zuerst fragte ich sie nach ihrer Lieblingsbeschäftigung und wollte von ihr wissen, was sie gut könne und so weiter. Auf meine Frage, worüber sie mit mir am liebsten reden wolle, erwähnte sie ihren dringenden Wunsch, sich das Leben zu nehmen. Der folgende Ausschnitt ist diesem Gespräch entnommen.

Therapeutin (T): Inwiefern würde es dir helfen, wenn wir über deinen dringenden Wunsch reden, dir das Leben zu nehmen?

Lydia (L): Ich weiß nicht, ich musste so einen Vertrag unterschreiben, dass ich mich nicht umbringe, aber ich fühle mich so elend.

T: Ich verstehe. Suizid ist immer eine Möglichkeit und bringt große Veränderungen mit sich, da hast du Recht. Du scheinst in einer recht schwierigen Situation zu sein. Sag mir mal, was müsste sich eigentlich ändern, damit die Situation für dich ein klein bisschen besser werden würde?

L: Der Freund [Hans] meiner Mutter verursacht alle diese Probleme. Ich kann ihn schon physisch nicht ausstehen, es wird mir übel, wenn ich ihn sehe, und deshalb bleibe ich die meiste Zeit in meinem Zimmer. Wissen Sie, ich schlage meinem Vater nach, habe seine Interessen und Angewohnheiten. Meine Eltern haben sich vor zwei Jahren scheiden lassen. Unsere Familie kam ganz gut zurecht, dann fing meine Mutter vor zwei Jahren eine Liebesbeziehung an, und mein Vater musste ausziehen. Nach der Scheidung zog ihr Freund bei uns ein. Seit dieser Zeit kann ich überhaupt nicht mehr mit meiner Mutter reden. Ihr Freund schimpft mich aus, weil er den Ton nicht ausstehen kann, wenn ich mit meiner Mutter rede, und er benimmt sich, als ob meine Mutter so schwach wäre und ihn bräuchte, damit er sie vor mir schützen kann.

T: Das klingt ja reichlich hart. Was hast du denn unternommen, damit die Lage etwas leichter wird?

L: Nun, diese Woche bin ich bei meinem Vater, aber ich muss zurück in die Wohnung meiner Mutter.

T: Also, wenn du bei deinem Vater bist, verändert das deine Situation ein bisschen?

L: Ja natürlich, ich muss ihn [den Freund der Mutter] nicht sehen, und ich darf mehr lachen.

T: Möchtest du denn fröhlicher sein können?

L: Ja, ich habe als kleines Mädchen viel gelacht.

T: Ich stelle dir jetzt mal eine sehr spezielle Frage, und um diese beantworten zu können, brauchst du etwas Fantasie …

Lydia antwortete auf die Wunderfrage: „Ich würde mehr lachen, und meine Mutter würde mit mir Dinge unternehmen, wie sie es früher gemacht hat, z. B. würden wir im Restaurant essen gehen, viel miteinander reden, ins Kino gehen, einkaufen gehen – nur wir beide. Ich würde mehr aus dem Haus gehen und meine Freundinnen treffen und hätte bessere Noten in der Schule. Ich würde öfter meine Meinung vertreten, statt schüchtern zu schweigen. Ich wäre offen und ehrlich und stolz. Ich würde häufiger im Wohnzimmer fernsehen, und vielleicht würde ich Hans sogar eine Chance geben."

Da mich dieser Aspekt überraschte, fragte ich Lydia, woran sie erkennen würde, dass sie Hans eine Chance gegeben habe. Sie antwortete, dass sie noch nie mit ihm über irgendetwas geredet habe, auch wenn er sich wirklich um sie bemüht habe. Sie könne sich vorstellen, mit ihm über den Hund zu reden, den sie beide gern hätten.

Nach der Denkpause lobte ich sie dafür, wie gut sie ihre Situation beschreiben könne und wie aufmerksam sie selbst Personen gegenüber sei, die sie nicht möge. Es sei klar, dass sich in ihrem Leben etwas verändern müsse und dass Suizid ein Weg sei, dies zu tun; beeindruckt sei ich aber davon, wie viele andere Ideen sie schon habe, wie sie etwas in ihrem Leben ändern könne. Ich fragte sie, ob ihre Mutter wisse, wie gerne sie mit ihr mehr Zeit verbringen würde und nur mit ihr allein sein wolle. Lydia verneinte diese Frage, und ich gab ihr zu bedenken, dass die Mutter diesen Wunsch unbedingt wissen müsse. Vielleicht könne sie ihr von dem Wunsch erzählen, wenn die Mutter sie nach dem Besuch beim Vater abholen und beide gemeinsam nach Hause fahren würden. Ich fügte noch hinzu, dass Stolzsein und Lachen Hand in Hand gingen, und schlug Lydia vor, bis zu unserer nächsten Sitzung an jedem Tag eine bestimmte Stunde festzulegen, in der sie so tun sollte, als ob ihr Wunder tatsächlich geschehen sei.

In der zweiten Sitzung eine Woche später berichtete Lydia, dass sie mit ihren Freundinnen etwas unternommen, der Mutter ihre Wünsche vorgetragen und sie sogar von einem Schnellrestaurant aus angerufen habe, weil es ihr dann besser gegangen sei. Sie habe auch ihr Zimmer aufgeräumt, weil ein sauberes Zimmer besser zu dem fröhlichen Menschen passe, der sie sein wolle. Sie habe auch vor, einen Abend mit der ganzen Familie im Wohnzimmer zu verbringen und fernzusehen. Auf meine Frage, wie sie diesen Abend gestalten wolle, antwortete sie, dass sie ihre Lieblingschips kaufen, ihr Lieblingsprogramm wählen oder einen Film ausleihen würde, falls der Familie das von ihr gewählte Fernsehprogramm nicht gefallen sollte. Sie beschrieb auch, wie sie ihre Meinung zum Ausdruck bringen und wie sie das nächste Mal reagieren würde, wenn Hans anstelle der Mutter antwortete. Sie überlegte sich sogar die genaue Wortwahl, wie sie nett ihre Meinung vorbringen würde, wenn Hans die Mutter schützen wollte, und wie sie ihm sagen würde, dass sie eine sehr starke Mutter habe, auf die sie stolz sei, und dass ihre Mutter schon für sich selbst sprechen könne. Nach einer Denkpause lobte ich sie für die Veränderungen, die sie vorgenommen hatte, ihren Mut, mehr aus dem Haus zu gehen, und für Ihre Fertigkeit, im Voraus zu planen.

Lydia kam zu dem Schluss, keine weiteren Sitzungen mehr zu benötigen, und sagte mir, dass sie anrufen werde, wenn sie nicht mehr weiterwisse. Seit über einem Jahr habe ich nichts mehr von ihr gehört.

Auf jeden Fall ist es hilfreich, wenn man ruhig bleibt, sich alles, was der Klient zu sagen hat, anhört und dann darüber nachdenkt, welche „guten Gründe" einen Menschen dazu bewegen, eine solch drastische Lösung seiner Probleme in Erwägung zu ziehen. Es hilft einem Jugendlichen, der mit Suizid gedroht, eine suizidale Geste gemacht oder einen Suizidversuch unternommen hat, wenn man ihm mit einer Haltung der Neugier begegnet und ihm aufmerksam zuhört. Damit kann man eine Brücke zu ihm schlagen und ihn und seine Eltern dafür gewinnen, eine andere Lösung als den Suizid zu finden.

*Fallbeispiel: Rosa Haare und Unabhängigkeit*

Die 15-jährige Ruth galt als aufsässiges Mädchen, das keine Schularbeiten machte und regelmäßig zwei- bis dreimal im Monat von zu Hause ausriss. Kürzlich erzählte sie der Lehrerin, dass sie sich umbringen wolle. Die Lehrerin war über Ruths Suizidgedanken so erschrocken, dass sie sofort die Therapeutin (T. S.) anrief. Ruths Familie war aus einem Entwicklungsland eingewandert und hatte große finanzielle Sorgen. In der ersten Sitzung erzählte Ruth, dass sie sehr stolz darauf sei, die Sekundarschule besuchen zu dürfen, weil sie sich dafür nie für intelligent genug gehalten habe, denn sie habe einmal eine Klasse wiederholen müssen. Sie erklärte, dass sie es mit reiner Willenskraft, Entschlossenheit und zäher Arbeit bis zur Sekundarschule geschafft habe. Sie zeichnete gern Cartoons und war in ihrem Freundeskreis beliebt.

Auf die Wunderfrage antwortete Ruth, dass sie nicht mehr daheim leben und der mütterlichen Kontrolle und Überbehütetheit ausgesetzt sein müsste. Ihre Eltern würden normal mit ihr reden, selbst wenn sie sich die

Haare blau färben, hohe Absätze tragen, Alkohol trinken und Marihuana rauchen würde. Sie würden sich nicht permanent sorgen, dass sie als Prostituierte enden würde, sondern sie als ganz normales Mädchen betrachten. Die Eltern würden sie nicht mehr schlagen, und die ganze Familie würde zusammensitzen und über Musik, Computer, das Internet usw. sprechen. In der Schule hätte sie gute Noten, und sie würde die Sekundarschule erfolgreich beenden. Ferner könnte sie den Eltern sagen, wie es sie „ankotzt", dass sie ihre Zeit verschwenden, wenn sie sich Sorgen machen wegen dem, was andere über sie denken, statt dass sie darauf achten, was sie selbst wollen.

Ich sagte Ruth, wie sehr mich ihre Fähigkeit beeindrucke, zäh arbeiten zu können, wenn sie es für notwendig halte. Außerdem komme es mir so vor, dass das Leben, wie sie es sich vorstelle, ein ganz anderes sei, als wie sie zur Zeit leben müsse. Natürlich habe sie das Recht, verschiedene Lebensweisen auszuprobieren, um das herauszufinden, was am besten zu ihrer Person passe, doch offensichtlich zahle sie dafür einen sehr hohen Preis. Da sie nun auf dem Weg sei, das für sie Passende herauszufinden, so schlug ich ihr vor, solle sie aufmerksam beobachten, worin der Unterschied bestehe: wenn sie in hohen Absätzen und mit viel Make-up zur Schule gehe oder wenn sie auf beides verzichte.

Zur zweiten Sitzung kam Ruth mit einer anderen Haarfarbe und erklärte, dass sie sich stark fühle, wenn sie andere mit ihrem Outfit und einem grellen Make-up schockieren könne, und dass sie sich dabei selbstsicher und frei fühle. Wir sprachen ausführlich darüber, was sie tat, wenn sie sich selbstsicher und frei fühlte, und welche Dinge sie in solchen Situationen tun könne, die zu tun ihr ansonsten nicht möglich seien. Sie erzählte, dass sie gerne Friseurin werden, ihr eigenes Geschäft haben und selbstständig sein wolle, sodass sie mehr Freiheit hätte. Es war ihr leicht klar zu machen, dass sie eine entschlossene junge Frau sei, die im Leben etwas erreichen wolle, in dem sie sich von ihren Eltern unterscheide, und dass sie sich nicht um die Meinung anderer Leute kümmern wolle, wie das ihre Mutter ihr Leben lang getan habe.

In der dritten Sitzung fertigte Ruth eine kleine Tonskulptur an, die sie die „starke Unabhängigkeit" nannte. Am Ende der fünften Sitzung sagte sie: „Ich komme besonders gern hierher zu Ihnen, weil ich immer das Gefühl habe, dass ich etwas Wichtiges tue, wenn ich meine Haare in allen möglichen Schockfarben färbe, wenn ich mich wie ein Punk anziehe, wenn ich an Orte gehe, an die meine Eltern niemals gingen. Denn Sie interessieren sich dafür, was ich tue und wie ich es tue, und Sie überlegen sich, was für Vorteile das für mich hat. Ich wusste schon vorher, dass Sie mich fragen würden, ‚was inzwischen anders ist', und ich wollte, dass ich Ihnen etwas anderes sagen konnte. Ihre Neugier hat mir geholfen, dass ich manches schnell ändern konnte. Wenn meine Eltern mir sagen, dass sie bestimmte Dinge an mir nicht wollen, wollte ich sie erst recht." Für ein 15 Jahre altes Mädchen konnte Ruth sich ziemlich gut artikulieren.

In den ersten fünf Sitzungen, die ich allein mit ihr abhielt, ging es um das Thema, was sie einmal werden wollte, und allmählich wurde sie ruhiger und erzielte bessere Leistungen in der Schule. Da die Situation mit den Eltern immer noch sehr angespannt war, hielt ich eine Sitzung mit ihnen allein und dann eine Familiensitzung ab. In diesen zwei Sitzungen gab ich den Eltern sehr viel Anerkennung für das, was sie für ihre Tochter getan hatten. Die Mutter litt sehr darunter, dass sich ihre Tochter wie eine „Stadtstreicherin" und so anders benahm, als sie sich in ihrer „alten Heimat" benommen hatte, wo die Mädchen sich nicht einfach so mit Jungen treffen und generell von der Familie geschützt werden. Wir unterhielten uns über die unterschiedlichen Wertvorstellungen und Ideen, die es in jedem Land so gibt, und ich fragte den Vater, wie er der Mutter in dieser schwierigen Zeit helfen könne, in der Ruth den Weg zu ihrer Identität suchte. Auf meine allgemeine Frage, wie ein Vater die Mutter unterstützen könne, berichtete er, dass seine Alkoholprobleme zu den Familienproblemen hinzukämen und dass er sich sehr bemühe, nicht mehr zu trinken.

In der Familiensitzung konzentrierte ich mich auf die Frage, was die Eltern und ihre Tochter unternehmen konnten, um ihr Leben mehr nach den eigenen Vorstellungen gestalten zu können. Es war sehr ergreifend, als alle drei schilderten, wie sie die jeweils anderen zu respektieren versuchten und akzeptieren wollten, dass jeder auf seine Weise seine Ziele erreiche.

*Diskussion:* Ruth hat sich während der Therapie äußerlich stark verändert. Wir werden oft gefragt, ob wir das veränderte Erscheinungsbild von Jugendlichen kommentieren oder darauf hinweisen. Die Antwort auf diese Frage ergibt sich aus der vorliegenden Falldarstellung.

Therapeutin (T): Wow, du siehst heute ja ganz speziell aus! Wie bist du auf die Idee gekommen, dass es an der Zeit ist, die Haarfarbe zu ändern?

Ruth (R): Nun, wissen Sie, ich schockiere gern andere Leute, vor allem meine Eltern und die Lehrer in der Schule. Sie haben sich inzwischen halt an meine blauen Haare gewöhnt, und deshalb habe ich beschlossen, sie in Strähnen zu färben, und das hielt ich für eine gute Idee.

T: Verstehe ich dich richtig? Du wolltest die Aufmerksamkeit auf dich lenken? Ist dir das denn gelungen?

R: Natürlich ist mir das gelungen! Meine Mutter sagte zu mir, dass sie sich nicht mit mir an einen Tisch setzen und mit mir essen wollte, solange ich so aussehe!

T: Du hast die Aufmerksamkeit auf dich gelenkt, aber dir auch ein paar Schwierigkeiten eingehandelt, z. B. die Sache mit dem gemeinsamen Essen.

R: Nein, ich wusste, dass meine Mutter das nicht tun würde, dafür mag sie mich zu sehr, und außerdem nörgelt sie beim Essen immer gerne an etwas herum.

T: Also, sag mal, nachdem du die Aufmerksamkeit erregt hast und nun weißt, dass deine Mutter dich sehr gern hat, was ist da für dich denn noch anders?

R (zögert eine ganze Weile): Ich fühle mich dadurch stark und frei.

T: Ist das wahr? Kannst du mir noch andere Situationen schildern, in denen du dich stark und frei fühlst?

Man kann als Therapeut schon versucht sein, sich auf die Idee eines Jugendlichen einzuschießen, der z. B. „andere Leute schockieren" oder „die Aufmerksamkeit auf mich lenken" will. Produktiver ist es jedoch, wenn man sich auf die Bedeutung konzentriert, die der junge Mensch mit solchen Ideen verbindet. Die Bedeutung, die ein Jugendlicher seinen übertriebenen oder merkwürdigen Verhaltensweisen zuschreibt, gibt einem zu erkennen, was er nicht artikulieren kann; in Ruths Situation heißt das, stark und frei zu sein. Dieser Wunsch, „stark und frei" zu sein, ist bei einem 15-jährigen Mädchen oder Jungen natürlich nachvollziehbar und vernünftig. Wenn man die verborgenen Bedeutungen kennt, die Jugendliche ihrem Verhalten zuschreiben, kann man sie – wie im Falle Ruth – dahin lenken, dass sie eventuell auch mit anderen Mitteln dasselbe Ziel erreichen können.

Nachdem ich erforscht hatte, unter welchen Bedingungen Ruth sich stark und frei fühlen konnte, was sich durch das Gefühl von Stärke und Freiheit für sie änderte, wollte sie meine Meinung über ihre neue Frisur wissen.

R: Ich möchte Ihnen eine Frage stellen. Was halten Sie von meiner neuen Haarfarbe, den Strähnen?

T: Nun, ich freue mich, dass du die Aufmerksamkeit bekommen hast, die du brauchtest, um dich stark und frei fühlen zu können. Ich glaube, dass diese beiden Gefühle wirklich hilfreich für dich sind, und du bist auch zu erstaunlichen Dingen fähig, wenn du dich stark und unabhängig fühlst. Außerdem freut es mich zu hören, wie wichtig es für dich ist, dass deine Mutter dich sehr gern hat und dass du in gewisser Weise darauf zählst und dies manchmal sogar brauchst. Wenn ich dich so anschaue und ehrlich sein soll, muss ich sagen, dass mir die blauen Haare besser gefielen als jetzt diese Strähnen. Ich finde, die Strähnen verstecken deine schönen, dunklen Augen. Was du mit deiner neuen Haarfarbe hingekriegt hast, finde ich schon gut, aber die Farbe an sich gefällt mir nicht so sehr.

Viele Jugendliche wollen wissen, wie ihre Eltern, Lehrer oder Therapeuten zu bestimmten Themen stehen. Unserer Meinung nach hilft es den Jugendlichen, wenn sie von den Erwachsenen offene und ehrliche Antworten bekommen. Viele Therapeuten sind überzeugt, dass sie, was die neueste Musik und Mode der Jugend, ihren Jargon und Hip-Talk betrifft, auf dem Laufenden sein müssen, um mit Jugendlichen arbeiten zu können. Wir denken, dass dies nicht nötig ist. Was Jugendliche brauchen, ist, dass wir offen und ehrlich mit ihnen reden. Sie müssen wissen, wie ihre erwachsenen Bezugspersonen zu Themen wie Sexualität, Drogenkonsum, Verabredungen, Kleidung und Musik stehen, damit sie diese Sichtweisen als Bezugspunkte für sich nehmen können. Jugendliche wollen wissen, welche Denkmuster Erwachsene haben und wo diese ihre Grenzen ziehen.

### Jugendliche und Geheimnisse

Wie geht man als Therapeut damit um, wenn ein Jugendlicher einem ein Geheimnis anvertraut, das er vor seinen Eltern verbergen will? Diese Frage wird aus gutem Grund gestellt. Mit dem Wort „Geheimnis" verbindet man meistens undurchsichtige, anstößige oder sogar unheilvolle Absichten oder Verhaltensweisen, die nicht ans Tageslicht kommen sollen. Jugendliche vertrauen ihren Therapeuten häufig Informationen an, die ihre Eltern nicht wissen sollen und über die sie nicht erfreut wären, z. B., ob sie sexuell aktiv sind, Drogen nehmen oder rauchen. Viele Jugendliche habe Geheimnisse vor ihren Eltern, und oft sind die Eltern darüber sehr besorgt, vor allem im Zusammenhang mit Sexualität oder Drogenmissbrauch. Eltern haben gute Gründe, wenn sie sensibel auf die Geheimnisse ihres heranwachsenden Kindes reagieren, weil sie wissen, dass bestimmte Dinge schwer wiegende und sogar schädliche Folgen für ihr Kind haben können. Unserer Ansicht nach sollte es jedoch Grenzen geben zwischen dem, was die Eltern wissen, und dem, was die Kinder ihnen erzählen. Auch Jugendliche sollten ihre Privatsphäre nicht in allen Einzelheiten den Eltern darlegen.

Einmal war ein 18-jähriger Mann bei uns in Therapie, der nach jeder Verabredung mit seiner Freundin nach Hause ging und seiner Mutter alles haarklein erzählte, z. B., wie viele Stücke Pizza sie gegessen, wie sie miteinander geschmust, an welchen Körperstellen sie sich berührt hatten. Die Freundin beklagte sich darüber, dass seine Mutter etwas gegen sie habe, und sie bezweifelte, ob er für sie „Manns genug" sei, und überlegte sich sogar, die Beziehung abzubrechen.

Es besteht ein Unterschied zwischen dem Bedürfnis der Jugendlichen nach Privatsphäre und dem Aufbau von Geheimnissen. Dieser Unterschied führt immer wieder zu Spannungen, weil die Frage, wo das Geheimnis beginnt und die Privatsphäre aufhört, nicht generell beantwortet werden kann. Die Antwort auf diese Frage muss zwischen Eltern und Jugendlichen kontinuierlich ausgehandelt werden. Unseres Erachtens lassen sich Geheimnisse in „gute Geheimnisse" und „schlimme Geheimnisse" aufteilen, und das Ergebnis der Abwägung, ob ein Geheimnis bewahrt oder die Privatsphäre respektiert wird, sollte für beide Seiten – besonders aber für den Jugendlichen – positiv sein. Man muss daran denken, dass es eine tiefere Bedeutung hat, wenn der Jugendliche bestimmte Informationen vor seinen Eltern geheim halten will. Wenn ein Jugendlicher sein Geheimnis für sich behalten darf, fühlt er sich erwachsen; auch demonstriert er, wenn er es für sich behält, dass er als Erwachsener behandelt werden möchte. Mancher Jugendliche sieht sein Bedürfnis nach Privatsphäre vielleicht auch als Betrug an den Eltern, die immer über seine Aktivitäten außerhalb der Familie informiert werden wollen. Deshalb ist es nützlicher, die Bedeutung zu erfahren, die der Jugendliche dem Drogenkonsum oder der Sexualität gibt, als auf der Aktivität als solcher herumzureiten. Folgende Fragen bieten sich in solchen Situationen an:

- Du hast bestimmt gute Gründe, weshalb du diese Informationen vor deinen Eltern geheim halten willst. Kannst du einige solcher Gründe benennen?
- Was bedeutet das für dich, wenn du mit deinem Freund / deiner Freundin sexuellen Kontakt hast? Welche Bedeutung hat es für dich, wenn du Drogen nimmst?
- Was bedeutet es deiner Ansicht nach für deine Eltern, wenn du Drogen nimmst?
- Was könnte im schlimmsten Fall passieren, wenn deine Eltern herausbekommen, dass du Drogen nimmst (sexuell aktiv bist)?
- Da du deine Eltern am besten kennst, weißt du bestimmt auch, wie man mit dieser Situation am besten umgeht.
- Wie sollten sich deine Eltern – im Unterschied zu jetzt – verhalten, wenn sie hinter dein Geheimnis (Sexualität, Ladendiebstahl, Sauftouren usw.) kommen?
- Was wäre zwischen dir und deinen Eltern anders, wenn sie dein Geheimnis kennen würden (das sie jetzt nicht kennen)?

Wenn man Jugendliche fragt, aus welchem „guten Grund" sie ihr Geheimnis vor den Eltern wahren möchten, führt das meistens zu einem Gespräch darüber, was sie in der Beziehung zu ihren Eltern anders haben möchten. Folglich richtet sich der Fokus auf wünschenswerte Dinge und nicht auf ihre Befürchtungen. Deshalb kann das Gespräch über die Wahrung eines Geheimnisses eine sehr nützliche und produktive Möglichkeit sein, hilfreiche Veränderungen anzustoßen. Wir sind selten besorgt darüber, der „Tresor" für die Geheimnisse von Eltern oder Jugendlichen zu werden, weil wir viel mehr an der Bedeutung der Dilemmata und an ihrer Lösung interessiert sind und weniger an den Ursachen der Probleme.

Doch manchmal hat man als Praktiker das unbestimmte Gefühl, dass an einem Fall etwas nicht stimmt; man hat einen „Verdacht". Dieser kann sich insbesondere in Fällen von sexuellem Missbrauch – der natürlich den Anlass für ein *schlimmes* Geheimnis darstellt – in den Vordergrund schieben. Manchmal ist es hilfreich, wenn man das Bild von seinen Klienten erweitert und mit Familienmitgliedern, z. B. den Großeltern, oder mit sehr guten Freunden der Familie spricht, die bis dahin noch nicht in Erscheinung getreten sind. Eine andere Möglichkeit ist, dass man die Anzahl der Sitzungsteilnehmer reduziert oder die Routine der Sitzung, d. h. die Interaktion mit dem Klienten, modifiziert. Es ist nicht hilfreich, einer Familie oder einem Jugendlichen ein Geheimnis entlocken zu wollen, weil der junge Klient vielleicht nicht den Unterschied zwischen einem guten und einem schlimmen Geheimnis kennt. In solchen Fällen sollte man nicht an ein „unbewusstes" Leugnen der Klienten denken oder annehmen, dass sie ihre Unfähigkeit, ein gutes von einem schlimmen Geheimnis zu unterscheiden, als Vorwand nehmen, etwas zu verbergen. Man geht besser davon aus, dass die Klienten noch nicht über das Geheimnis sprechen können, und vertraut darauf, dass das Kind oder die Eltern das Geheimnis lüften, wenn die Zeit dafür gekommen ist. In dieser „Wartezeit" kann man Geschichten erfinden, die auf die Situation des Klienten zugeschnitten sind, und auf die positiven und negativen Aspekte der Wahrung eines Geheimnisses hinweisen oder den Unterschied zwischen einem guten und einem schlimmen Geheimnis erklären. Dieses Vorgehen ist vergleichbar der Vorbereitung des Bodens, auf dem später Blumen wachsen und blühen (Näheres zum Erfinden von Geschichten siehe Kap. 6). Es bietet sich an, am Ende einer Therapiesitzung eine Geschichte zu erfinden, über die dann nicht mehr diskutiert wird.

### Unrealistische Erwartungen von Jugendlichen

Oft stellt sich die Frage, wie man als Therapeut mit den unrealistischen Erwartungen Jugendlicher umgeht, die z. B. eine attraktive Stelle als Geschäftsführer finden, Filmschauspielerin oder eine Legende der Rockmusik werden wollen, die viel Geld verdienen wollen, die nach Berühmtheit streben oder Spitzensportler werden wollen. Auf diese Erwartungen angemessen zu reagieren ist besonders schwierig, wenn ein Jugendlicher schwerfällig ist, noch keine sozialen Fertigkeiten besitzt und kaum eine Freundschaft initiieren oder Beziehung pflegen kann. Statt nun solche Jugendlichenträume als unrealistisch oder Zeitverschwendung abzutun, sollte man sie als ganz normale Wünsche in der Entwicklungsphase Jugendlicher sehen, die in dieser Zeit – völlig ichbezogen – nur mit sich selbst beschäftigt sind. In solchen Situationen stellen wir dem jungen Klienten Fragen, die ihn langsam auf den Boden der Realität bringen, und bitten ihn, mithilfe seiner Fähigkeit des Beobachtens und Urteilens die Situation einzuschätzen. Auf der Basis dieser Einschätzungen, die jede Woche wechseln können, sollte man dem Jugendlichen Fragen stellen, die ihn dahin geleiten, dass er seine Fertigkeiten der Selbstbeobachtung entwickeln und die Dinge realistischer sehen kann, ohne dass er seine Defizite eingestehen muss. Folgende Fragen bieten sich hier an.

Therapeutin (T): Das ist nur allzu verständlich, dass du reich und berühmt werden willst. Ich glaube, das wollen alle Jugendlichen, aber im Gegensatz zu anderen jungen Menschen hast du den Mut, diesen Wunsch laut auszusprechen. Was könntest du dann – ich meine, wenn du berühmt wärst – anders machen als jetzt?

Stacy (S): Nun, ich hätte eine Menge Freunde, eine Menge Bewunderer, wäre im Fernsehen zu sehen und solche Dinge.

T: Damit ich dich auch richtig verstehe: Also, wenn du berühmt wärst, hättest du eine Menge Freunde?

S: Ich hätte viele Freunde, die mich für cool halten und bei mir sein wollen, weil ich sie ins Kino einladen würde und wir zusammen einkaufen, uns herumtreiben, zusammen ins Restaurant gehen und solche Dinge tun würden.

T: Also das klingt so, als ob das, was du wirklich willst, ist, viele Freunde zu haben, beliebt zu sein und nicht mehr allein zu sein, ist das richtig?

S: Ja, natürlich, genau das will ich: beliebt sein und viele Freunde haben.

## Die Behandlung von Anorexie und anderen Essstörungen

In der Arbeit mit jungen Menschen, die unter Essstörungen leiden, besteht das herausfordernde Moment darin, dass man sich von der Sorge und Angst vieler Erwachsener, insbesondere der Eltern und medizinischer Experten, nicht anstecken lässt. Diese Beteiligten muss man jedoch als potenzielle Ressourcen betrachten. Da Jugendliche mit Essstörungen – meist Mädchen – häufig zur Behandlung gezwungen werden, sollte man das therapeutische Gespräch nicht ausschließlich auf die Essproblematik beschränken; denn auf dieses Thema konzentrieren sich oft schon die Eltern. Produktiver ist es, wenn man die Signale der Jugendlichen aufgreift und in ihrem Bezugsrahmen arbeitet, als dass man ihre Wahrnehmungen zu verändern sucht. Oft ist es hilfreicher, an den Themen zu arbeiten, die für die Betroffenen wichtig sind, also *nicht* am Thema Essstörung, um so den Kampf gegen die Anorexie zu gewinnen. Nach Möglichkeit sollte man die somatische Behandlung der Essstörung und die psychotherapeutische Arbeit mit dem jungen Menschen auseinanderhalten. Dadurch gewinnt man als Therapeut viel Freiheit (siehe folgendes Fallbeispiel).

*Fallbeispiel: Ins Krankenhaus gehen oder essen*

Karin war 17 Jahre alt und hatte gerade eine Ausbildung zur medizinischen Assistentin in einer Arztpraxis angefangen. Sie war gut in der Schule und trieb mehrere Sportarten, vor allem Aerobic und Basketball. Mit 16 hatte sie einen Freund, doch die Freundschaft verlief irgendwie im Sand. Sie wollte keine so enge Beziehung, weil die Eltern ihr geraten hätten, sich nicht zu früh mit einem Jungen einzulassen, sondern sich auf Schule und Ausbildung zu konzentrieren. Ein Jahr später stellte sie fest, dass alle ihre Freundinnen inzwischen Freunde und auch sexuelle Kontakte hatten. Sie fühlte sich übergangen und hatte das Gefühl, mit ihren Freundinnen nichts gemein zu haben. Der einzige Grund, weshalb sie keinen Freund hatte, bestand ihrer Ansicht nach darin, dass sie nicht attraktiv sei und vor allem ihre Hüften zu dick seien.

Also begann sie mit einer Schlankheitsdiät und intensivierte ihr Aerobictraining. Als ich (T. S.) Karin zum ersten Mal begegnete, hatte sie in zwei Monaten zehn Pfund abgenommen, hielt sich aber immer noch für zu dick. Zu den Auseinandersetzungen mit den Eltern kam es, weil ihrer Meinung nach Karin mehr essen und sich vor allem nach dem Essen nicht übergeben sollte. Als Karins Chef von den Essstörungen erfuhr, verwarnte er sie streng und stellte ihr ein Ultimatum: „Entweder du beseitigst das Problem, oder du arbeitest nicht in meiner Arztpraxis." Vor unserer ersten Sitzung riefen der Chef und die Mutter bei mir an und äußerten ihre Besorgnis wegen Karin. So kam Karin gezwungenermaßen zu mir, und es stellte sich als sinnvoll heraus, sie als unfreiwillige Klientin zu betrachten.

Karin (K): Ich habe kein Problem, aber meine Eltern – vor allem meine Mutter – und mein Chef haben große Probleme mit mir. Er kann sich nicht beklagen, ich mache meine Arbeit, und was ich privat mache, geht ihn nichts an.

Therapeutin (T): Ja natürlich, und obschon du allen Grund dazu hast, dich aufzuregen, bist du heute doch gekommen. Wie bist du auf die Idee gekommen, dich für die Sitzung zu entscheiden?

K: Ich sagte Ihnen doch, dass ich kein Problem habe. Eigentlich müssten mein Chef und meine Mutter hier sitzen, aber natürlich würden sie so etwas niemals tun. Dafür sind sie sich ja viel zu schade.

T: Sag mal, wieso hast du dich dafür entschieden, heute hierher zu kommen?

K: Ich möchte medizinische Assistentin werden, aber ich weiß, dass ich nicht deswegen hierher kommen muss. Ich weiß wirklich nicht, was ich mit Ihnen reden soll. Ihre Praxis ist wirklich schwer zu finden, und ich musste über 40 Minuten lang mit dem Bus fahren, bis ich hier war.

T: Oh, das ist wirklich lang, du hast viele Unannehmlichkeiten auf dich nehmen müssen. Ich weiß, dass die meisten jungen Leute so viel zu tun haben. Es beeindruckt mich wirklich, dass du dir die Mühe gemacht hast, heute hierher zu kommen. Erstaunlich, ich bin wirklich erstaunt und nehme an, dass auch du zu den jungen Menschen gehörst, die so viel zu tun haben. Was machst du denn in deiner Freizeit?

K: Ich treibe gern Sport, heute Abend verpasse ich mein Aerobictraining wegen dieser Sitzung.

T: Interessieren dich außer Aerobic auch andere Dinge?

K: Ich klettere gerne in den Bergen, aber seit ich mit meiner Ausbildung angefangen habe, habe ich dafür fast keine Zeit mehr.

T: Hast du keine Angst abzustürzen, wenn du auf Berge kletterst?

K: Nein, weshalb sollte ich? Ich habe nichts zu verlieren.

T: Gibt es sonst noch etwas, woran du interessiert bist?

K: Ich gehe gerne zur Schule, und ich mag meine Arbeit. Ich habe mich früher gern mit meinen Freundinnen getroffen, aber inzwischen haben sie keine Zeit mehr für mich.

T: Du bist wirklich eine interessante junge Frau. Anscheinend hast du die vielfältigsten Talente. Eine Frage: Was muss geschehen, damit du vielleicht heute oder vielleicht ein bisschen später sagen kannst, dass es sich für die gelohnt hat, heute zu dieser Sitzung zu kommen und mit mir zu reden?

*Kommentar:* Karin war schon ziemlich abgemagert, und es war nicht zu übersehen, dass sie anorektisch war. Doch ich musste ihre Sichtweisen und ihre Sprache kennen lernen, damit ich mich angemessen auf sie einstellen konnte. Um das Gespräch mit Jugendlichen auf ihre Ziele zu bringen, reicht es meistens aus, wenn man ihre Erfolge und Leistungen lobt. Doch daran war Karin nicht interessiert.

K: Ich sagte Ihnen doch, dass ich kein Problem habe. Gut, natürlich würde ich mich lieber öfter mit meinen Freundinnen treffen, aber sie haben alle Freunde, und ich bin für sie nicht mehr interessant.

T: Aha, du bist anscheinend jemand, der gerne in Gesellschaft ist, und in letzter Zeit scheint dies für dich schwierig zu sein. Das ist auch schwer auszuhalten, vor allen Dingen für jemanden, der so ausgeprägte soziale Fertigkeiten hat.

K: Das ist, das macht mich traurig, ich fühle mich so auf die Seite gesetzt. Ich hatte auch mal einen Freund, aber meine Freundinnen vergaß ich deswegen nie.

T: Habe ich dich richtig verstanden? Du gehörst zu den Menschen, die sich in einen Jungen verlieben und zugleich Freundschaften mit Mädchen pflegen können? Wo hast du das gelernt? Du bist doch erst 17!

K: Ich habe nie gedacht, dass dies etwas Besonderes ist, ich bin halt so. Ich weiß, wie man sich fühlt, wenn man fallen gelassen wird, und ich will nicht, dass andere sich auch so fühlen.

T: Du denkst vielleicht, dass das nichts Besonderes ist, aber glaube mir, es gibt sehr viele junge Menschen, die egoistisch sind und nur an sich selbst denken.

K: Das sollten Sie mal meiner Mutter erzählen. Sie hält mich für geltungsbedürftig, und sie sagt, dass ich die ganze Familie mit meinem Essproblem terrorisiere. Sie würde nie so etwas zu mir sagen, wie Sie jetzt zu mir gesagt haben.

T: Also, was hast du unternommen, damit du mehr Kontakt zu anderen jungen Leuten bekommst?

K: Ich weiß nicht, ich habe versucht, in der Schule neue Freundinnen zu finden, aber das ist nicht so einfach.

Nachdem ich mit Karin auch noch über kleine Erfolge in der Schule gesprochen hatte, war der Zeitpunkt für die Wunderfrage gekommen. Karin antwortete darauf, dass sie gerne mehr Freundinnen und einen Freund hätte, die Schule erfolgreich beenden, ihre Ausbildung zur medizinischen Assistentin abschließen und in einer Arztpraxis arbeiten würde und dass die Eltern ihr mehr Privatsphäre zugestehen würden. Das Thema „Freundinnen" war für sie besonders wichtig: Ihre Zuversicht, mehr Freundinnen zu gewinnen, beantwortete sie auf der Skala von 1–10 (wobei 10 dafür steht, dass sie sehr zuversichtlich ist) mit einer drei, die Zuversicht, in absehbarer Zeit einen Freund zu haben, mit einer zwei.

*Kommentar:* Obwohl Karin spontan auf das Essproblem zu sprechen kam, war es noch zu früh, darauf zu fokussieren; denn das Essproblem war ein wichtiges Thema für die Mutter und den Chef, nicht aber für Karin selbst. Lange redete sie davon, wie sehr sie ein soziales Leben vermisse.

Nach der ersten Sitzung riefen Karins Mutter und ihr Chef an. Die Mutter wollte wissen, ob Karin mir erzählt habe, wie ernst ihre Essprobleme seien. Der Chef wollte wissen, welchen Behandlungsplan ich in Erwägung gezogen hätte. Ich lobte die Mutter dafür, wie gut sie ihre Tochter erzogen und welche feinen Wertvorstellungen sie ihr mitgegeben habe und dass Karin dadurch z. B. so sensibel mit ihren Freundinnen umgehen könne. Dies beruhigte die Mutter. Sie war damit einverstanden, dass ich ein paar Sitzungen mit Karin allein abhalten würde, und ich erklärte mich bereit, auch mit der Mutter oder anderen Familienmitgliedern zu sprechen.

Der Chef und ich waren einer Meinung, dass Karin tatsächlich eine Essstörung hatte, wichtig war mir aber, dass er das Problem im größeren Kontext sah. Ich war überrascht, wie sehr er sich für die gesundheitlichen Probleme seiner Mitarbeiterin interessierte und ihm ihr Wohlergehen ein Anliegen war.

*Zweite Sitzung:* Die zweite Sitzung begann – wie immer – mit der Frage: „Was ist – wenn auch nur ein klein bisschen – anders geworden, seit wir uns das letzte Mal gesehen haben?“

Karin (K): Meine so genannte Freundin kotzt mich inzwischen noch mehr an. Ich traf sie mit ihrem Freund, und sie grüßte mich nicht einmal.

Therapeutin (T): Das klingt schrecklich. Was ist sonst noch anders geworden?

K: Gestern war in der Praxis wirklich viel los, mehr Hektik als sonst, und am Abend sagte mein Chef zu mir, dass ich das alles gut gemacht hätte und so gemacht hätte, als ob ich diese Arbeit schon sehr lange ausüben würde.

T: Das ist ja großartig. Wie hast du das hingekriegt?

K: Ich habe meine Beobachtungsgabe und meinen gesunden Menschenverstand eingesetzt. Das ist alles.

T: Das klingt so einfach, aber ich bin mir sicher, das war es nicht. Benutzt du öfters deine Beobachtungsgabe und deinen gesunden Menschenverstand?

K: Nun, ich begreife schnell, meine Klassenkameraden haben mich deswegen oft geneckt, sie sagten, ich hätte keine Gefühle. Aber manchmal ist es besser, wenn man einen klaren Kopf hat und sich auf das einstellt, was gerade Sache ist.

T: Ja natürlich. Was ist sonst noch anders oder einfach nur ein klein bisschen besser als das letzte Mal, als wir miteinander sprachen?

K: Nichts. Ich sagte Ihnen doch, dass ich kein Problem habe außer meinem Wunsch, mehr Freundinnen zu haben, aber Freundinnen gewinne ich nicht dadurch, dass ich hierher komme.

T: Da hast du Recht, hier findest du tatsächlich keine Freundinnen. Freunde zu gewinnen ist eine ziemlich komplizierte Sache, weil man Freunde nicht im Geschäft kaufen kann. Es ist eine schwierige Sache, auch für Erwachsene. Deine gute Beobachtungsgabe – nutzt du die übrigens auch, wenn du mit anderen zusammen bist?

K: Wie meinen Sie das?

T: Manchmal ist es hilfreich, wenn man aufmerksam beobachtet, was sich so zwischen Mädchen und Jungen abspielt, wenn man ihnen zuhört und sie anschaut, ihre Gesten und Blicke verfolgt und so weiter. Dies kann in der U-Bahn sein, im Restaurant, in der Schule. Durch Beobachtung kann man lernen, was sie gerne tun und was nicht, und dann kann man für sich entscheiden, was einem davon nützlich vorkommt und was nicht. Das ist wie schwimmen, ohne nass zu werden.

K (nickt mit dem Kopf, schweigt aber): –

T: Wenn es aus deiner Sicht nichts mehr zu bereden gibt, möchte ich dir erzählen, dass ich zwei Anrufe bekommen habe: einen von deiner Mutter und einen von deinem Chef. Beide haben mir gesagt, dass sie sich große Sorgen machen wegen deiner Essprobleme, sie haben gesagt, dass du in den letzten paar Wochen so stark abgenommen hättest, und sie ließen durchblicken, dass du mit mir über dieses Problem reden solltest. Aus unseren beiden Sitzungen weiß ich, dass du eine junge Frau mit vielen Fähigkeiten, vielen Interessen und sehr guten Ideen bist.

Ich weiß nicht, ob du eine so genannte Essstörung hast oder nicht, auf jeden Fall siehst du untergewichtig aus. Ob man so etwas nun als Problem sieht oder nicht – ich halte es jedenfalls für hilfreich, darüber zu sprechen, weil mich interessiert, wie *du* darüber denkst. In einem gewissen Rahmen ist das ja in Ordnung, wenn jemand abnimmt, aber zu sehr abnehmen, da wird die Sache gefährlich. Du scheinst stark abgenommen zu haben, und deshalb denke ich, wäre es für dich nützlich herauszufinden, wie weit du von dem gefährlichen Punkt weg bist. Hast du schon einmal von dem Body-Mass-Index [BMI] gehört? Also das ist eine Zahl, die auf das Verhältnis zwischen Körpergröße und Körpergewicht hinweist. Nicht bei allen Menschen ist diese Verhältniszahl gleich, aber aus medizinischer Sicht gibt es eine Grenze, die man nicht unterschreiten sollte, und ich möchte nicht, dass du diese Grenze unterschreitest. Ich möchte dich bitten, zu deinem Hausarzt zu gehen, damit er deinen Body-Mass-Index errechnet und einen Plan erstellt, falls die errechnete Zahl unter dem Grenzwert liegen sollte. Dann können wir ungehindert daran arbeiten, was für dich wichtig ist, z. B., dass du Freundinnen findest. Wenn du mit mir über Essen oder Ernährung reden möchtest, bin ich dazu gerne bereit; aber du musst mit dem Thema anfangen, ich werde es nicht tun. Ich rede jetzt schon sehr lange, was ich normalerweise nicht tue. Hast du Fragen, oder möchtest du dazu etwas sagen?

Karin war sehr überrascht und verwirrt darüber, wie ich ihre Essprobleme thematisiert hatte. Sie sagte, dass bis jetzt noch niemand so mit ihr darüber geredet habe und dass sie nicht wisse, was sie darauf sagen solle. „Ich werde meistens nur ausgeschimpft, und dann weiß ich genau, was ich sagen muss." Sie wollte wissen, was passieren würde, wenn sie den untersten BMI-Messwert unterschreiten würde. Ich erklärte ihr, dass die Klienten in diesem Zustand in die Klinik eingewiesen werden müssten, damit man sie dort ernähren und überwachen könne. Darauf reagierte sie sehr stark: „Ich werde niemals zulassen, dass so etwas mit mir passiert." Sie sei kompetent genug, eine solche Situation nicht heraufzubeschwören. Ich erzählte ihr, dass einmal eine Klientin von mir in die Klinik habe eingewiesen werden müssen, weil sie keinen anderen Weg als den stationären Aufenthalt gefunden habe, dieser letztlich aber hilfreich gewesen sei. Nach der Denkpause lobte ich Karin für ihren beruflichen Erfolg, ihr klares Denken, ihre praktische Beobachtungsgabe und für ihre Fähigkeit, aufmerksam zuzuhören.

*Kommentar:* Wenn das „Essproblem" in der beschriebenen Weise behandelt wird, kommen die betreffenden Klienten oft in der nächsten Sitzung auf ihr Anliegen zu sprechen. Obwohl Karin das Thema zuerst sorgfältig vermied, griff sie es später begierig auf, weil sie genau wusste, weshalb sie in Therapie war. Wie die meisten Jugendlichen war auch Karin in einer Sichtweise gefangen, alles im Leben als ein Entweder-oder zu sehen und zu glauben, dass das Leben nur aus zwei Optionen besteht: schwarz und weiß, gut und schlecht, richtig und falsch und so weiter. Essprobleme haben heißt nicht, dass es nur um essen oder nicht essen geht, um die Beschäftigung mit Nahrung und sonst nichts. Karin hatte außer ihrem zu geringen Gewicht auch noch andere Anliegen: sich am Arbeitsplatz zu bewähren und in weiteren Bereichen kompetent zu werden.

In den folgenden Sitzungen stand das Essensthema mehr oder weniger im Mittelpunkt, und Karin beschrieb, was hungern für sie bedeutet. Als ihre Freundinnen sich mit Jungen trafen, fühlte sie sich mies, wertlos und unfähig, ihr Leben zu kontrollieren. Als sie dann hungerte, habe ihr das das wunderbare Gefühl gegeben, „die Natur zu besiegen", wie sie selbst sagte, und in ihrer Fantasie sei ein hübscher junger Mann gekommen, um sie vor dem Verhungern zu retten. Die Bedeutung, die sie ihren Hungeraktionen zuschrieb, machte deutlich, dass sie ihr Leben unter Kontrolle haben wollte, sie aber Angst hatte, diese Kontrolle zu verlieren. Sie wollte ihr Leben im Griff haben und sich gleichzeitig einem anderen Menschen nahe fühlen und fähig sein, unabhängige Entscheidungen zu treffen.

In den folgenden Sitzungen brachte ich das Gespräch nie mehr auf Karins anorektisches Verhalten, sondern konzentrierte mich auf die Frage, wie sie Kontrolle über ihr Leben gewinnen und sich auf entspannte und einfache Weise unabhängig fühlen konnte, um Zufriedenheit im Leben zu erreichen. Auf meine Bitte, das Erleben zu schildern, wenn man jemandem nahe ist und sich zugleich unabhängig fühlt, erzählte sie zunächst von ihrer Beziehung zu ihrer Mutter. Sie fühle sich ihrer Mutter nahe, fühle sich aber gleichzeitig von ihr dominiert und durch ihre wiederholten Warnungen vor Fehlern unter Druck gesetzt. Im Hungern habe sie zum ersten Mal etwas gespürt, das sie selbst kontrollieren und ihre Mutter nicht beeinflussen konnte, und gesehen, dass die Mutter sie nicht zum Essen zwingen oder vom Erbrechen abhalten konnte. Gleichzeitig habe sie es genossen, dass die Mutter sich um sie sorgte, und dadurch habe sie sich der Mutter nahe gefühlt. Dies alles waren Hinweise darauf, dass ihre Essprobleme mit ihrer Schwierigkeit zusammenhingen, das Gleichgewicht zwischen Unabhängigkeit und Abhängigkeit in Beziehungen, unter anderem zu ihrer Mutter, zu finden. Diese Einsicht bot eine gute Gelegenheit, Karin nahe zu legen, dass sie Distanz regeln wollte. Die Beziehung zu ihrer Mutter wollte Karin wieder intensivieren, wenn sie die Nähe der Mutter aushalten könne, ohne ihre innere Unabhängigkeit aufgeben zu müssen.

Um in der Therapie die Balance halten zu können, entschied ich mich für Aktivitäten wie z. B. Externalisierungen mit Stofftieren, Schnörkelspiele, aus denen schließlich Geschichten entwickelt wurden, und für das Modellieren mit Ton, aus dem Karin ein Objekt fertigte, das ihr Ziel, ein Gleichgewicht zu erreichen, symbolisierte. Beim Spiel mit den Handpuppen wählte sie für das von ihr angestrebte Ziel einen Delfin. Später kaufte sie sich einen kleinen Delfin, den sie in ihrer Jackentasche bei sich trug und der sie an ihre Ziele erinnerte. Mithilfe von Schnörkelspielen und Geschichten brachte sie ihre Wut und ihre aggressiven Gefühle zum Ausdruck. In dieser Therapiephase beendeten wir die Sitzungen manchmal mit einem Dartspiel.

Zwischen der zehnten und elften Sitzung kam es zu einer Krise. Karins Gewicht sank bis knapp an die untere Grenze, bei der sie, so war es vereinbart, ins Krankenhaus eingewiesen werden würde. Als sie sich mit dieser Vereinbarung konfrontieren musste, war sie empört darüber, wie unfair es sei, sie ins Krankenhaus einzuweisen, wo sie doch in anderen Bereichen ihres Lebens gut sei. Und sie fügte hinzu, dass alle Erwachsenen sich gegen sie verschworen hätten, um Druck auf sie auszuüben und sie gegen ihren Willen zu etwas zu zwingen. In diesem Fall könne sie sich genauso gut umbringen. Ich wusste, welches Risiko ich einging, als ich für sie nicht die Verantwortung übernahm und mich auch nicht von unserer Vereinbarung distanzierte. In dieser sehr schwierigen Sitzung erinnerte ich Karin daran, dass sie in einer sehr heiklen Situation sei und eine schwere Entscheidung für sich treffen müsse, wie das bei Erwachsenen üblich sei. Ich war nicht bereit, unsere Vereinbarung aufzuheben, und wollte es ihr überlassen, ob sie in die Klinik wollte, was sie verabscheute, oder aber wieder essen und zunehmen wollte. Als sie erneut mit Suizid drohte, frage ich sie ruhig: „Inwieweit würde dir das helfen?" Ihre Verzweiflung verwandelte sich in Wut, und schließlich brach sie in Tränen aus. Ohne dass ich sie zu trösten versuchte, setzte ich mich neben sie und hoffte, sie werde erfahren, dass Erwachsenwerden ein sehr schwieriges Geschäft ist und dass es normal und nötig ist, all diese gemischten Gefühle zu durchleben.

Dies war eine der schwierigsten Sitzungen mit Karin. Ich spürte, wie mein Glaube an die Annahme der SFBT auf die Probe gestellt wurde: dass nämlich der Klient sein eigener Experte ist und alles Notwendige besitzt, um eine Lösung zu finden und gute Entscheidungen treffen zu können. Wir Erwachsenen mussten Karin klar zu verstehen geben, dass wir es nicht zuließen, dass sie sich zu Tode hungert. Die Entscheidung, ob sie durch eigene Nahrungsaufnahme am Leben bleiben oder künstlich ernährt werde, war ihre Entscheidung.

Zur Erleichterung aller Beteiligten besaß Karin die Kraft, wieder Nahrung zu sich zu nehmen. Viel später erzählte sie, wie zornig sie zuerst auf mich und wie stolz sie aber später auf sich selbst gewesen sei, nachdem sie erkannte habe, dass ich ihr die Entscheidung nicht abnahm und sie selber entscheiden konnte. Manchmal haben junge Frauen allerdings nicht mehr die Kraft, wieder Nahrung zu sich zu nehmen, und in solchen Fällen ist eine stationäre Behandlung die angemessene Intervention.

Hier einige Bemerkungen über die Zusammenarbeit mit den Eltern und dem Chef von Karin. Ich hatte drei Sitzungen mit den Eltern. Dabei wurde deutlich, dass Karin und ihre Mutter sich sehr nahe standen und die Mutter nur Karins Wohlergehen im Sinn hatte. Sie wollte das Beste für ihre Tochter und gab ihr deshalb eine Menge Ratschläge. Im Zusammenhang damit, wie man sich als Eltern gegenüber einem Kind mit einem so starken Willen, wie Karin ihn hatte, verhält, sprachen wir auch einmal darüber, dass man Jugendlichen erlauben müsse, Fehler zu machen und aus ihren Erfahrungen zu lernen. In der dritten Sitzung mit den Eltern hatten sie die Idee, dass sie die Krise mit Karin als Chance nutzen und die in ihrer Ehe seit langem bestehenden Schwierigkeiten genauer untersuchen könnten, und sie baten um Überweisung zu einem anderen Therapeuten.

Die Kooperation mit Karins Chef hätte nicht besser sein können. Er war ein sehr fürsorglicher Mensch, der die junge Frau in vielem ermutigte. Karin hatte ihm erzählt, dass sie gerne die Eigenschaften eines Delfins hätte, der für sie Unabhängigkeit symbolisiere. Der Chef nutzte diese Metapher und erinnerte sie oft an ihren Wunsch.

Karin isst inzwischen wieder normal, achtet aber immer noch auf ihr Gewicht und treibt weiterhin Sport. Sie hat, nach eigener Einschätzung, ihr ursprüngliches Ziel, „unabhängig denken" zu können, zu 85 % erreicht - gegenüber den 15 %, als ich zum ersten Mal mit ihr sprach. Sie hat zwei Freunde gehabt, „geht" aber zum gegenwärtigen Zeitpunkt nicht fest mit einem jungen Mann, weil sie sagt: „Ich will frei sein und es genießen dürfen, dass mehrere junge Männer an mir interessiert sind." In der ersten Behandlungsphase, die acht Monate dauerte, kam Karin wöchentlich einmal zu mir. Danach reduzierten wir die Frequenz der Sitzungen allmählich auf alle zwei bis drei Wochen. Nach einem Jahr Therapie hat sie nun kürzlich beschlossen, dass sie nur noch eine Sitzung pro Monat brauche, und derzeit arbeiten wir an der Frage, woran sie erkennen würde, dass sie überhaupt keine Therapie mehr bräuchte.

# 9. Der Blick aus der therapeutischen Ecke

Im Folgenden sprechen wir über Fragen, die uns von Therapeuten oft mit großer Besorgnis gestellt werden, z. B.: Wie geht man mit dem quälenden Gedanken um, bei einem Klienten versagt zu haben? Diese Frage kommt keinem leicht über die Lippen, und noch schwieriger ist es, sie zu beantworten. Doch hin und wieder sollten wir uns dieser und weiteren Fragen stellen: Helfen wir unseren Klienten so, wie wir sollen und wollen? Wie können wir unseren Klienten am besten helfen? Was verstehen wir unter einem therapeutischen Misserfolg?

Natürlich will jeder Therapeut seine Klienten erfolgreich behandeln, und die lösungsorientiert arbeitenden Therapeuten bilden keine Ausnahme. Wir streben nach Behandlungserfolg, weil wir wollen, dass unsere Klienten im Leben zufriedener sein können. Doch mit dem Begriff „Misserfolg" muss man vorsichtig umgehen, weil er das Gegenteil von „Erfolg" ist. Und wir müssen einsehen, dass unsere Vorstellung von „Erfolg" und unser Wunsch, alle unsere Klienten mögen „glücklich sein bis an ihr Lebensende", häufig nicht zu realisieren sind. Die Fokussierung auf den therapeutischen Erfolg ist außerdem eine egozentrische Sichtweise, weil man sich damit leicht darüber hinwegsetzt, welche Vorstellung die Klienten von Erfolg haben. Wie oft schon sind die Ambitionen eines Therapeuten, ein positives Behandlungsergebnis zustande zu bringen, über die Ziele der Klienten hinausgeschossen. Da alle unsere Sitzungen mit der Frage an den jeweiligen Klienten beginnen, was er von der Therapie erwartet, orientieren wir uns an seinen Zielen – auch wenn der Klient noch ein Kind ist; und von daher ist es auch sinnvoll, wenn wir unsere Klienten über unsere Arbeit urteilen lassen. Selbstverständlich wünscht man sich in jedem Einzelfall ein „erfolgreiches Resultat". In Supervisionen und Beratungen erleben wir oft Situationen, in denen die Erfolgskriterien des Therapeuten viel ambitionierter sind als die Erfolgskriterien des Klienten.

Wir verwenden statt des Begriffs „erfolgreich“ lieber Begriffe wie „hilfreich“ oder „nützlich“. Die Probleme im Leben eines Menschen sind viel zu komplex, als dass man sie in so simple Kategorien wie „Erfolg“ oder „Misserfolg“ rubrizieren könnte; und außerdem: Was für den einen ein Erfolg ist, ist für den anderen vielleicht ein Misserfolg.

Diese Erkenntnis rufen wir uns immer wieder ins Gedächtnis, wenn wir einen Klienten bitten, die erreichte Annäherung an sein gewünschtes Ziel (auf einer Skala von 1 bis 10, wobei 10 für optimale Zufriedenheit steht und 1 für den Zustand des Klienten vor der ersten Sitzung) selbst einzuschätzen. So schützen wir uns davor, für ihn zu ehrgeizige Ziele anzustreben und uns so zu verhalten, als ob wir wüssten, welche Erfolgs- oder Misserfolgskriterien er eigentlich ansetzen sollte. Unserer Erfahrung nach findet man am besten heraus, ob die Therapie hilfreich oder nützlich war oder nicht, wenn man den Klienten nach seiner Meinung fragt. Er ist der Empfänger unserer Dienste und deshalb der beste Richter darüber, ob wir ihm auf die eine oder andere Weise geholfen haben, sein Ziel zu erreichen.

Ist es für uns ein Misserfolg, wenn eine Therapie länger als 20 Sitzungen umfasst? Ist es ein Misserfolg, wenn ein Jugendlicher Suizidgedanken entwickelt? Hat man versagt, wenn ein Kind das präsentierte Problem bewältigt und die Eltern sich schließlich scheiden lassen? Ist es ein Misserfolg, wenn ein Klient schließlich stationär behandelt werden muss? Ist es ein Misserfolg, wenn ein Kind die Klasse wiederholt, von der Schule verwiesen wird oder in ein Heim eingewiesen werden muss oder sogar in der Jugendhaftanstalt landet? Unserer Erfahrung nach hängt dies vom Standpunkt ab. Manche Klienten sind überzeugt, dass die Einweisung in eine Klinik oder Einrichtung zu dem Zeitpunkt genau das Richtige sein könnte. In manchen Fällen wechseln Kinder die Schule – vielleicht aufgrund eines Schulverweises oder freiwillig –, und wir erfahren nie, ob dies letztlich gut oder schlecht war. Ob eine Lösung gut oder weniger gut war, können wir nur an der Wirkung, die sie generierte, ablesen. Vielleicht war schon die Entspannung zwischen Eltern und ihrem heranwachsenden Kind für beide Parteien die beste Lösung. Resultate sind immer schwer vorherzusagen, auch wenn wir ein ziemlich gutes Gespür dafür haben, wie das Ergebnis aussehen könnte.

*Fallbeispiel: Ich bin immer noch wütend auf Sie!*

Ein elfjähriger Junge musste die Schule wechseln, weil er schwere Lernprobleme hatte, auf die seine derzeitige Schule nicht eingestellt war und die nur in einer Schule mit einem besonderen Förderungsangebot behandelt werden konnten. Dieser Junge sah mich (T. S.) als diejenige, die ihn zum Schulwechsel gezwungen hatte, weil ich den Antrag auf Versetzung in eine andere Schule initiiert und unterschrieben hatte. Einige Zeit später erzählte er mir: „Eigentlich war ich sehr wütend auf Sie, denn ich wollte meine Freunde an der alten Schule nicht verlieren, aber irgendwie konnte ich nicht wütend sein, und das machte mich noch wütender." Ich fragte ihn: „Weshalb konntest du nicht wütend auf mich sein? Denn du hast ja deine Freunde verloren, als du an die andere Schule überwiesen wurdest. Und es würde mich auch nicht wundern, wenn du immer noch wütend auf mich wärst, weil sich für dich sehr viel verändert hat." Er antwortete: „Das kann ich nicht; denn ich sah mir die neue Schule an, und es kam mir so vor, als ob ich dort meine Lernprobleme loswerden könnte und so gescheit sein dürfte, wie Sie mich beschrieben hatten ... aber Mist ... hin und wieder wäre ich doch noch gerne wütend auf Sie."

Man sollte seine Klienten grundsätzlich um ihre Einschätzung bitten und aufmerksam ihren Ausführungen lauschen, um herauszufinden, was für sie nützlich und hilfreich war, und auch beim Abschätzen des Erfolgs nicht davon ausgehen, dass man sowieso weiß, was funktioniert hat und was nicht. Auch der erwähnte elfjährige Junge wusste, was gut und nützlich für ihn war, obwohl er die vorgeschlagene Maßnahme nicht mochte.

Wenn man als Therapeut das Gefühl hat, dass sich ein Fall nicht in die gewünschte Richtung entwickelt oder dass man in eine Sackgasse geraten ist, empfehlen wir die folgenden Schritte.

### Überprüfen der Ziele des Klienten

Klienten ändern manchmal ihre Ziele. So sagte z. B. ein Klient: „... erst als ich die 6 (auf einer Skala von 1 bis 10, wobei 10 für den gewünschten Zustand im Leben und 1 für die schlimmste Situation stand) erreicht hatte, konnte ich mir vorstellen, dass sich in meinem Leben etwas zum Besseren ändern kann. Jetzt, wo es mir viel besser geht, entspricht die 6 vielleicht eher einer 4, und ich will über die 4 hinauskommen." Dieses Vorhaben ist sinnvoll, solange der Zustand der „neuen" 6 realistisch ist und die Veränderungen in den Interaktionen beschrieben werden können und auch sonst den Kriterien einer angemessenen Zielsetzung (siehe Kap. 4) entsprechen.

Vor einiger Zeit quälte uns die Frage, wie „erfolgreich" unsere Behandlungen sind, und wir beschlossen, einige Fälle zu analysieren, die unserem Gefühl nach „nicht erfolgreich" therapiert worden waren. Die Durchsicht dieser Fälle führte zu einer wichtigen Erkenntnis:

Die Behandlung der Fälle, in denen die Eltern ihre gesetzlichen und emotionalen Bindungen zu ihren Kindern aufheben und die Kinder aus den unterschiedlichsten Gründen „weggeben" wollten, wurden durchweg frühzeitig abgebrochen. Häufig kam es nicht einmal mehr zu einer zweiten Therapiesitzung. Die Eltern kamen entweder mit den Belastungen ihres Lebens nicht zurecht und waren der Ansicht, dass die Kindererziehung ihre Probleme verschärfe und ihre Ressourcen überstrapaziere, oder sie fühlten sich erschöpft und „ausgebrannt". Manche Eltern waren zu dem Schluss gekommen, dass auch mit Hilfe einer Therapie Veränderungen bei Ihrem Kind schwierig zu erzielen waren, und wollten nichts mehr investieren. Bei solchen „Misserfolgen" stellten wir fest, dass zwischen den Wünschen der Klienten und unseren Vorstellungen auf moralischer und ethischer Ebene keinerlei Übereinstimmung vorhanden war. Offensichtlich waren wir so empört und schockiert über die Eltern, die ihre Kinder einfach „weggeben" wollten, dass sie dies spürten. Ich (I. K. B.) erinnere mich lebhaft daran, wie schockiert und entsetzt ich über eine Mutter war, die seelenruhig berichtete, dass ihr jetzt 16-jähriger Sohn in zwei Jahren volljährig sei und sie sich nun ihr Recht auf Selbstverwirklichung nehmen wolle. Sie werde ihrem Sohn nicht erlauben, sich in die Beziehung zu ihrem Freund einzumischen, der sie viel glücklicher machen könne als ihr Sohn. Die Frau entschied sich für ihren Freund, der sich auf keinen Fall mit dem schwierigen Jungen herumplagen wollte. Ich sollte ihr helfen, den Jungen in einer Pflegefamilie oder in einem Heim unterzubringen, weil sie keine Verwandten hatte, die ihn hätten nehmen können. Dieser Fall liegt über 30 Jahre zurück. Damals war ich ziemlich naiv, hatte keinerlei Verständnis für die Lage der Mutter und war ihr gegenüber reichlich selbstgerecht. Der Fall ließ mir jahrelang keine Ruhe; denn diese Mutter hat mir beigebracht, dass man als Eltern über das eigene Leben entscheiden kann und sich nicht unbedingt an seine Elternrolle gebunden fühlen muss. Ich werde die Bestürzung, die diese Erkenntnis in mir auslöste, nie vergessen, und es hilft mir, mich daran zu erinnern, dass man die Rechte und Wünsche der Eltern respektieren muss. Natürlich war der Wunsch des Jungen, bei seiner Mutter zu bleiben, genauso berechtigt wie der Wunsch der Mutter, den Jungen „wegzugeben". Aus diesem Fall habe ich gelernt, dass man sich über die Entscheidungen von Klienten nicht den Kopf zermartern soll, weil man nicht wissen kann, welche Lösung für alle Betroffenen am besten ist.

Therapieziele werden öfter von den Eltern geändert als von den Kindern selbst. An früherer Stelle (Kap. 5) wird der Fall von Sarah beschrieben, die von ihrer Mutter sehr schroff behandelt und ständig kritisiert wurde. Obwohl sich das Verhalten des Mädchens daheim und in der Schule erheblich gebessert hatte, stufte die Mutter in einer Sitzung Sarah nur auf der 5 auf der Skala ein und erklärte, dass das Kind mindestens auf 7 sein müsse, damit sie mit dem Leben zurecht kommen könne. Sarah hatte einen Rückfall. Sie zeigte viele Wutausbrüche und hatte wieder Geld gestohlen.

Während dieser Krise beschrieb die Mutter ihre eigene Enttäuschung über ihren Freund, der sie nicht mit Respekt behandelte und sie schlug. Sie hatte realisiert, dass es mit ihrem Freund von Anfang an schwierig war, sah aber erst nach einiger Zeit ein, dass diese Beziehung sich nicht zu ihrer Zufriedenheit entwickelte und ihre Kinder stark belastete. Ich hatte mit der Mutter fünf Einzelsitzungen, in denen sie zu dem Schluss kam, dass die Beziehung zu ihrem Freund nicht tragfähig war, und schließlich trennte sie sich von ihm. Sarahs Verhalten besserte sich dramatisch, und am Ende des Schuljahres erhielt das Kind sogar eine Belobigung.

### Was tun, wenn man in einer Sackgasse steckt?

Ich (I. K. B.) hatte einmal ein Supervisionsgespräch mit einer sehr begabten Mitarbeiterin des Jugendamts. Ihre Aufgabe war es unter anderem, Hausbesuche bei ihren Klienten zu machen. Die Familien sind von solchen Hausbesuchen nicht begeistert, weil sie von der Behörde oder vom Gesetz vorgeschrieben und oft mit Sanktionen für die Eltern verbunden sind, wenn sie ihre Kinder vernachlässigen. Die Eltern haben bei solchen Besuchen meistens das Gefühl, gegen ihren Willen mit Mitarbeitern des Jugendamtes reden zu müssen (Berg a. Kelly 2000). Häufig ist es schon eine große Leistung, wenn sich die Mitarbeiterin des Jugendamts Zutritt zur Wohnung verschaffen kann. Die Eltern haben in der Regel Angst, dass sie als schlechte Eltern etikettiert werden, und die größte Angst haben sie davor, dass das Jugendamt ihnen die Kinder wegnimmt und platziert.

Die Sozialarbeiterin berichtete in diesem Supervisionsgespräch, dass sie in einem Fall zwar die Wohnung betreten und mit der Mutter ein Gespräch angefangen habe, dieses aber wegen der großen Abwehrhaltung der Mutter schlecht verlaufen sei. Sie habe kaum Verbindung zu ihr bekommen, weil sie sehr abweisend gewesen sei und überhaupt nichts preisgegeben habe. Daraufhin habe sie, die Sozialarbeiterin, beschlossen, offen und ehrlich zu der Klientin zu sein: „Also, das Gespräch zwischen uns bringt überhaupt nichts und entspricht keinesfalls der Art und Weise, wie ich mich gerne mit Müttern unterhalte. Wie sehen Sie die Sache?" Die Mutter sei von dieser Frage überrascht gewesen und habe zugegeben, dass es für sie ebenfalls unangenehm sei. Sie habe genickt und abgewartet, was die Sozialarbeiterin tun würde. Diese sei aufgestanden, habe die Wohnung verlassen und die Wohnungstür geschlossen. Nachdem sie einmal tief Luft geholt habe, habe sie wieder an die Wohnungstür geklopft. Als die Mutter daraufhin die Tür geöffnet habe, habe die Sozialarbeiterin den Zweck ihres Besuchs erklärt und dann die Mutter gefragt, ob sie eintreten und mit ihr in der Wohnung reden dürfe. Dieser zweite Versuch sei für beide wesentlich reibungsloser verlaufen.

Dieses Beispiel zeigt deutlich, dass wir Fachleute die Verantwortung haben, die Beziehung zu unseren Klienten so zu gestalten, dass Kooperation möglich wird. Der Klient ist nicht allein dafür verantwortlich, dass er mit uns zurechtkommt. Oft werden wir gefragt, was man als Therapeut tun kann, wenn die Eltern die Therapie des Kindes „sabotieren", indem sie es nicht zur Therapiesitzung bringen, einen anderen Therapeuten suchen oder die positiven Veränderungen des Kindes herunterspielen. Derlei Klagen sind nicht sehr hilfreich. Allzu schnell entsteht nämlich der Eindruck, Eltern zeigten Widerstand; obschon das Problem eher darin besteht, dass Fachleute nicht wissen, wie sie eine kooperative Beziehung etablieren können. Wenn Eltern die Therapie ihres Kindes „sabotieren", ist das meistens ein Hinweis darauf, dass man ihnen nicht genügend Anerkennung für ihren Beitrag an den Fortschritten ihres Kindes gegeben hat.

Als Kliniker will man die Gewissheit haben, dass die Behandlung vorwärts geht und der Klient auf seine Ziele zusteuert. Wenn aber diese Bewegung fehlt, d. h. der Klient von keinerlei Veränderung berichtet, muss man unbedingt darüber nachdenken, wie der eingeschlagene Weg verändert werden kann, so dass Verbesserung eintritt. Wenn in der Therapie solche Gefühle der Stagnation eintreten, kann man als Kliniker auf verschiedene Weise die Situation korrigieren. Vorher sollte man sich folgende Fragen stellen:

- Was würde der Klient auf die Frage antworten, was er in der bisherigen Behandlung als – wenn auch nur ein bisschen – hilfreich empfunden hat?
- Welche Anzeichen sind für den Klienten (oder die Eltern) Hinweise darauf, dass die Behandlung „erfolgreich" ist?
- Ist das angestrebte Behandlungsergebnis realistisch?
- Was sehe ich bzw. mein Therapieprogramm oder die Institution, in der ich arbeite, als Hinweise für einen Behandlungserfolg?
- Was muss getan werden, wenn es unterschiedliche Vorstellungen vom Behandlungserfolg gibt, damit man auf das gleiche Ziel hinarbeitet?
- An welchem Punkt der Skala (von 1 bis 10) würde sich der Klient einstufen?
- Was muss geschehen, damit der Klient einen Punkt näher an die 10 heranrücken kann?

Mithilfe von Skalierungsfragen, die dem Klienten und den für ihn wichtigen Personen während des Therapieprozesses häufig gestellt werden, kann man gut einschätzen, welche Fortschritte und Bewegungen der Klient macht.

### Die Leistungen der Eltern oder des Betreuers würdigen

Man sollte nie vergessen, die Bemühungen anderer Personen – Eltern, Lehrer, Experten – zu würdigen und sie dafür zu loben, dass sie zu den Fortschritten, die ein Kind in ihrer Obhut bzw. Behandlung macht, einen wichtigen Beitrag leisten. Die Zeit, die man als Therapeut mit dem Kind verbringt, und der Einfluss, den man auf das Kind hat, sind so gering und stehen in keinem Verhältnis dazu, wie viel Zeit und Energie andere Personen für das Kind aufwenden und wie groß ihr Einfluss auf das Kind ist. Wenn man in eine therapeutische Sackgasse geraten ist, sollte man sich immer überlegen, welche Personen zur positiven Entwicklung des Kindes beigetragen haben und beitragen. Wenn der Therapeut einem Kind oder Jugendlichen (und seinen Eltern) zuhört, signalisiert er damit, dass er seine (bzw. ihre) Aussagen ernst nimmt und sich kein Urteil darüber anmaßt, was für das Kind oder den Jugendlichen wichtig ist oder nicht. Falls überhaupt nichts mehr vorangeht, sollten Sie den Klienten fragen, was nützlich sein könnte zu tun.

Mit theoretischen Ausführungen lassen sich viele therapeutische Techniken erläutern, doch es ist etwas anderes, wenn man erfahren kann, wie sich ein Fall von der ersten Sitzung bis zu seiner Beendigung entwickelt. Daher präsentieren wir nun einen Fall von Anfang bis Ende. Die Falldarstellung ist zwar immer noch lückenhaft, doch hoffen wir, Ihnen mit der Beschreibung eines ganzen Therapieverlaufes einiges vermitteln zu können. Besonders empfehlenswert ist es natürlich, aufgezeichnete Therapiesitzungen am Bildschirm zu beobachten oder aber mehrere Stunden lang hinter dem Einwegspiegel Therapiesitzungen zu verfolgen. Die Spannungen, Dramen, Drehungen und Wendungen von Livesitzungen lassen sich in Schriftform kaum wiedergeben. Dennoch wollen wir beschreiben, wie T. S. mit dem neunjährigen Jules und seinen Eltern ein halbes Jahr lang gearbeitet und sechs Sitzungen durchgeführt hat.

*Erster Kontakt und erste Sitzung:* Frau Sager, Jules' Mutter, rief an, weil sie sehr besorgt war, dass ihr Sohn depressiv sein könnte. Wir schickten der Mutter unseren Fragebogen (siehe Anhang) und legten den ersten Sitzungstermin für zwei Wochen später fest.

Jules kam mit seiner Mutter, die besorgt war, weil der Junge sehr deprimiert wirkte. In der Familie von Jules' Vater hatten sich zwei Personen umgebracht, was die Mutter veranlasste, sich über Symptome und Behandlung der Depression kundig zu machen. Da sie außerdem als Beraterin in einem Pflegekinderprogramm tätig war, wusste sie viel über Depressionen in der Kindheit. Auf die Bitte, ihre Sorgen um Jules genauer darzulegen, erzählte sie, dass der Junge sich sehr viel in seinem Zimmer aufhalte, kaum über seine Sorgen spreche, selbst wenn er sehr bekümmert aussah. Sie berichtete auch, dass er mit anderen Kindern nicht gut zurechtkomme und Wutausbrüche habe, die aus heiterem Himmel kämen. Dies versetze die Familie natürlich in Unruhe und beeinflusse die Stimmung der gesamten Familie.

Frau Sager fühlte sich für Jules' Stimmung und seine „Depression" verantwortlich. Sie berichtete, dass der Vater sehr häufig auf längeren Dienstreisen sei und sie das Gefühl habe, den Jungen allein großziehen zu müssen. In der Sitzung erfuhr ich (T. S.), dass Jules gerne las, gut in Mathematik und handwerklich sehr geschickt war. Er wollte vor allem herausfinden, wie Dinge funktionieren, und er hatte eine gute Beobachtungsgabe. Er war stolz darauf, dass er seinem Vater schon ein paar gute Vorschläge, wie etwas zu reparieren sei, hatte machen können.

Auf die Wunderfrage antwortete er, dass er seinen Freund zum Spielen einladen und morgens allein aufstehen würde, dass er seine Wutausbrüche besser unter Kontrolle hätte, sich an seine Träume erinnern könnte und sehr viel Zeit hätte, um über die Welt nachzudenken; seine Mutter würde erkennen, dass ein Wunder geschehen sei, wenn er häufiger sein Zimmer verlassen und seiner Familie und Freunden gegenüber mutiger auftreten würde. Die Mutter war der Ansicht, dass sie nach dem „Wunder" ruhiger und entspannter wäre und ihrem Mann gegenüber direkter und resoluter auftreten würde und mehr Zeit zum Lesen hätte.

Nach der Denkpause lobte ich die Mutter dafür, dass sie Jules' Entwicklung so sehr gefördert habe. Ich zeigte mich beeindruckt von Jules' Interesse an der Komplexität dieser Welt, aber auch von seiner Einsicht, dass er sich als neunjähriger Junge für andere Kinder interessieren und die Kontrolle seiner Wutanfälle verantwortlich zeigen müsse.

Während der Sitzung hatte ich mit verschiedenfarbigen Kissen die einzelnen Bereiche visualisiert, für die Jules nach und nach die Verantwortung zu übernehmen bereit war. Das rote Kissen stand für das pünktliche Aufstehen, das grüne für die bessere Kontrolle der Wutanfälle, das gelbe für sein Bemühen, sich mit anderen Kindern zum Spielen zu verabreden.

*Zweite Sitzung, einen Monat später:* Die Mutter blieb während der ganzen Sitzung im Raum. Ich bat Jules, einen „Erfolgsturm" zu bauen, d. h., für jede positive Veränderung, die er seit der letzten Sitzung gemacht hatte, ein Holzklötzchen zu nehmen und alle Klötze aufeinander zu stapeln. Mit Unterstützung der Mutter erinnerte sich Jules an viele Veränderungen; als alle Erfolge – visualisiert durch verschieden farbige Klötzchen – aufeinander gestapelt waren waren, schlug ich Jules vor, mit der Sofortbildkamera ein Foto von seinem „Erfolgsturm" zu machen. Anschließend sprachen wir darüber, wem er das Foto zeigen wollte.

Während des Baus des „Erfolgsturms" erfuhr ich, dass Jules inzwischen morgens allein und rechtzeitig aufstand und dass er ein paar Klassenkameraden angerufen und sie zum Spielen zu sich nach Hause eingeladen hatte. Einige Kinder sagten die Einladung zwar ab, doch mit den anderen konnte er spielen. Die Mutter zeigte sich besorgt darüber, dass er von einigen Kindern Absagen bekommen hatte. Während Frau Sager und ich darüber sprachen, wie sie selbst mit Zurückweisung und Misserfolg umging, hörte Jules sehr aufmerksam zu, und es sah so aus, als ob dies das erste Mal sei, dass er von seiner Mutter erfahren konnte, wie sie mit Schwierigkeiten umging.

Ich lobte Mutter und Sohn für die vielen kleinen und großen Veränderungen und bat sie, weiterhin darauf zu achten, welche Veränderungen sich noch zusätzlich ergeben würden.

*Dritte Sitzung, einen Monat später:* Zu Beginn dieser Sitzung gab Jules seiner Mutter ein deutliches Signal, dass er eine Zeit lang mit mir allein sein wolle. Er schlug vor, dass seine Mutter einkaufen gehe, während er mit mir reden würde. Frau Sager war davon sehr überrascht, und deshalb fragte ich, ob ich eine Weile mit ihnen beiden sprechen dürfte und sie danach die Sitzung verlassen könnte. Sie war damit einverstanden.

In dieser Sitzung kombinierte ich mehrere Techniken: Skalierungsfragen und Erfolgsmessung entlang eines Seils. Das Seil brauchte ich zur Visualisierung der Erfolgsskala, d. h., das eine Ende bedeutete 10, das andere Ende 1. Jede Veränderung, an die Jules nun denken konnte, wurde mit einem farbigen Bauklotz markiert und zwar so, dass der Bauklotz auf dem Seil an der Stelle platziert wurde, der dem Veränderungsgrad entsprach. Jules lachte und freute sich über seine Fortschritte. Da er sich offensichtlich gern bewegte, ließ ich ihn die Erfolgsstationen auf verschiedene Arten abhüpfen.

Die Mutter stufte Jules' bisherige Fortschritte zwar bei der 6 auf der Skala ein, aber sie machte sich ganz eindeutig noch immer Sorgen darüber, dass der Junge unzufrieden und zu ruhig war. Ihrer Meinung nach sollte er seine Ansichten lauter und kraftvoller zum Ausdruck bringen und seinen Standpunkt besser vertreten. Hatte während des Besprechens der verschiedenen Erfolgserlebnisse eine lockere Stimmung geherrscht, veränderte sich die Atmosphäre nach dieser Aussage der Mutter schlagartig zum Schlechten. Dies war für mich die Indikation, etwas anderes zu tun, und ich erzählte den beiden eine Geschichte. Das Bilderbuch handelt von zwei kleinen Monstern, die sich – jedes auf seine Weise – gut wehren können. Nach 25 Minuten lobte ich Jules dafür, dass er inzwischen viel besser mit Freunden zurechtkomme und seine Wutausbrüche unter Kontrolle habe. Nachdem die Mutter mit dem nächsten Sitzungstermin einen Monat später einverstanden war, verließ sie die Sitzung.

Ich war nun allein mit Jules und schlug ihm vor, ein Schnörkelspiel zu spielen, denn der Junge hatte anscheinend etwas Selbstvertrauen und Mut gewonnen. Mit einem Schnörkelspiel kann man Kindern wunderbar die Möglichkeit geben, ihre Kompetenzen zu zeigen. Auf einem Bild war eine Schlange zu erkennen. Jules erfand nun dazu eine Geschichte, die von einer Schlange und einer Maus handelte. Er lachte viel und ließ die Schlange die Maus verspeisen. Zum ersten Mal hatte ich den Eindruck, dass er inzwischen so zuversichtlich war, dass er seine kraftvolle und starke Seite zeigen und sogar mit Konflikten einigermaßen vergnüglich umgehen konnte.

*Vierte Sitzung, einen Monat später:* Dieses Mal kamen Vater und Sohn zur Sitzung. Da dies die erste Begegnung mit Herrn Sager war, nutzte ich die Gunst der Stunde und fragte ihn, was Jules denn gut könne und welche Fortschritte der Junge so mache. Der Vater freute sich, dass Jules inzwischen besser mit Freunden zurechtkomme. Er erzählte, dass er zu den Vätern gehöre, die im Umgang mit ihren heranwachsenden Jungen etwas unbeholfen seien. Seiner Ansicht nach hatte er es mit dem kleinen Jules leichter gehabt, aber nun wisse er einfach nicht, wie er Jules' Wunsch nach Unabhängigkeit akzeptieren und ihm bei diesem Prozess, Unabhängigkeit zu erlangen, helfen könne. Er habe es eben immer noch gern, wenn Jules auf seinem Schoß sitze und mit ihm kuschele, sehe aber auch ein, dass der Junge autonomer und ermutigt werden müsse, seine Ansichten zu äußern und seinen Standpunkt zu vertreten. Weil er als Vater ungeschickt sei, seinen Sohn zu einem selbstbewussteren Auftreten zu ermutigen, freue er sich darüber, dass wir daran arbeiteten. Nach diesem Gespräch mit dem Vater forderte ich Jules auf, etwas mit Holzklötzen zu bauen, das

– symbolhaft – für Mut stehen sollte; Jules bat seinen Vater, den Raum zu verlassen. Als der Junge allein war, bat ich ihn, seine ängstliche und seine mutige Seite einmal darzustellen. Er entschied sich, dies mit großen Bauklötzen zu tun. Er baute zuerst ein stabiles Haus als Symbol für die mutige Seite und anschließend ein „wackeliges Haus als Symbol für die ängstliche Seite". Eine Viertelstunde lang konzentrierte er sich auf dieses Projekt. Als er damit fertig war, schien er aus einer Art Trance zu erwachen und sagte: „Ich will das meinem Papa zeigen, wenn die Sitzung vorbei ist." Ich war damit einverstanden und schlug vor, kurz ein Kartenspiel zu spielen; denn mir war aufgefallen, dass Jules gesagt hatte: „... wenn die Sitzung vorbei ist." Mit dieser Äußerung hatte er signalisiert, dass er noch etwas Zeit brauchte.

Am Ende der Sitzung baten wir den Vater wieder zu uns, und Jules fragte ihn, welches Haus seine mutige und welches seine ängstliche Seite darstelle. Der Vater riet richtig, und plötzlich kickte Jules das „wackelige Haus" mit viel Energie und offensichtlicher Freude kaputt. Der Vater war zuerst überrascht, lachte dann aber mit Jules mit.

Während Jules in den Bau seiner Häuser vertieft gewesen war, hatte ich überlegte, wofür ich Vater und Sohn loben könnte. Jules hatte meiner Ansicht nach einen Wendepunkt erreicht. Er hatte die Fähigkeit erlangt, ganz alleine die Aufgabe zu erledigen, die ich ihm gestellt hatte. Er zeigte Mut, sich auf seine Intuition zu verlassen, indem er das „Muthaus" baute und auch eine erfrischende Leichtigkeit, sein „Angsthaus' zum Einsturz zu bringen. Ich lobte Jules für seine Kreativität und seine eigenständigen Ideen. Den Vater lobte ich für sein Bemühen, Jules in seinem Streben nach Unabhängigkeit zu unterstützen.

*Fünfte Sitzung, einen Monat später:* Jules kam wieder mit seiner Mutter zur Sitzung. Viele positive Veränderungen habe es seit der letzten Sitzung gegeben, und Jules erzählte sogar von sich aus, ohne aufgefordert zu werden. Seine Stimme war kräftig, und Tonfall sowie Gesichtsausdruck wirkten spontan und natürlich. Er spielte inzwischen Fußball und stand oft im Tor. Auch wenn er manchmal den Ball nicht halten konnte, machte ihm das nichts aus, weil er wusste, dass noch kein Meister vom Himmel gefallen ist. Seinen Umgang mit Freunden stufte er zwischen 8 und 10 auf der Skala ein. Wenn er einen Wutausbruch kommen sah, ging er raus und rannte zweimal um den Block. Seiner Meinung nach konnte seine Mutter inzwischen besser mit seinen seltener gewordenen Wutanfällen umgehen, und dies wiederum beruhigte den Jungen. Die Mutter stufte Jules' Gesamtzustand zwischen 7 und 8 auf der Skala ein, war aber unsicher, ob dieser Zustand von Dauer sein würde oder nur eine vorübergehende Besserung sei. Ich stimmte ihr zu, dass bei so vielen Veränderungen zum Besseren Skepsis angebracht sei, und wir unterhielten uns weiter darüber, welche Zeichen ihr signalisieren würden, dass Jules seinen besseren Zustand halten könne. An diesem Punkt meldete sich Jules und versicherte seiner Mutter, dass er sehr zuversichtlich sei und ihr das auch beweisen werde.

Damit war das wesentliche Ziel der Therapie offensichtlich erreicht, und nun mussten die positiven Veränderungen, die Jules geschafft hatte, noch konsolidiert und integriert werden. Vor der Sitzung hatten Mutter und Sohn abgemacht, dass Jules eine Zeit lang allein mit mir verbringen wollte. Nachdem Frau Sager den Raum verlassen hatte, schlug ich Jules das Farbexperiment vor, bei dem Farben gemischt und neue Farben kreiert werden. Ich gab Jules weiße, gelbe, rote und blaue Farbe. Diese vier Farben sollte er so mischen, dass möglichst viele verschiedene Farben dabei herauskämen. Vor Beginn des Spiels sollte er raten, wie viele Farben er aus den vier Farben herstellen könnte, und er sagte 14. Am Ende der Sitzung zeigte er seiner Mutter 23 verschiedene Farben und strahlte dabei über das ganze Gesicht.

*Sechste Sitzung, einen Monat später:* Jules kam mit seiner Mutter. Es war schnell klar, dass beide ihre Ziele erreicht hatten. Wieder fragte ich, was sich seit der letzten Sitzung verändert habe und was ihnen helfe, den Stand der Veränderungen zu erhalten. Frau Sager erzählte, dass sie in dieser Therapie eine Menge gelernt habe – vor allen Dingen, dass sich immer alle Beteiligten verändern müssten. Sie freute sich, dass Jules' Problem gelöst war, und bewertete Jules' Verhalten nun ganz anders als zu Beginn der Therapie: „Ich denke bei Jules nun nicht mehr an eine kindliche Depression, sondern eher, dass er halt so ist und auf seine Weise mit der Welt umgeht. Er zieht sich immer noch oft in sein Zimmer zurück und denkt mehr über die Welt nach als andere Kinder in seinem Alter. Aber inzwischen sehe ich dies als eine gute Eigenschaft und nicht mehr als Defekt, und das ist etwas völlig anderes."

Nach einer Denkpause lobte ich beide für die Mühen, die sie auf sich genommen hatten. Jules durfte sich aus meinem Krug, in dem ich ungefähr 50 polierte Halbedelsteine aufbewahre, einen Stein auswählen. Dabei erwähnte ich, dass Mutter und Sohn etwas, das wie ein Problem ausgesehen hatte und so schwer wie ein großer Stein gewesen war, verwandelt hatten in Stärke und Autonomie. Deshalb bat ich Jules, sich als Symbol für diese Veränderung einen Stein auszuwählen. Jules suchte sich sorgfältig den Stein aus, der ihm am besten gefiel, und sagte, dass er ihn ins Regal in seinem Zimmer stellen werde, damit er ihn daran erinnere, dass Dinge sich ändern können.

## Nachwort

Unser Ziel war es, die wichtigen und zum Teil auch geheimnisvollen Momente in der Arbeit mit Kindern und Jugendlichen zu beleuchten und den „therapeutischen" Prozess transparent zu machen. Wir wollten verschiedene Wege aufzeigen, wie man die natürliche Art von Kindern und Jugendlichen, Probleme zu lösen und sich zu kompetenten und zufriedenen Erwachsenen zu entwickeln, therapeutisch nutzen und pflegen kann. Nachdem wir uns viele Jahre lang damit beschäftigt hatten, wie man einfache Alltagssprache zu einem Werkzeug machen und damit erwachsene Menschen verändern kann, wollten wir nun zeigen, dass dieser Prozess auch bei Kindern und Jugendlichen möglich ist. Während Erwachsene auf der verbalen Ebene agieren, setzen Kinder vielfältigere Mittel ein, um zu lernen, sich zu verändern und mit anderen zurechtzukommen. Sie benutzen ihren Körper, ihre Fantasien, ihre Kreativität und ihr Ausdrucksverhalten, um das mitzuteilen, was sie mit Worten nicht ausdrücken können.

Als wir dieses Buch schrieben, kommunizierten wir per E-Mail, tauschten elektronisch Daten aus, führten Telefongespräche und hielten Sitzungen in der Schweiz und in Frankreich ab, um uns mit dem Inhalt auseinanderzusetzen. Während des Schreibens gewannen wir zusätzliche und klarere Vorstellungen über das Arbeiten mit Kindern und lernten uns durch diesen Prozess persönlich noch besser kennen. Dadurch haben wir beide an Kreativität gewonnen und gelernt, die kleinen Dinge zu schätzen – z. B. die Kunst, sich mithilfe eines aufgeblasenen Luftballons mit einem Kind zu verständigen, das ängstlich ist und den Therapieraum nicht betreten will. Mithilfe eines simplen roten Luftballons lässt sich die Angst des Kindes in ein Gefühl der Kontrolle verwandeln. Das ist wie Zaubern!

Dadurch, dass wir unsere persönlichen Stile im Umgang mit Problemen von Kindern und Jugendlichen kontinuierlich verglichen haben, begannen wir die Ähnlichkeiten und Unterschiede zu schätzen, die auf unserem kulturellen Erbe, unserer Sprache, unseren Wertvorstellungen und Therapiemethoden beruhen. Wir sind klüger und aufmerksamer geworden und wissen das zu schätzen, was wir über uns selbst und übereinander gelernt haben. Über die gemeinsame Arbeit an diesem Buch sind wir gute Freundinnen geworden. Und dafür sind wir dankbar.

*Insoo Kim Berg* und *Therese Steiner*

## Anhang

FRAGEBOGEN FÜR DIE ELTERN

Name des Kindes:
Eltern:
Anschrift:
Telefon:

Bitte beantworten Sie die folgenden Fragen:

1. Welche Fähigkeiten hat Ihr Kind, und welche guten Eigenschaften bemerken Sie an ihm? Beispiel: Toleranz, Geduld, Beharrlichkeit, schulische Fähigkeiten, sportliche Leistungen, Kreativität usw.
2. Welche der genannten Fähigkeiten und Fertigkeiten beobachten Sie bei Ihrem Kind regelmäßig?
3. Welches sind günstige Umstände, dass ihr Kind seine Stärken zeigen kann?

   – zu Hause?

   – in der Schule?

4. Wann und wie bittet Ihr Kind Sie um Hilfe, damit es ein Problem lösen kann?
5. Wann, wo und bei wem fühlt sich Ihr Kind wohl und entspannt?
6. Wie drückt Ihr Kind Freude und Zufriedenheit aus?
7. Was macht Ihrer Meinung nach Ihrem Kind im Moment die größten Sorgen?

8. Angenommen, Sie wollen mit Ihrem Kind ein hilfreiches Gespräch führen. Worauf achten Sie, und was können Sie wie beitragen?
9. In welchen Situationen zeigt/zeigen sich das Problem/die Probleme Ihres Kindes am schwächsten oder vielleicht auch nur ein klein bisschen weniger als sonst? Bitte beschreiben Sie solche Situationen.
10. Welche Ihrer Vorgehensweisen und/oder Maßnahmen erachten sie zurzeit als besonders nützlich und hilfreich?

**Schule bzw. Arbeit**

1. Wann und auf welche Weise zeigt Ihr Kind gute Leistungen in der Schule?
2. Wann und auf welche Weise steigern sich die Leistungen Ihres Kindes in der Schule?
3. Welche Aufgaben für die Schule oder auch zu Hause erledigt Ihr Kind selbstständig?
4. Wie bringen Sie Ihr Kind besonders gut dazu, dass es das tut, was Sie ihm aufgetragen haben?

Vielen Dank für Ihre Unterstützung und Kooperation!

## Literatur

Anderson, H. a. H. Goolishan (1992): The client is the expert: A not-knowing approach to therapy. In: S. McNamee a. K. J. Gergen (eds.): Therapy as social construction. London (Sage), pp. 25–39. [dt. (1992): Der Klient ist Experte: Ein therapeutischer Ansatz des Nicht-Wissens. *Zeitschrift für systemische Therapie* 10 (3): 176–189].

Berg, I. K. (1994): Family based services: A solution-focused approach. New York (Norton). [dt. (1992): Familien-Zusammenhalt(en). Ein kurztherapeutisches und lösungsorientiertes Arbeitsbuch. Dortmund (Modernes Lernen), 7. Aufl. 2002].

Berg, I. K. a. P. DeJong (1996): Solution-building conversations: Constructing a sense of competence with clients. *Families in society: The Journal of Contemporary Human Services* 77 (6): 376–391.

Berg, I. K. a. Y. Dolan (2001): Tales of solutions: A collection of hope inspiring stories. New York (Norton).

Berg, I. K. a. S. Kelly (2000): Building solutions in child protective services. New York (Norton). [dt. (2001): Kinderschutz und Lösungsorientierung. Erfahrungen aus der Praxis – Training für den Alltag. Dortmund (Modernes Lernen)].

Berg, I. K. a. S. Miller (1992): Working with problem drinker. New York (Norton). [dt. (1993): Kurzzeittherapie bei Alkoholproblemen. Heidelberg (Carl-Auer), 5. Aufl. 2003].

Berg, I. K. a. N. Reuss (1997): Solutions step-by-step: Substance abuse treatment manual. New York (Norton). [dt. (1999): Lösungen – Schritt für Schritt. Handbuch zur Behandlung von Drogenmißbrauch. Dortmund (Modernes Lernen)].

Cantwell, P. a. S. Holmes (1994): Social construction: A paradigm shift for systemic therapy and training. *The Australian and New Zealand Journal of Family Therapy* 15: 17–26.

Crowley, R. J. a. J. Mills (1989): Cartoon magic. New York (Brunner/Mazel).

Davis, T. E. a. C. J. Osborn (2000): The solution-focused school counsellor. Philadelphia (Accelerated Development).

DeJong, P. a. I. K. Berg (2001a): Interviewing for solutions. Pacific Grove (Brooks/Cole), 2nd ed. [dt. (2003): Lösungen (er)finden. Dortmund (Modernes Lernen), 5., verb. und erw. Aufl.].

de Shazer, S. (1984): Death of Resistance. *Family Process* 23: 11–21.
de Shazer, S. (1985): Keys to solutions in brief therapy. New York (Norton). [dt. (1995): Wege der erfolgreichen Kurztherapie. Stuttgart (Klett-Cotta), 5. Aufl.].
de Shazer, S. (1991): Putting difference to work. New York (Norton). [dt. (2004): Das Spiel mit Unterschieden: wie therapeutische Lösungen lösen. Heidelberg (Carl-Auer), 4., korr. Aufl.].
de Shazer, S. (1994): Words were originally magic. New York (W. W. Norton). [dt. (1996): „… Worte waren ursprünglich Zauber": lösungsporientierte Kurztherapie in Theorie und Praxis. Dortmund (Modernes Lernen)].
Erickson, M. a. E. Rossi (1979): Hypnotherapy: An exploratory casebook. New York (Irvington). [dt. (1999): Hypnotherapie: Aufbau – Beispiele – Forschungen. Stuttgart (Pfeiffer bei Klett-Cotta), 5. Aufl.].
Freeman, J., D. Epston u. D. Lobovits (2000): Ernsten Problemen spielerisch begegnen. Narrative Therapie mit Kindern und ihren Familien. Dortmund (Modernes Lernen)
Gingerich, W. a. S. Eisengart (2000): Solution-focused brief therapy: A review of the outcome research. *Family Process* 39 (4): 477–498.
Haley, J. (1973): Uncommon therapy: The psychiatric techniques of Milton H. Erickson, M. D. New York (Norton). [dt. (1999): Die Psychotherapie Milton H. Ericksons. München (Pfeiffer bei Klett-Cotta), 5., um ein Vorw. erw. Aufl.].
Hoyt, M. A. a. I. K. Berg (1998): Solution-focused couple therapy: Helping clients to construct self-fulfilling realities. In: F. M. Dattlilio (ed.): Case Studies in Couple and Family Therapy. New York (Guilford Press).
Hubble, M. A., B. L. Duncan u. S. D. Miller (2001): So wirkt Psychotherapie. Empirische Ergebnisse und praktische Folgerungen. Dortmund (Modernes Lernen)
Lee, M. Y, J. Sebold a. A. Uken (2003): Solution-focused treatment of domestic violence offenders: Accountability for change. New York (Oxford University Press).
Miller, G. a. S. de Shazer (2000): Emotions in solution-focused therapy: A reexamination. *Family Process* 39 (1): 5–23. [dt. (2000): Mit Gefühlen arbeiten. Die Sprache der Gefühle in der lösungsorientierten Kurztherapie. *Familiendynamik* 25 (2): 206–228].
Saint-Exupéry, A. de (2001): Le Petit Prince. Paris (Gallimard) [dt. (1993): Der Kleine Prinz. Düsseldorf (Karl Rauch), 46. Aufl.].
Vogt-Hillmann, M. u. W. Burr (2002a): Kinderleichte Lösungen. Lösungsorientierte Kreative Kindertherapie. Dortmund (Borgmann), 4. Aufl.
Vogt-Hillmann, M. u. W. Burr (2002b): Lösungen im Jugendstil. Systemisch-lösungsorientierte Kreative Kinder- und Jugendlichentherapie. Dortmund (Borgmann).
Watzlawick, P., J. Weakland a. R. Fisch (1974): Change: Principles of problem formation and problem resolution. New York (Norton). [dt.: (2001): Lösungen: zur Theorie und Praxis menschlichen Wandels. Bern u. a. (Huber), 6., unveränd. Aufl.].

Winnicott, D. W. (1970): Playing and reality. London (Tavistock). [dt. (1995): Vom Spiel zur Kreativität. Stuttgart (Klett-Cotta), 8. Aufl.].

Winnicott, D. W. (1971): Therapeutic consultation in child psychiatry. New York (Basic Books) [dt. (1973): Die therapeutische Arbeit mit Kindern. München (Kindler)].

# Index

Achtung 22, 24, 36
*siehe* Respekt
Aggression 182
Aktivitäten 28, 42, 47, 56–59, 64, 80, 89, 92–94, 110, 126, 146, 148, 181 f., 213, 221, 225, 238, 246
zur Bewältigung von Lügen und Stehlen 190
in der Arbeit mit einem gewalttätigen Jugendlichen 193
*siehe auch* Experimente 135
Alltagsaktivitäten 28
Anderson, H. 24
Angst 30, 38, 75, 96, 101, 103 f., 110 f., 114, 120, 133, 151, 155, 157 f., 160, 166 f., 169, 171, 177, 183, 185, 188, 205, 216, 228, 240, 242, 246, 253, 261
Annahmen in der Arbeit mit Kindern und Eltern 41, 42
Anorexie 241
Aufgaben 56 f., 75, 138, 264
Aufmerksamkeitsstörung und Hyperaktivität (ADHD) 119, 146, 172
*siehe auch* Hyperaktivität
Aushandeln 35
Ausnahmen vom Problem 24 f., 44, 49, 57 f., 76, 135, 163, 176, 189 f., 197, 204, 212, 249
Bedürfnisse, spezifische 16, 18 f., 42, 62, 108, 126, 141 f., 147 f., 155, 172, 176, 201
*siehe auch* Behinderung, spezifische Bedürfnisse
Behandlungszimmer, Ausstattung 92
Behinderung 141, 143, 162
*siehe auch* Bedürfnisse, spezifische
Berater 38, 48, 71, 221, 223, 229 f.,
Berg, I. K. / (I. K. B.) 10–12, 19 f., 22, 24 f., 29, 40, 43, 75 f., 78, 92, 155 f., 161, 170, 195 f., 198, 205, 216, 218, 224, 252 f.
Bettnässen 21, 187 f.
*siehe* Enuresis nocturna
Bewältigungsstrategien 49
Bilder 17, 25, 95, 99, 107, 114–121, 123 f., 128, 134, 140, 168 f., 182, 193, 205
*siehe* Cartoons, Malen, Zeichnen
Bilderbücher 107
als Form der Rückmeldung 107
Brücken bauen 86, 98, 224
Cantwell, P. 31
Cartoons 102, 116, 233
*siehe auch* Bilder, Malen, Zeichnen
Crowley, R. J. 116
Davis, T. E. 78
de Shazer, S. 24 f., 40, 43, 78
DeJong, P. 25, 29, 40, 43, 78
Denkpause 49 f., 50, 61, 75, 88, 147, 168, 180 f., 186, 196, 232, 233, 245, 257, 260
Depression 25, 46, 256
Diagnose 143, 172, 176
Dolan, Y. 25
Durchbrechung des Musters durch Überraschungen 214,215
Eisengart, S. 26
Entwicklung 22 f., 39 f., 42, 44, 49, 62 f., 143, 161, 201, 233, 240, 255
Enuresis nocturna 187, 189
Erfolgsturm 132 f., 144, 257
*siehe auch* Fortschritt, Skalierung
Erickson, M. 24
erste Sitzung 63, 146, 196, 256
*siehe* Sitzungen, Therapie
Essstörungen 160, 240 f.
Experimente 51, 135

Feedback 26
siehe Rückmeldung
Fisch, R. 24
Fortschritt 35, 40, 66 f., 133, 176 f., 182, 189, 227, 254 f., 258
Skalierung des f., um die Sichtweise des Klienten einzuschätzen
*siehe auch* Erfolgsturm, Skalierung
Fragebogen 72, 174, 256
Fragen
zum Thema Bettnässen 187
über ein Kind, das vielleicht an ADHD leidet 172
zum Thema Bewältigung 48
zur Kommunikation mit Eltern, die ihr Kind missbrauchen 154
um konfligierende Ziele von Eltern und Kindern zu entschärfen 78
zum Explorieren eines therapeutischen Misserfolgs 249
um Ausnahmen des Problems zu finden 24
zur Exploration von Geheimnissen Jugendlicher 237
zum Thema medikamentöse Behandlung 150
um ein Gespräch mit einer Handpuppe zu beginnen 104
Woher wissen sie, dass ihr Kind das eigentlich besser könnte? 219
zur Identifizierung von Ressourcen bei der Beurteilung eines behinderten Kindes 143
zur Empfehlung von Medikamenten für ein behindertes Kind 150
zu suizidalen Gesten, Drohungen und Suizidversuchen 227–228
für den Rückblick der Therapeutin während der Denkpause 49–50
hinsichtlich einer therapeutischen Sackgasse 253
zur Erforschung des Problems Lügen und Stehlen 190
Geheimnis (vs. Privatsphäre) 88, 137, 202, 215, 237–239
Geschichten 25, 56, 96, 102, 106–111, 114 f., 118, 125, 147, 167–170, 182, 193, 204, 239, 246, 258
gemeinsam mit dem Kind konstruieren 115
aus einem Schnörkelbild erfinden 125
Gewalt 23, 27, 46, 143, 158, 162, 194 f., 224, 227
Arbeit mit gewalttätigen Jugendlichen 224
Gringerich, W. 26
Goolishan, H. 24
Haley, J. 24
Haltung des Nicht-Wissens 33
Handpuppen 103, 115, 131, 144, 180
*siehe auch* Stofftiere
Holmes, S. 31
Hoyt, M. 78
Hyperaktivität 57, 149, 172
*siehe auch* Aufmerksamkeitsstörung mit Hyperaktivität
Hoffnung (durch Bewältigungsfragen) 32, 34, 41, 48, 51, 55, 99, 118, 185 f., 211 f., 255
Kelly, S. 19, 25, 43, 155 f., 161, 253
Kindheit im Vergleich zum Jugendalter 200
Kliniker 25, 193 f., 254
*siehe* professionelle Helfer, Therapeuten
Kreativität 20, 93, 99, 123, 126, 142, 201, 259, 263
im Umgang mit Spielzeugen 93
Lee, M. 25, 227
Lob 50, 90, 108, 135, 168, 182, 202, 205, 208
Lösungen 17, 21, 24–26, 28, 30 f., 33 f., 44, 46, 49, 51, 57, 61, 64, 66 f., 69, 71 f., 80, 83, 86, 89, 99, 106, 116–119, 121, 136, 142, 145, 150, 159, 164, 173, 178, 188, 191, 193, 195, 206, 208, 212, 214 f., 217 f., 228, 231, 233, 238, 247, 250, 252
Visualisierung von L. 99,103, 116
Lügen 104, 190 f.
Malen 121, 134
Medikation 150–152, 174
*siehe auch* Ritalin
Miller, G. 11, 25, 40, 43
Miller, S. 11, 25, 40
Mills, J. C. 116
Missbrauch 46, 154 f., 158–160, 162, 239
vs. Vernachlässigung
*siehe auch* Vernachlässigung
Morgan, B. 96–98

Neutralität (der Therapeutin in der Arbeit mit Eltern) 219
Normalisierung 76, 220
Osborn, C. J. 25, 78
Palo-Alto-Gruppe 24
Prader-Willi-Syndrom (PWS) 143
Privatsphäre (vs. Geheimnis) 78, 237 f., 243
Probleme 18, 21, 23, 25–27, 29 f., 32, 37, 44, 46 f., 49, 60 f., 64–70, 72, 74, 76–78, 80, 84–86, 89 f., 96, 99, 110, 141, 145, 149, 153, 155, 157–160, 164, 176, 178, 183 f., 186 f., 196, 200, 203, 218 f., 224 f., 228, 230 f., 233, 238, 241, 243, 250, 252, 264
  Ausnahmen vom P. 24
  postmoderne Sichtweise von P. 26
  Problemlösung 29
Puppen 74, 95, 103, 120
  *siehe* Handpuppen, Stofftiere
Regeln für Eltern von Jugendlichen 212
Respekt 27, 74, 78, 168, 191, 222, 224, 253
  vor den Wünschen eines missbrauchten Kindes 159
  vor den Klienten 27
  in der Kommunikation mit Kindern 36
Ressourcen 16, 18, 26, 28, 31, 50, 57, 72, 92, 107, 117 f., 141–143, 148, 150 f., 163
  für behinderte Kinder 141–143
  in Beziehungen 72
  in Interaktionen 92
Reuss, N. 25, 43
Ritalin 151–153, 173, 175, 177
  *siehe auch* Medikation
Ritual 32, 109, 111, 206
  eine Geschichte mit einem R. beenden 109
Rossi, E. 24
Rückmeldung 49 f., 62, 107, 122
  vonseiten der Therapeutin nach einer Denkpause 49
  Bilderbücher oder Geschichten als Form der R. 107
Sackgasse (in der Therapie) 80, 138, 251, 253, 255
Schulphobie 178
Sebold, J. 25, 227
sicherer Ort 140
  Visualisierung
Skalierungfragen 44 f., 70, 81 f., 132, 134, 180, 190, 210, 230, 255, 257
soziales Netz des Kindes 39
  Arbeit mit dem s. N. 39
Sozialer Konstruktionismus 26
Spezifische Bedürfnisse
  Beurteilung eines Kindes mit s. B. 149
  Leitlinien zur Behandlung von Kindern mit s. B. 141–142
  Lösungen für Kinder mit s. B. 145
  Dienste für Kinder mit s. B. 141
spezifische Techniken 132–134
  Luftballons 133
  Himmel und Hölle (Hüpfspiel) 134
  den Zahlen entlang hüpfen 134
  sich am Seil entlang bewegen 133
  die eigene Hand malen 134
  Erfolgsbild 134
  Erfolgsturm 132
Spiele 25, 55–57, 87, 92, 98, 102, 104–106, 111, 123, 126, 129, 132, 134, 170, 189, 257
  Befähigung durch S. 126
  spezifische S. 126–132
  *siehe auch* Malen, Experimente, Skalierung
Spieltherapie, traditionelle
  vs. lösungsorientierte Kurztherapie 27
Stehlen
  Fragen zum therapeutischen Umgang mit dem Problem S. 190–192
Steiner, Th. / (T. S.) 10–12, 16, 22, 59, 84, 93, 99, 105, 111, 113, 131, 133, 143, 146, 148, 152 f., 159, 166, 174–176, 178, 183, 192, 231, 233, 241, 251, 256
Stofftiere 87, 95, 101, 103, 115, 144, 160, 184, 246
  *siehe auch* Handpuppen
Suizid 46, 79, 219, 221, 227–233, 247, 250
Teenager 77
  *siehe* Heranwachsende, Jugendliche
Therapie 16, 18–21, 23, 26 f., 35, 38–40, 43, 55, 60, 64, 71–73, 75 f.,

78, 84, 90, 94, 96, 101 f., 107 f., 114–116, 118 f., 130–135, 143 f., 149, 160, 164, 166, 168, 172–174, 180 f., 186, 188 f., 192, 195–197, 207, 209 f., 216, 219–221, 225, 227, 231, 235, 237, 239, 245–250, 252, 254–256, 259 f.
Beginn der T. mit Jugendlichen 208
Kriterien der Beendigung einer T. 64,78
den Prozess der T. dem Kind beschreiben 73
Bedeutung der Einzelheiten einer T. 49
Fokussierung auf Alltags-aktivitäten in der T. 27
die Hoffnung erhalten 51–52
Bewältigung einer Sackgasse in der T. 253
erste Sitzung einer T. 71
Führung „im Hintergrund" 31
Kriterien für T. vonseiten Therapeutin und Klient 251
Definition von T. 249–51
Therapieraum 28, 56, 74, 76 f., 94, 130, 133, 135, 146, 179, 261
*siehe* Behandlungszimmer
Tod 60, 114, 118, 165 f., 169, 185 f., 247
Trauer 158, 165, 169
Trauma 66, 113, 149, 155, 159, 161, 165 f.
Überraschungen
Durchbrechung von Mustern aufgrund von Ü. 137
Uken, A. 25, 227
Umdeutung 90, 165, 220
von Konflikten Jugendlicher mit ihren Eltern 220
der Sichtweisen eines Elternteils, der sein Kind kritisiert 164
um dem Kind den Umgang mit anderen professionellen Helfern zu erleichtern 89
unfreiwillige Klienten
Jugendliche als u. K. 37
Kinder als u. K. 37
Kommunikation beginnen mit u. K. 37
Schlüsselthemen in der Arbeit mit u. K.
Vernachlässigung (vs. Missbrauch) 162
Definitionen
Vernetzung unter professionellen Helfern 89
Visionen (entwickeln in der Therapie) 37, 118, 215
Visualisierung 86, 131
des Fortschritts 133
des sicheren Ortes 140
einer Lösung 99–103
Vorschläge für Experimente 133–137
Münzenwerfen 136
Als ob ein Wunder geschehen wäre 136
Hitliste 137
Etwas völlig anderes tun 137
Wahlmöglichkeiten
Verlagerungen in der Therapie 92, 228
Watzlawick, P. 24
Weakland, J. 24
Winnicott, D. W. 123
Wunderfragen 46
angepasst für Kinder 46
So tun, als ob ein Wunder geschehen sei 136
Reaktion eines Kindes auf W. 47
*siehe auch* Experimente
Zeichnen 118, 126
*siehe* Bilder, Cartoons, Malen
Ziele 16, 27, 31, 35, 41, 50 f., 55, 58, 60, 64, 66 f., 70, 78–80, 82 f., 174, 202, 208, 210, 221, 228, 230, 235, 242, 246, 249, 250 f., 254, 260
sich mit dem Klienten auf Z. einigen 64, 210
im Laufe der Behandlung verändern 70
konfligierende Z. 78
Fokussierung auf Z. in Interaktion mit anderen professionellen Helfern 89
die Z. eines Jugendlichen kennen lernen 212
Erreichung mehrfacher Z. 67
zwischen Eltern und Jugendlichen aushandeln 210
Wirkungsvolle Wege zum Erreichen der Z. finden 39
mit den Klienten überprüfen 251

## Über die Autorinnen

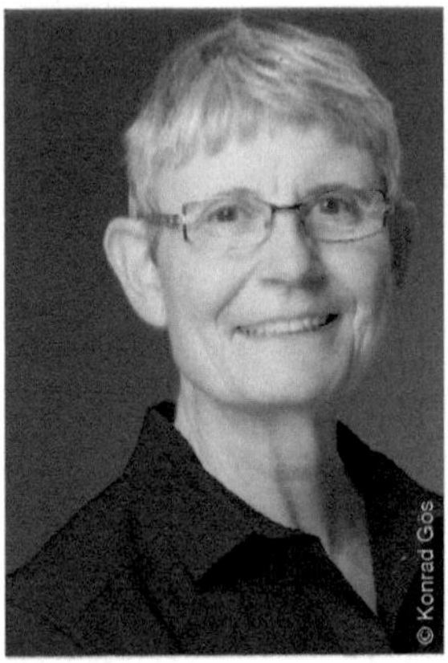


*Therese Steiner,* Dr. med., Fachärztin für Kinder- und Jugendpsychiatrie und -psychotherapie FMH, führte über Jahre eine eigene Kinder- und Jugendpsychiatrische Praxis in Embrach/CH. Ausbildung in lösungsorientiertem Denken und Handeln, in Hypnose und in Paar- und Familientherapie. Sie unterrichtet im In- und Ausland die Anwendung des lösungsfokussierten Ansatzes besonders bei Kindern und arbeitet für terre des hommes basel im Programm zum psychosozialen Support von vulnerablen Jugendlichen in Afrika, Zentral- und Südamerika. Veröffentlichungen u. a.: *Jetzt mal angenommen … Anregungen für die lösungsfokussierte Arbeit mit Kindern und Jugendlichen* (4. Aufl. 2023) und *Wenn Kinder und Jugendliche sich zurückziehen* (2015) in der Reihe »Spickzettel für Lehrer«.

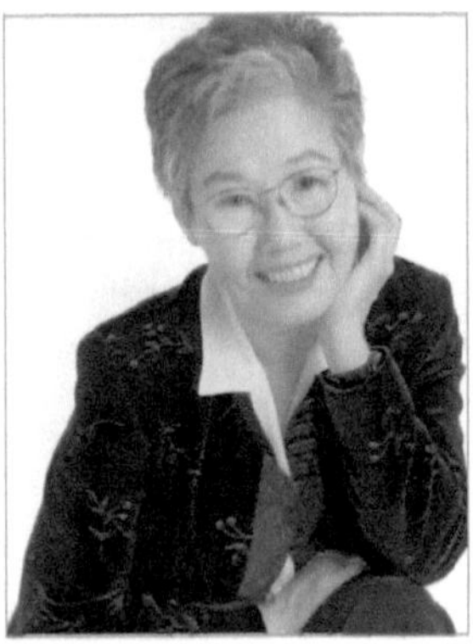

*Insoo Kim Berg* (1934–2007), M. S. W., hat die lösungsorientierte Kurztherapie gemeinsam mit ihrem Mann Steve de Shazer entwickelt und war bis zu ihrem Tod Leiterin des Brief Family Therapy Center in Milwaukee, Wisconsin. Sie hielt weltweit Vorträge und Workshops und hat zahlreiche Bücher geschrieben, u. a. mit Therese Steiner und Scott D. Miller.

Jürg Liechti

# Dann komm ich halt, sag aber nichts

## Motivierung Jugendlicher in Therapie und Beratung

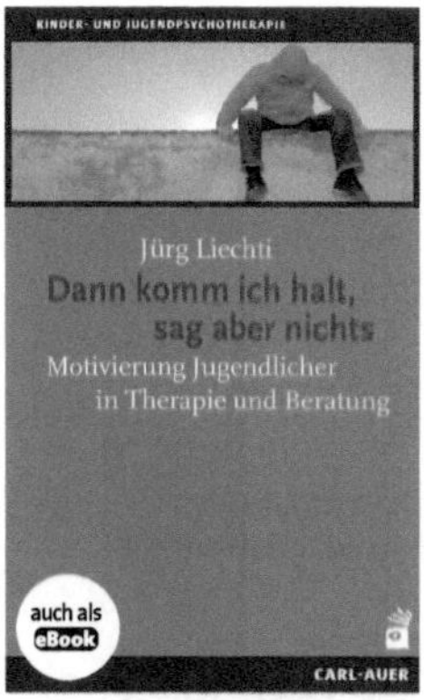


*252 Seiten, Kt, 4. Aufl. 2022*
*ISBN 978-3-89670-674-4*

*„Dieses Buch verleiht Jugendlichen wie ihren Eltern eine Stimme. Es bietet eine Fundgrube an Reflexionen und Ideen, wie unterschiedliche Ansichten und Zielkonflikte als Ressourcen genutzt werden können und wie mit scheinbar unmotivierten jugendlichen Kooperation erreicht werden kann. Das Buch ist unentbehrlich für alle, die helfen wollen, zwischen verzweifelten, hilflosen Eltern und rebellierenden Jugendlichen den Dialog wieder in Gang zu bringen und dadurch eine Neudefinition der Beziehungen zu erarbeiten. Die Lektüre bietet Einblick in Veränderungstheorien und stellt auf anschauliche Weise Schule übergreifend das therapeutische Handwerk für die Begleitung von Familien mit Jugendlichen dar. Dabei wird deutlich, dass Prozesse oft in verschiedenen Phasen verlaufen und positive Veränderungen sich zuweilen erst nach längerer Zeit einstellen. Viele Fallbeispiele helfen das Gesagte auf instruktive Art nachzuvollziehen und geben dem Lesenden Mut, in verschiedenen Settings und mit grosser Flexibilität zu arbeiten. So ganz nebenbei beschenkt uns der Autor mit vielen, therapeutisch äusserst fruchtbaren Metaphern. Ein wegweisendes Werk in der zunehmend komplexen Arbeit mit Jugendlichen und ihren Herkunftsfamilien."*

Therese Steiner

*„Jürg Liechti schrieb das Buch, das bis jetzt gefehlt hat: Möglichkeiten zur psychotherapeutischen Arbeit mit Jugendlichen, die entweder keine Hilfe annehmen können oder nicht mitarbeiten wollen, dennoch aber eine Begleitung brauchen. Zahlreiche Fallbeispiele zu Psychotherapie, Elternarbeit, Motivation und Mitarbeit zeigen konkrete Handlungsmöglichkeiten auf, um aus Sackgassen herauszufinden."*

Susy Signer-Fischer

**Carl-Auer Verlag • www.carl-auer.de**